北京医师协会老年医学专科医师分会组织
北京市卫健委国家老年医学人才培训指定教材
民政部精品帮扶工程教材

面向基层的老年医学教程

顾　问　刘晓红　秦明照

主　编　王晶桐

副主编　孙晓红　胡亦新　郏　蓉

北京大学医学出版社

MIANXIANG JICENG DE LAONIAN YIXUE JIAOCHENG

图书在版编目（CIP）数据

面向基层的老年医学教程 / 王晶桐主编. —北京：北京大学医学出版社，2022.12
ISBN 978-7-5659-2750-8

Ⅰ.①面… Ⅱ.①王… Ⅲ.①老年病学－医学院校－教材 Ⅳ.① R592

中国版本图书馆 CIP 数据核字（2022）第 174012 号

面向基层的老年医学教程

主　　编：王晶桐
出版发行：北京大学医学出版社
地　　址：（100191）北京市海淀区学院路 38 号　北京大学医学部院内
电　　话：发行部 010-82802230；图书邮购 010-82802495
网　　址：http://www.pumpress.com.cn
E - m a i l：booksale@bjmu.edu.cn
印　　刷：北京信彩瑞禾印刷厂
经　　销：新华书店
责任编辑：高　瑾　董　梁　　责任校对：靳新强　　责任印制：李　啸
开　　本：889 mm×1194 mm　1/16　　印张：15.25　　字数：447 千字
版　　次：2022 年 12 月第 1 版　2022 年 12 月第 1 次印刷
书　　号：ISBN 978-7-5659-2750-8
定　　价：98.00 元

本书受"国家重大疾病多学科合作诊疗能力建设项目——肌少症""北京大学医学部大健康国际研究院：以 ICOPE 为基础维护老年人内在能力及提升健康寿命"基金支持。

编委名单

顾　问　刘晓红　北京协和医院

　　　　秦明照　首都医科大学附属北京同仁医院

主　编　王晶桐　北京大学人民医院

副主编　孙晓红　北京协和医院

　　　　胡亦新　中国人民解放军总医院第二医学中心

　　　　郏　蓉　北京大学人民医院

编　者（按姓氏拼音首字母排序）

　　　　陈　曦　美国爱荷华大学口腔医学院

　　　　丛　璐　北京大学人民医院

　　　　邓利华　北京大学人民医院

　　　　董霄松　北京大学人民医院

　　　　纪笑娟　北京积水潭医院

　　　　贾春玲　北京大学人民医院

　　　　姜　娟　北京大学人民医院

　　　　靳楠楠　郑州市第九人民医院

　　　　康　琳　北京协和医院

　　　　黎梦涵　北京大学人民医院

　　　　李潇颖　北京积水潭医院

　　　　梁颖慧　首都医科大学附属北京同仁医院

　　　　刘　谦　首都医科大学附属北京同仁医院

　　　　罗　佳　首都医科大学附属北京友谊医院

　　　　马　清　首都医科大学附属北京友谊医院

　　　　宁　静　郑州市第九人民医院

　　　　曲　珊　北京大学人民医院

　　　　舒刚明　中国人民解放军总医院第二医学中心

　　　　宋丽清　北京积水潭医院

孙云川　　首都医科大学附属北京同仁医院
汤　雯　　首都医科大学附属北京友谊医院
王燕妮　　青松康护护理集团
魏雅楠　　北京大学人民医院
薛　倩　　北京大学人民医院
薛　嫱　　北京积水潭医院
张　萍　　北京积水潭医院
张瑞华　　首都医科大学附属北京同仁医院
邹　晓　　中国人民解放军总医院第二医学中心

序

世界卫生组织对健康老龄化的定义是，维护老年人的功能能力，以实现晚年幸福的过程。医疗卫生体系需要改革，从"以疾病为中心的诊疗"转变为"以人为中心的整合医护照料"，以保持老年人内在功能。功能能力是由个体的内在能力和环境特征之间相互作用形成的。内在能力包括一个人的精神心理和躯体能力；环境特征关系到家庭、社区和整个社会。我父亲今年 92 岁了，尽管多病且失能，但我们仍努力满足他的意愿，让父亲居住在熟悉的家里，时常有家人陪伴。

慢性疾病和老年问题是老年人群致残、致死的主要原因，因急性疾患住院治疗只是短暂的，出院后会回到社区或养老机构继续生活和康复。基层医生的医疗服务质量至关重要，是实现"全人"连续性整合医疗照护的基础。现在和将来，基层医生的服务对象大多数是老年人，所以，一定要有老年学和老年医学的基本理念与知识，学会将眼光从器官移向"全人"，及其所处的环境。

在民政部倡导下，在北京大学医学部大健康国际研究院的支持下，北京医师协会老年医学专科医师分会承担了《面向基层的老年医学教程》撰写工作。教材的主编和编者都是有丰富临床实践经验和教学经验的中青年医师，该教材突出老年人的医学特点及"全人"照护方法；内容简明、重点突出、易于检索、实用性强。推荐该教材用于北京市老年医学科医师继续教育培训。

北京协和医院老年医学科
北京医师协会老年医学专科医师分会主任委员
刘晓红
2022 年 8 月 8 日

目　录

第一章　老年医学概述

第一节　老年学和老年医学基本知识

一、老化（衰老）的定义和相关概念

（一）老化（衰老）

老化（衰老）是指生物体的器官随着年龄的增长发生不可避免的功能下降、内环境稳定能力下降与应对应激的能力下降，身体结构、组分逐步退化，趋向死亡且不可逆转的一种生物学进程。衰老的特点是随增龄逐渐丢失生理结构和机体功能的完整性，罹患慢性病和失能的风险亦增大。此外，随增龄所出现的各种疾病同时也受到外界环境、社会、心理精神和经济条件等多重因素的影响。因此了解老化过程及老化增加疾病和失能的机制，对于预防衰老、提高生活质量具有重要意义。

老化的定义通常有以下三种概念：

1. 根据年龄定义老化

世界卫生组织（WHO）对老年的年龄划分：欧美≥65岁，亚太≥60岁，并进一步划分了低龄老人（65～74岁）、中龄老人（75～84岁）、高龄老人（85岁及以上）。目前，参考美国心脏协会（AHA）指南及国内指南，结合WHO定义，一般将≥75岁定义为高龄老人。以年龄定义老化的方法简便，在临床和科研上最常用。但是这一方法也有局限性：老年人群个体差异显著，临床上常见部分健康的高龄老人手术后生理储备能力的恢复情况相当于甚至优于健康状况欠佳、合并多种疾病的低龄老人。因此，这种分类方法并不能作为评估老年患者年龄相关健康风险的唯一依据。

2. 生理老化

生理老化指机体生理系统在成熟后所发生与增龄相关的进行性改变，这些改变通常由自身生理变化而产生，也称为正常老化。生理老化强调老年人随增龄会出现生理储备能力减退，当出现疾病、损伤或重大心理创伤时往往缺乏代偿能力。评估自身生理老化需排除外界因素和疾病的影响，要求个体无疾病史且生活习惯健康，因此大大限制了此方法在普通老年人群中的推广应用。

3. 临床老化

临床老化认为自身生理老化、外界因素和疾病三者共同促使老年人生理储备能力下降、活动能力减退及内稳态改变。因此，可以通过改变生活方式、环境因素，以及改善临床医学和公共卫生的措施来预防和减少老化的负面影响。

（二）老化的机制

1. 细胞衰老

细胞衰老是指在生命活动的过程中，随着时间的推移，细胞增殖能力和生理功能逐渐减弱的变化过程。细胞在形态上发生明显变化，如细胞皱缩、质膜透性和脆性提高、线粒体数量减少、染色质固缩、断裂等。目前阐述细胞衰老的相关学说主要有端粒学说、自由基学说、非酶糖基化学说、DNA甲基化学说、自噬学说等。

2. 炎性衰老

炎性衰老指机体在自然衰老过程中出现的低级、慢性、系统性的促炎反应状态进行性增高的

现象。炎性衰老由循环中明显增加的炎性细胞因子介导，主要包括 IL-1β、IL-6 和 TNF-α 等，是由促炎和抗炎抵消失衡所致。其中，IL-1β、IL-6、TNF-α 及 IL-6 介导肝产生的 C 反应蛋白随年龄增高而增加，已成为心血管疾病风险因子。目前，炎性衰老机制的相关学说主要有细胞因子论、DNA 损伤论、应激论、自噬论和线粒体论。

3. 代谢性衰老

机体衰老的常见表现为代谢改变。下丘脑-垂体作为身体功能的中央调节器，介导衰老进程的潜在细胞机制，包括：营养感知失调、蛋白内稳态丧失和表观遗传改变。此外，哺乳动物雷帕霉素靶蛋白（mammalian target of rapamycin，mTOR）、NF-κB、下丘脑干细胞、自噬和沉默信息调节因子 1（silent information regulator 1，SIRT 1）的作用靶点已被认为是介导这一机制的关键因素或途径。

4. 肠道微生物影响衰老及其相关疾病

研究发现，衰老与肠道菌群有关。随着机体衰老，肠道中革兰氏阴性菌数目增多，产生脂多糖（lipopolysaccharide，LPS）增加，透过肠道进入全身循环，进而激活慢性炎症因子。另外，肠道中双歧杆菌数目与促炎因子（如 TNF-α、IL-6 等）水平呈负相关。老年人肠道菌群稳态改变，积累的 LPS 会导致巨噬细胞功能改变，进而加剧炎症进程。因此，肠道的健康和稳态对于机体免疫功能和寿命至关重要。

二、老年人的生物学改变

（一）外表形体的变化

老年人最明显的变化是形体的改变，如身高变矮、齿缝变大、体态改变及皮肤老化等。60 岁之后，身高约每年降低 1 cm，女性下降比男性更明显。皮肤皱纹，尤其面部皱纹增多，头发变白，脱发增加，头发眉毛稀少；男性因雄激素对特殊部位的作用，眉毛、耳毛、鼻毛常过度生长。此外，头面部、颈部、肢体出现的深褐色老年斑也是老年人的特征性表现。

（二）生理功能减退

1. 循环系统

心脏老化是一个持续且不可逆的过程。解剖学表现为心室重量减少和室壁厚度增加。病理学表现为心肌细胞减少，心肌细胞纤维化，心内膜增厚，心外膜脂肪增加。临床上以心脏储备能力降低以及对负荷的适应力下降为主，具体表现为左室收缩和舒张功能随增龄而下降。心脏传导系统的变化以窦房结、房室结脂肪浸润、水肿、退行性变和纤维化为主要表现，临床上可以出现窦性心动过缓、房室及束支传导阻滞、早搏和房颤等。心脏瓣膜的退行性变化多累及主动脉瓣和二尖瓣，使瓣膜增厚、变硬、变形及钙盐沉积，导致瓣膜狭窄和（或）关闭不全。另外，全身动脉血管弹性纤维减少，胶原纤维增多，血管钙化，僵硬度增加，内皮细胞功能损伤，冠状动脉系统和微血管系统也发生类似变化，加之合并其他危险因素如高脂血症、高血压、糖尿病、肥胖等，容易引起全身动脉硬化、下肢动脉粥样硬化闭塞症、冠心病等。

2. 呼吸系统

呼吸系统解剖组织结构的改变表现为鼻黏膜萎缩及固有层腺体变薄、纤毛传输速度下降、分泌物减少、防御功能下降，咽喉黏膜感觉和会厌软骨反射功能降低。咽缩肌活动减弱，容易引起吞咽障碍，导致吸入性肺炎。气管和支气管管腔扩张，黏膜上皮及腺体萎缩，纤毛的运动能力减弱。小气道杯状细胞增多，分泌亢进，以致黏液滞留，气流阻力增大，容易出现呼气性呼吸困难、肺感染和肺不张。肺老化的典型特征是肺泡的弹力纤维减少，肺泡腔增大，肺泡壁变薄，引起肺气肿。胸廓前后径增加，横径变小，肋间隙变宽，呼吸肌的肌肉萎缩、力量减退，肺泡无效通气量增加，导致肺泡通气量减少，肺通气功能下降。老年人肺换气功能降低和残气量增加，同时氧气的弥散功能下降及通气/血流比值失调，容易出现动脉血氧分压降低。老年人对颈动脉体、主动脉弓的化学感受器调节反应迟钝，易出现呼吸调节异常。

3. 消化系统

老年人上食管括约肌收缩压力下降和松弛延缓，食管下括约肌退行性变，若合并糖尿病、神经病变，可能会导致吞咽困难、胃食管反流。胃肠黏膜萎缩，消化腺萎缩，消化酶分泌减少，并伴有各种胃黏膜保护机制的改变（胃黏膜的前列腺素、碳酸氢盐分泌减少），这种与增龄相关的胃黏膜防御机制的改变，是胃溃疡较多见的原因之一。肠壁的血液供应减少，小肠吸收营养物质的能力减低。大肠黏液分泌减少，大肠运动减弱，粪便通过时间延长使水分吸收增加，容易出现便秘。此外，大肠黏膜对致癌物较敏感，易发生结肠癌。老年人肝代谢、解毒功能下降，服用药物容易蓄积过量。胆囊壁增厚，收缩和排空能力减弱，胆汁分泌减少，容易导致胆汁潴留而发生胆囊结石。胰腺腺泡萎缩，分泌的消化酶减少，影响淀粉、蛋白质和脂肪等的消化吸收，尤其是影响脂肪的消化。胰岛萎缩，胰岛素的分泌量也减少，使老年人容易发生糖尿病。

4. 肌肉、骨骼运动系统

随年龄增长，肌肉量减少，骨骼肌肌肉力量以每年 10% ~ 20% 的速度递减。此外，老年人骨吸收作用逐渐大于骨形成作用，骨基质变薄，骨小梁减少并变细，出现骨密度降低，骨质疏松发生风险增加，表现为脊柱侧弯、变短、身高降低。骨关节容易发生退行性变化，关节软骨的弹性降低并变脆，关节腔内滑液减少。这些变化是老年人骨关节炎发生发展的重要病理学基础。脊椎和膝关节的炎症改变较为普遍，表现为椎间盘和关节间隙变窄，椎体边缘发生骨刺，膝关节发生进行性软骨退行性变。加之老年人脊髓和大脑功能的减退，综合导致步态不稳、蹒跚步态等，易发生跌倒。

5. 泌尿系统

老年人肾小球硬化、肾小管萎缩、肾功能逐渐减退，表现为肾小球滤过率和肾小管的重吸收功能均减退，肾浓缩功能降低，水钠、酸碱调节作用减弱。输尿管收缩能力降低，尿液进入膀胱的速度减慢，易引起逆行感染。膀胱的肌肉逐渐萎缩，肌层变薄，支配膀胱的自主神经系统功能障碍，导致膀胱储尿、排尿及控制能力下降，引起残余尿增多、尿频和尿失禁。老年男性由于前列腺增生，更容易出现排尿不畅、排尿困难。老年女性可因盆底肌肉松弛，膀胱出口处呈漏斗状膨出，常出现压力性尿失禁。

6. 内分泌系统

老年人下丘脑重量减轻，血流减少，细胞代谢紊乱，影响腺垂体分泌，进而影响甲状腺、肾上腺、睾丸、卵巢分泌各种激素。生长激素分泌减少，引起脂肪组织增多，肌肉组织萎缩以及骨质疏松等。神经垂体分泌的抗利尿激素减少，加之肾小管重吸收功能下降，引起老年人多尿及夜尿增多。松果体分泌的 5-羟色胺和肽类激素减少，是老年人对应急反应迟缓的原因之一。松果体分泌褪黑素呈下降趋势，老人夜间失眠的原因除了心理因素、睡眠呼吸暂停综合征等疾病外，褪黑素分泌不足也是重要原因之一。三碘甲状腺原氨酸（T_3）和四碘甲状腺素（T_4）合成分泌减少，与老年人基础代谢率降低有关。肾上腺发生不同程度的纤维化，分泌睾酮、雌激素和孕激素水平下降，结合性腺的纤维化萎缩，可引起性功能和生殖功能减退，以及女性更年期综合征。

7. 血液系统

老年人造血组织逐渐减少，部分骨髓细胞被脂肪和结缔组织代替，胸腺、淋巴组织和脾也逐渐萎缩。老年人外周血红蛋白水平下降，白细胞总数无明显变化，但中性粒细胞核分叶过多、T 淋巴细胞减少。T 细胞的功能下降，B 细胞亚群比例失调，引起老年人免疫功能下降及某些抗原所产生的抗体的性质发生变化，容易引发感染、肿瘤及自身免疫性疾病。血小板数量无明显变化，但是黏附性和聚集性增加，凝血因子增多，因此老年人常处于高凝状态，易发生血栓。

8. 神经系统

老年人常见脑萎缩，以额叶、颞叶最明显，神经细胞及树突、突触的数目较年轻时明显减少，并且合成多种神经递质的能力有所下降，递质间出现不平衡，加之血管和细胞中淀粉样物质的沉积、老年斑和少量神经缠结的出现，易引起老年人记忆和认知功能下降、身体平衡功能减退、动作缓慢、运动震颤、睡眠欠佳等。衰老引起脑血流减少，伴随脑动脉粥样硬化，常导致老年人脑供血不足，脑组织软化甚至脑梗死或脑出血。老年人听觉、触觉和位置觉敏感性降低，向中枢神经的传导以及反馈信息量减少，传导速度减慢，反射迟钝，使得老年人容易注意力不集中、性格发生改变、应激能力差并伴有运动障碍。

三、老年人的社会心理变化

随着年龄增长，心理活动发生的变化特点，以及变化的过程和规律称为"老年心理学"，涉及老年人的生理、健康状况和社会、经济等问题。心理健康可引起生理变化，且与社会因素密切相关。

老年人心理变化特征如下：

（一）孤独

老年人的脑及体内其他器官均趋于功能下降和衰退，处处感到力不从心，特别是心理上产生老而无用、孤独寂寞感。再加上老年人丧偶、独居、离退休、人际交往少、社会和家庭地位改变、生活空间增多或身体心理及其他原因导致的行动交往不便，使老年人感到空虚寂寞，心理上往往产生隔绝感或孤独感，进而感到烦躁无聊。

（二）焦虑、抑郁

焦虑是一个人感受到威胁而产生的恐惧和忧郁。抑郁是一种闷闷不乐、忧愁压抑的消极心理，是一种持久的心境低落状态，多伴有焦虑、躯体不适感，通常具有较强的隐蔽性，表现形式多样，可有轻度的忧愁到严重的痛苦。老年人由于社会角色的改变，心理上会产生一种失落感，从而表现出两种情绪：其一是沉默寡语、表情淡漠、情绪低落，凡事都无动于衷；其二是急躁易怒、易发脾气，对周围的事物看不惯，为一点小事而发脾气。大部分老年人有负性情绪，家庭不和睦的老年人负性情绪较严重。关注老年人心理健康，对全面提高老年人的生活质量是不容忽视的。

（三）敏感和猜疑

老年患者常敏感多疑，推测、猜想自己的病情很严重，又怀疑医生、护士甚至家人都在对其有意隐瞒病情，周围一个细小的动作、一句无意的话语，都可能引起老年患者的猜疑，加重其心理负担。当老年人出现与不治之症患者某一相似症状而产生疑心时，多表现为情绪低沉、悲伤哀痛、沉默少语，常常无端地大发脾气。

（四）恐惧与害怕

这是老年人进入患者角色的初始反应。害怕医院陌生环境，过分担心自己的病情，怕连累家庭，怕别人厌烦，怕医务人员态度不好，怕发生意外等，从而产生恐惧感。

（五）疑老和绝望

老年人经常会认为自己老了，病后前途渺茫，已濒临死亡边缘，心灰意冷，消极等待，甚至不接受治疗。多表现为意志消沉、精神忧郁、束手无策，常暗自伤心落泪，不愿与人交往或交谈，对治疗及疾病的转归表现漠然，不愿接受治疗和护理，消极等待"最后的归宿"。

四、老年人共病和老年综合征

（一）老年人共病

1. 定义

老年人共病（older adults with comorbidity）是指老年个体同时患有 2 种及以上慢性疾病。共病分为两类：①相互有关联的共病（comorbidity）：共同的危险因素引起，慢性病之间有一定关联性。②互无关联的共病（multimorbidity）：互无关联的疾病共存。老年人共病的概念最早于 2002 年由 Batstra 等人首先提出。近年来逐步得到临床医生的重视。随着年龄的增加，患者存在共病的概率与其共病的种类均显著增加。大规模研究显示，到 50 岁的时候，至少一半的人存在共病；到 65 岁的时候，大部分人存在共病。半数以上的老年人有 3 种以上的慢性病，而半数 75 岁以上的老年人因多病共存导致了一种以上的功能残疾。

2. 危害

老年人共病极大增加了疾病管理的复杂性，使多重用药问题更为突出，不良预后风险增加；老年人共病还严重影响了老年患者的功能和生活质量，同时增加了医疗费用。对老年人共病的综合评估和管理，尤其是减少多重用药或不恰当用药是老年医学领域的重要议题。

（二）老年综合征

老年综合征是指老年人由多种疾病或多种原因所致的同一临床表现或问题的综合征，是导致老年人患病和死亡风险增加的易感因素，也是预测住院老年患者预后不良及死亡的重要因素。老年综合征表现形式多样，但大多有着共同的病理生理基础，可能涉及多个系统和器官，且相互关联，直接影响老年人的躯体功能和慢性病的治疗效果，或加重心理情绪问题。目前较受认同的老年综合征主要包括衰弱、认知功能障碍、谵妄、跌倒、睡眠障碍、尿失禁、营养不良、疼痛、药物滥用等。

常见老年综合征及其临床要点有：

1. 衰弱

衰弱是指老年人生理储备和内在能力下降、多器官功能受损累积后导致机体易损性增加、抗应激能力减退的非特异性状态，衰弱的典型表现包括：非意愿性的体重减轻、虚弱、步态缓慢、疲惫和活动量减少。衰弱老年人受到外界较小刺激即易并发一系列临床负性事件，出现跌倒、失能、住院率和死亡风险增加。衰弱包括躯体衰弱、认知衰弱和社会衰弱，与高龄、跌倒、疼痛、营养不良、肌少症、多重用药、睡眠障碍、认知障碍和焦虑、抑郁等均相关。发生机制有炎症通路的激活、内分泌和代谢途径障碍、凝血功能失调、免疫损伤等因素。衰弱是残疾、再住院和死亡等严重不良后果的重要预测因素。衰弱是动态变化的过程，可分为无衰弱（健壮）、衰弱前期、衰弱三个阶段。因评估方法和年龄段的不同，既往文献报道，社区老年人中衰弱前期的检出率为18.7%～53.1%，衰弱的检出率为4.9%～59.1%。如果能够对衰弱老年人进行早期识别，尽早进行运动锻炼、补充营养、慢性病管理、认知训练、用药筛查、社会支持等综合干预，可能能够有效延缓甚至逆转衰弱的发展。

2. 认知功能障碍

认知功能障碍是指老年人的记忆、语言、视空间、执行、计算和理解判断等几个认知领域中的一项或几项受损，并有可能影响到个体的日常或社会能力。病理生理学机制可能是随着年龄增长，神经细胞减少、脑蛋白异常增加、神经递质改变及失

衡。认知功能障碍的诊断需先进行量表筛查，然后对其严重程度及病因进行相关评估。大多数病因类型的认知功能障碍没有特效治疗方法，也不能逆转，只有少部分是可治的。

3. 谵妄

谵妄常见于各种临床环境中的老年人，可导致其他相关疾病的发病率和死亡率增加，特别是在重症监护病房、住院环境下、疗养院以及重大医疗疾病或手术后。谵妄常不易被发现，进而可导致长期的功能和认知障碍。谵妄的病理生理学机制目前尚不清楚，是多种致病途径的最终结果，最终导致各种神经递质和脑网络功能障碍。临床表现具有波动性，发作常是昼轻夜重，可表现为注意力不集中、思维混乱、意识障碍、认知障碍和精神行为异常、睡眠障碍等。临床上需要应用简单的、标准化的工具先进行筛查及进一步评估，强调预防重于治疗。

4. 跌倒

跌倒是指突发、不自主的、非故意的体位改变，倒在地上或更低的平面上。跌倒所致伤害是老年人意外死亡的首要原因。老年人跌倒危险因素众多，影响老年人平衡能力和步态稳定性。推荐对医院、社区及居家老年人群进行跌倒风险的筛查和评估。预防跌倒的策略包括规律体育锻炼、治疗足部疾病、专科病情评估及改善认知功能、合理用药等。

5. 睡眠障碍

睡眠障碍在老年人中很常见，且与老年共病关系密切。与老年人睡眠不良有关的因素包括认知功能下降、药物使用增加等。认知行为疗法治疗老年人失眠安全有效，而药物治疗在老年人中可能存在相对禁忌。此外，阻塞性睡眠呼吸暂停（obstructive sleep apnea，OSA）在老年人群常见，并与高血压、心血管疾病和认知障碍等重要的老年综合征有关，持续气道正压通气（continuous positive airway pressure，CPAP）可有效改善睡眠质量，是改善老年OSA患者睡眠质量的有效措施。

6. 尿失禁

尿失禁是一种不自主经尿道漏出尿液的现象。老年人尿失禁往往存在可逆和可改变的因素，对病因及诱因的筛查及治疗可明显改善症状。多方式干

预，包括生活方式和行为疗法，是老年人尿失禁的有效治疗方法。尿失禁的药物治疗应考虑老年人共病情况。

五、衰老（老化）带来的老年临床医疗中的复杂性

衰老除带来生物学、心理学改变外，还导致失能、老年综合征、共病等风险，增加了医疗问题处理的复杂性，需要通过老年综合评估，由多学科团队制订医疗、照护方案，建立全人、全周期的老年医学管理模式。

（一）慢性病与失能、心理问题并存

失能是指意外伤害或疾病引起的身体或精神上的损伤，导致生活或社交能力等功能能力的丧失。由于疾病、衰老等各种原因导致部分或完全丧失生活自理能力（如起居、穿衣、进食、大小便、洗澡等）的老年人称为失能老人。失能是老年人一种慢性病理发展进程的结果，肌少症、衰弱及多种慢性病共存可进展恶化为失能，而失能同时又可加重衰弱导致共病恶化，从而严重影响老年人自身生活质量和身心健康，也给家庭和社会带来沉重的负担。积极预防失能，对提升老年人的生活质量、减轻家庭和社会的照护负担具有重要意义。

老年人罹患慢性病或共病会给其带来一定程度的心理损伤。长期患有多种疾病使老年人恐惧失能、疼痛、被遗弃、孤独和死亡，自尊心和自信心受损，感到无助和无用。因此临床中应该了解老年人的心理变化，在治疗疾病的同时帮助老年人克服这些心理损伤，帮助其获得回归社会生活的信心和能力。

（二）慢性病与老年综合征密不可分

随着年龄增长，同一老年人所患疾病与老年综合征或老年问题（长期卧床、压疮、便秘、深静脉血栓、肺栓塞、吸入性肺炎、营养不良、肢体残疾、舒缓治疗与长期照料等）互相影响，增加了照护的难度和复杂性，在进行老年医疗照护时应及时评价哪些是老年人面临的核心问题，分清主次、综合处理。

（三）共病和多重用药问题突出

老年人由于机体、脏器、免疫、认知等功能下降，共病发生率高，多种老年疾病在一个老年人身上同时存在，疾病相互叠加或掩盖病情，临床症状常常不典型，且有急性、慢性病错综交叉，增加诊断和治疗难度。临床中应注意从整体出发给予评估，抓主要矛盾。

多重用药在老年患者中普遍存在。不适当的用药容易造成药物不良反应增加，严重不良反应可引起谵妄、降低老年人生活质量，是导致老年人住院甚至死亡的重要因素。因此临床中要熟知老年人用药及各种药物的不良反应，能够给予初步评估，发现不合理用药时及时调整治疗。

（四）临床症状常不典型

老年人患病时非特异性表现（如认知改变、体重下降、疲劳、跌倒、头晕）增多，典型表现较少，甚至没有典型表现；此外，同一种疾病在青年人和老年人中的表现可能不一致。这两种情况都增加了对老年患者早期诊断的难度，在长期照护中也应及时关注不典型表现。

（五）康复治疗需求增多

康复是指通过物理疗法、运动疗法、生活训练、技能训练、心理咨询等多种手段，使身体残留功能得到最充分发挥，使伤残者能力得到最大限度恢复。老年人患慢性病或共病后极易发生功能不全，慢性进展性疾病（如骨关节炎、帕金森病）或急性病不能活动后（如急性脑血管病、急性心肌梗死需要卧床），身体功能常迅速恶化，可极大程度影响老年人的生活质量，甚至增加住院率和远期死亡率。而有效的康复可以显著改善身体功能。因此，患有多种慢性病或急性病出院后的老年人，尽早开始有效的康复极为重要。随着年龄增长，老年患者康复的需求增多，但患者其他伴随疾病和功能状态如谵妄、深静脉血栓、抑郁或淡漠、泌尿系感染、肺炎、压疮等，又可能干扰或延迟康复治疗，甚至需要更改治疗方案。因此，需要早期对老年疾病、综合征进行评估和干预。

六、共病管理诊疗策略关键点

1. 考虑患者意愿

所有的医疗决策均需要结合患者的意愿，在面对多种医疗决策时，需做到：①识别患者需要表明意愿的时机；②充分告知患者每种医疗决定的利弊；③患者充分理解医疗决定的利弊后，再明确患者的选择意愿。临床医生需要区分患者的意愿和医疗决定是不同的，意愿可以随时间或病情的发展而改变。医疗决策需考虑患者的意愿，但并不意味着无法获益的不合理要求也被接纳。

2. 进行老年综合评估（comprehensive geriatric assessment，CGA）

CGA 主要包括全面的医疗评估、躯体功能评估、认知和心理功能评估，以及社会 / 环境因素评估 4 个方面。CGA 除了评估高血压、糖尿病、冠心病等老年慢性疾病的程度，更注重老年综合征的筛查，如记忆障碍、视力和听力下降、口腔问题、营养不良、骨质疏松与跌倒骨折、疼痛和尿便失禁等，还要进行活动能力、认知心理、社会支持等维度的评估。进行老年综合评估有助于全面发现老年人的健康问题，并确定哪些是主要矛盾，从而制订个体化、全面的诊疗和照护计划，节省医疗成本和社会资源，提高老年人的生活质量（详见本章第二节）。

3. 恰当合理地应用循证医学证据

在多个慢性病共存时，针对单病的指南对老年共病治疗的指导作用有限，因此需要同时考虑：①现有证据的适用性及局限性，是否适用于老年共病人群，要合理地解读或应用有关共病患者的研究文献及其结论；②充分考虑经济因素；③文献中是否报告绝对危险度下降，而不仅是相对危险；④充分考虑获益的时间效应。

4. 判断预后

慢性病从干预到获益需要一段时间，如果患者的预期寿命不长，不足以从干预措施中获益，则失去了干预的意义，因此需要考虑老年共病患者的预期寿命、功能状态、生活质量、危险层次、疾病负荷、治疗的获益、风险与最终预后（包括生存期、功能状态和生活质量）等因素综合预测临床预后。

5. 考虑方案的可行性

在几种干预方案中，从改善症状、延长寿命和生活质量的角度，比较获益、风险、负担，进行合理取舍。

6. 治疗过程中需与患者达成一致意见

需要与患者充分沟通以下问题：①如果不治疗可能会发生什么后果？②诊疗方案将对症状、健康和寿命造成什么影响？③诊疗方案带来哪些风险和不良反应？④诊疗方案是否会影响正常生活或带来不适？⑤方案是否可行等。

7. 定期随访

定期对干预效果进行评估，作为调整治疗方案的依据。

参考文献

［1］WHO. Decade of Healthy Ageing 2021-2030. https：//www.sigg.it/wp-content/uploads/2020/12/Decade-of-healthy-ageing-Baseline-Report_FULL.pdf.

［2］DENT E, MORLEY J E, CRUZ-JENTOFT A J, et al. Physical Frailty：ICFSR International Clinical Practice Guidelines for Identification and Management. J Nutr Health Aging，2019，23：771-787.

［3］Lancet Public Health. Frailty and pre-frailty in middle-aged and older adults and its association with multimorbidity and mortality：a prospective analysis of 493737. UK Biobank Participants，2018，3（7）：e323-e332.

［4］Guiding Principles for the Care of Older Adults with Multimorbidity. An Approach for Clinicians American Geriatrics Society Expert Panel on the Care of Older Adults with Multimorbidity. J Am Geriatr Soc，2012，60（10）：E1-E25.

［5］MANDI S, ELIZABETH H, MATTHEW G O, et al. Geriatrics Screening and Assessment. Prim Care，2019，46（1）：85-96.

［6］罗丽娅. 欧洲典型国家老年长期照护服务模式. 北京：社会科学文献出版社，2020.

［7］范利. 中国老年医疗照护. 北京：人民卫生出版社，2017.

［8］范利. 老年医学临床实践技能进阶培训教程. 北京：人民卫生出版社，2020.

（胡亦新　邹晓　著
孙晓红　王晶桐　秦明照　审校）

第二节　老年医学的基本技能和工作模式

一、老年综合评估总论

（一）概述

随着年龄的增长和衰老的发生，老年人各种生理功能逐渐下降，常有多种慢性疾病共存，加之老年综合征的发生，可以造成不同程度的功能丧失，影响老年人生活质量。传统的一般医学评估是以疾病为中心的诊疗模式，采用定位和定性的方法重点关注人体某一系统、某一器官的病变，但老年人常罹患多种慢性疾病，合并一些老年人常见问题（或老年综合征），如尿失禁、疼痛、跌倒、步态异常、睡眠障碍、躯体功能障碍、认知功能障碍等。老年人生活质量被严重影响，对于环境的依赖和社会资源的需求更大。鉴于老年人群的特殊性及老年疾病的临床特点，传统的以疾病为中心的诊疗模式已不能满足老年人的需求，以"人"为中心的老年综合评估诊疗模式打破了传统的一般医学评估，重点关注老年人功能状况及生活质量，更能满足老年人的不同需求。

老年综合评估（comprehensive geriatric assessment，CGA）是以一系列评估量表为工具，从医学（包括老年综合征）、躯体功能、认知心理功能以及社会/环境因素4个方面对老年人进行全面的评估，并据此制订以维持和改善老年人健康及功能状态为目的的治疗计划，最大限度地提高或维持老年人的生活质量。

1. 评估的目的

（1）发现问题：以一系列评估量表为工具，从医疗、躯体功能、认知和心理功能，以及社会/环境因素等4个方面对老年人进行全面的评估，能够及早筛查发现老年人潜在的功能缺陷、合并老年综合征情况及其他安全隐患，进行早期干预，促进功能恢复，避免发生不良事件。

（2）解决问题：评估的目的是通过发现问题，

制订全人、可行和个体化的综合干预方案，并得以实施。CGA发现问题，多学科团队在医疗、康复和护理照顾等方面制订针对性的干预措施，在干预计划实施的过程中，实时动态监测干预效果，不断调整、修改干预计划。CGA是一个动态的不断监测、随访和干预的连续过程。

（3）提高老年人生活质量：CGA能够发现问题，采用多学科团队共同讨论、家庭环境改造、康复治疗等全面综合的管理，最大限度地维持功能，提高老年人生活质量。如步态异常评估，可以尽早进行康复干预、改变环境和综合管理，减少跌倒和骨折等严重不良事件发生；对围手术期高危患者进行CGA，有助于减少并发症的发生。

2. 适合人群

（1）合并共病、多重用药或疑难复杂性疾病者。

（2）有或怀疑有老年综合征者。

（3）因急性疾病出现功能下降者，如日常生活活动（activities of daily living，ADL）能力下降，生活依赖者。

（4）围手术期患者。

（5）反复门急诊就诊、多次住院者。

（6）有长期照护需求者。

（7）年龄≥60岁，需要全面了解其潜在健康问题，有助于采取针对性预防干预者。

（二）评估内容

1. 医学评估

通过询问详细采集老年患者疾病史、家族史、生活行为和方式、用药史等，对用药史的询问除了慢性疾病常用药物外，还要记录是否服用中药及保健品，判断老年人是否有共病和多重用药的情况。

2. 功能评估

（1）日常活动能力评估：日常生活活动（activities

of daily living，ADL）能力评估包括基本日常生活活动（basic activities of daily living，BADL）能力和工具性日常生活活动（instrumental activities of daily living，IADL）能力，前者主要通过询问大小便控制、洗漱、如厕、进食、床椅之间转移、平地行走、穿衣、上下楼梯、洗澡等基本生活自我完成情况来了解个人基本生活活动和自理能力，后者主要通过对个人使用电话、上街购物、食物烹调、家务维持、洗衣物、外出、服用药物、处理财务等评估个人日常生活常用工具及独立居住的能力。

（2）躯体功能和跌倒风险评估：通过握力、步速、步态、五次起坐试验、起立行走试验等评估躯体功能活动情况，详细询问老年人有无跌倒史及走路惧怕跌倒的心理，通过站立平衡测试评估老年人平衡能力，对跌倒风险高的人群采用 Morse 跌倒评估量表进一步评估其跌倒风险。

（3）认知功能评估：痴呆的评估量表有很多，可以通过临床需求选择不同的量表进行评估。耗时短、简单易行的简易智力状态评估量表（Mini-Cog）适合门诊初筛使用，但此量表对轻度认知功能障碍的患者不敏感，对受教育程度较高以及轻度认知功能损害的筛查应选用敏感性较高的蒙特利尔认知评估量表（Montreal cognitive assessment，MoCA），受教育程度较低以及重度认知功能损害的筛查可选用简易精神状态检查量表（mini-mental state examination，MMSE）。对谵妄主要采用意识模糊评估法（confusion assessment method，CAM）进行评估。

（4）精神、心理状态评估：老年人群容易合并多种慢性病、躯体功能障碍等，是精神心理疾病的高发人群，尤其是丧偶、独居的老年人。通过对老年抑郁、焦虑情绪的早期筛查，可有效降低致残性和不良事件的发生率。通常可采用老年抑郁量表（geriatric depression scale，GDS）、广泛性焦虑障碍量表（generalized anxiety disorder，GAD-7）等进行评估。

3. 老年综合征筛查

常见的老年综合征包括衰弱、肌少症、跌倒、视力障碍、听力障碍、睡眠障碍、疼痛、尿失禁、痴呆、认知功能下降、营养不良、多重用药等，这些老年人常见的问题严重影响老年人生活质量，通过评估以便制订适宜的预防和干预措施，尽可能维持老年人独立生活能力，提高生活质量。

4. 社会经济和居家环境

通过了解老年人的经济基础和家庭、社会支持情况，有助于帮助其制订合理的、可行的老年综合干预措施，了解居家环境，有利于发现居家安全隐患，进行适老化改造，有助于老年人各项功能的维持和减少跌倒的发生。

（三）老年综合评估的临床应用

CGA 是老年学的一项核心技术，进行老年综合评估是手段而不是终点。老年综合评估应用范围主要有 2 个，一个是针对社区老年人群进行评估，养老机构和社区卫生服务中心医生或护士进行老年人群的健康管理；另一个是针对医疗机构的老年患者进行老年综合评估，采用多学科团队、个案管理等方式对老年患者进行医疗、康复、出院等决策。

1. CGA 在社区人群中的应用

在社区、养老机构、日间照料中心、社区卫生服务中心等地的老年人群中开展 CGA，可以有效地协调家庭成员、护理员、社区签约医生等资源，早期有效地识别社区老年人共病、多重用药、老年综合征等发病情况，有针对性地进行干预，进行老年综合征、慢性病的预防和健康教育，改善并维持老年人功能状态，减少医疗费用，提高老年人生活质量。

2. CGA 在医疗机构中的应用

医疗机构中老年住院患者多为因急性疾病入住急诊病房、因慢性疾病入住普通老年病房、因围手术期入住外科、因肿瘤晚期癌性疼痛入住安宁疗护病房的患者。

（1）针对因急性疾病入住急诊病房的老年患者：进行 CGA、多学科会诊，根据评估结果进行转科、出院、入住康复机构等后续医疗计划的安排和实施，有利于减少住院天数和急诊再入院率。

（2）针对因慢性疾病入住普通老年病房的老年患者：进行 CGA、多学科会诊，有利于老年慢性疾病、多重用药、老年综合征的管理，根据评估结果制订个体化的康复锻炼计划，最大限度地维持老年人功能状态，减少普通老年病房住院天数和再入院率，减少医疗费用，提高老年人生活质量。

（3）针对围手术期入住外科的老年患者：进行CGA、多学科会诊，评估手术风险及获益，可以有效降低围手术期不良事件的发生率，预测老年患者术后生存期和不良住院事件发生率，改善并维持老年人功能状态。

（4）针对因肿瘤晚期癌性疼痛入住安宁疗护病房的老年患者：进行CGA可以了解老年患者疾病无法治愈直面死亡时的态度，充分尊重患者知情权和自主选择权，解除患者的痛苦，让死亡变得有尊严，提高患者的生命质量。

二、老年医学和照护模式

（一）老年急诊医疗

1. 定义

据统计，老年患者是急诊就诊的主要群体，随着世界人口老龄化的加剧，将会有更多的老年急症患者前往急诊科就诊，传统的急诊科旨在提供快速诊断的基础上治疗急症及受伤患者的紧急需求，而缺乏对症状不典型及慢性病共存、需要综合评估、护理周期长的老年急症诊疗的关注，因而迫切需要有专业团队为老年急症患者提供急诊服务的老年急诊医疗。

老年急诊医疗是指老年患者在突发急性疾病、慢性稳定性疾病急性加重阶段、严重创伤等紧急的医疗情况或者老年患者手术后在恢复早期需要接受的积极而短暂的急性医疗行为。急诊医疗主要是在医院内进行的，指的是老年人在医院住院期间接受的急性医疗干预行为。

与年轻患者相比，老年患者疾病特点多呈现症状不典型、多病共存、病情疑难复杂等特点，同时老年患者易合并多种老年综合征如跌倒、谵妄、认知功能障碍、尿失禁、睡眠障碍、抑郁、焦虑、多重用药、听力下降、视力下降等，上述特点使得传统的以疾病快速诊断和治疗为中心的急诊医疗已不能满足老年急症患者的需求。但目前国内各大急诊科的医生多数没有接受过专业的老年医学培训，面对因急性疾病入住急诊科的老年患者往往感到处理起来很棘手，为了更好地为这一特殊群体提供急诊医疗服务，快速诊断、有效对症处理等一系列迫切需求将急诊医学和老年

医学进行有机融合，在处理老年急性疾病的同时要兼顾维持老年人功能状态，进行老年综合评估，制订出院康复计划，减少急诊再住院率，而非仅仅关注单一疾病。自2008年马里兰州圣十字医院建立美国第一家老年急诊室以来，中国人民解放军总医院也成立了我国首个老年急诊室，旨在为老年患者提供急症评估、多学科团队诊疗、药物筛查等老年急诊医疗服务，四川大学华西医院、北京协和医院也相继在老年患者整合医疗模式等方面进行了积极探索。

2. 处理原则

老年患者随着增龄普遍容易出现机体生理储备下降、应激易损性升高。简而言之就是相较于年轻患者，老年人在面临非常小的打击时即易合并急性应激事件，急性应激事件在老年人中更容易诱发住院相关不良事件，这些不良事件导致的严重不良后果使老年人功能受损、独立生活能力下降、住院时间延长，甚至增加死亡率。这一特点使老年人的急诊医疗存在不同于普通患者的需求。老年人急诊医疗的处理原则是减少住院相关不良事件，预防日常生活能力下降，减少并发症，改善住院结局。

为了更好地维持老年人生理功能状态，进行老年急诊医疗时对相关患者的老年综合评估和管理尤为重要，在整体评估急性症状的基础上充分了解老年患者既往病史，核对日常服药单，进行日常生活能力评估和躯体、认知功能等老年综合征筛查，对老年急诊患者非常重要，急诊科医生在处理上宜结合急症评估和老年综合评估，必要时请多学科会诊，尽快摸清老年患者的整体情况，进行精准治疗，真正地做到以患者为中心的"个体化医疗"，制订合理诊疗计划，减少药物相互作用及不良反应，通过评估老年人日常生活活动能力制订出院回家或入住护理机构的计划。在提供急诊医疗服务的基础上，进行全面的老年综合评估，辅以多学科诊疗，在急诊为老年急症患者提供老年急症护理单元，最大限度地维持和提高老年患者的生活质量，减少老年患者急诊再入院率，减轻家庭和社会负担，降低医疗成本，提高老年急症住院患者的满意率。

3. 处理流程

传统的以急性疾病快速诊断和治疗为中心的急诊医疗模式不再适应日益增长的老年急诊患者的需

求，而以人为中心的、最大限度维持老年人功能状态的老年急诊医疗模式更有利于老年急诊患者的全程管理。

（1）多学科协作：老年急诊患者多合并共病、多重用药、老年综合征等特点，老年急性疾病又存在高发病率和高死亡率的潜在风险，因急性疾病入住急诊时容易增加诊断和治疗的难度，加上国内各大急诊科的大多数急诊医生没有接受专业的老年医学培训，对老年急诊患者的管理往往需要多学科人员的共同协作参与。老年急诊医疗服务提供者应当接受过老年相关专业技术培训，由急诊医师、老年专科医师、老年专科护士、临床药师、心理医师、康复师、营养师以及社会工作者等人员组成多学科团队，形成系统的老年整合医疗服务模式，对老年急诊患者进行全面评估，制订诊断、治疗、康复和出入院计划。急诊科医生要发挥自身优势，快速与患者及家属沟通，采集详细病史及用药史，完善体格检查及相关辅助检查，整合重要信息，做出初步诊断，做出治疗决策。急诊科医生和老年专科医生协调多学科团队对老年患者进行全面的老年综合评估，在评估的基础上进行个体化治疗、制订康复方案，以确保诊断和治疗的准确性和及时性，最大限度地维持老年人功能。心理科医师主要进行精神心理评估，以筛查老年急诊患者焦虑、抑郁、谵妄合并情况，进一步给予情绪治疗及干预。临床药师主要进行多重用药的管理，指导患者合理用药，避免"处方瀑布"，减少药物不良反应；康复师在全面评估的基础上，结合老年患者的具体情况制订个体化的运动康复计划。营养师主要进行老年急症患者的营养评估，给予合理的营养支持计划。老年专科护士应当具备一定的老年专科知识，协助医生对患者进行综合管理和综合护理。社会工作者主要提供社会支持机制的协助。

（2）老年急诊患者综合评估：老年急诊患者在治疗急性疾病的基础上应进行老年综合评估，通过评估可以全面了解老年患者，提高诊断正确率，优化治疗和康复方案，减少住院天数，减少急诊再入院率，降低病死率，提高患者生活质量。为每一位有急诊医疗需求的老年患者做出全面而细致的评估比较困难，耗时且耗力。因此选择方便、合适、耗时短的评估量表可以快速地帮助急诊医生有效地筛

选高危老年患者，筛选出老年高危患者后再进一步开展详细的老年综合评估，并据此制订个体化的治疗及干预方案。

目前，已经有多个量表被用于急诊高危老年患者的筛查，其中研究最多的是高危老人鉴定量表（表1-2-1）。多项前瞻性随访研究显示，它可以较好地预测老年患者6个月内的再住院率、病死率、长期照护机构入住率等。初步筛出高危老年患者后，再对其进行全面的老年综合评估，包括衰弱、肌少症、认知、情绪、睡眠、跌倒、日常生活活动能力等，以进一步发现老年综合征和潜在的医疗需求，通过评估结果给予相应的治疗干预。

表 1-2-1 高危老人鉴定量表

问题	是	否
在来到急诊前，你的日常生活需要他人帮助吗？	1	0
在来到急诊后，你是否需要比平常更多的帮助才能照顾好自己？	1	0
在过去的 6 个月里，你有住过院吗？（不包括急诊）	1	0
通常你的视力好吗？	0	1
通常你的记忆力有严重问题吗？	1	0
你每天需要服用 3 种以上的药物吗？	1	0

注：1. 共 6 个条目组成，总分 6 分，≥2 分代表高危人群。
2. 既可以由患者本人填写也可以由照护者填写。

（3）老年患者急性医疗照护（acute care for the elderly，ACE）单元：不同于为急性疾病设置的急诊科，ACE 单元大多归属于老年科病房，主要是为了适应衰弱老年人的医疗照护需求而建立的医院内老年人疾病急性期的医疗照护单元，其根本目标在于减轻急性疾病对衰弱老年人生活能力和生活质量的打击。相较于普通老年病房而言，ACE 通过老年综合评估及管理促进急性疾病期老年患者快速康复，更加关注老年人功能状态的维持，同时强调多学科团队的重要性。老年专科医生作为多学科团队的领导者从患者入住 ACE 单元开始全程介入患者的管理，全方位兼顾患者的需求，使多学科团队作为一个整体为老年患者服务，做到在处理老年

急性疾病的同时尽可能防止或减少老年患者功能的下降。患者入住 ACE 单元后，在进行全面评估的基础上，根据患者的具体情况，多学科团队成员共同制订初步治疗计划，在 ACE 单元多学科讨论中，各亚学科进行专业领域的信息分享，共同讨论制订治疗计划，由老年科医生进行治疗康复计划汇总，然后分别落实执行。同时要进行适时再评估，随时调整和修改治疗康复方案，ACE 单元的老年患者全程由多学科团队共同参与管理，直至患者逐步好转出院。通过 ACE 单元团队成员的共同协作，提高诊断率，优化治疗方案，改善治疗效果，减少并发症，降低病死率，提高患者生活质量。

（二）老年亚急性医疗与中期照护

1. 老年亚急性医疗定义

老年人由于自身生理病理的特殊性，在急性疾病治疗完成后，由疾病急性期转为亚急性期，其功能状态尚未恢复至出现急性疾病前，仍然需要接受一段时期的医疗照护以促进身体功能恢复，这一时期的医疗行为被称为亚急性期医疗。亚急性期医疗模式是一种新型老年医学模式，其主要目的是缩短急危重症患者急性期后的住院时长、减少并发症、提升生活质量、节约医疗资源的同时给予患者最适当的照护，以促进急性患者的功能恢复。

2. 亚急性医疗模式发展现状

亚急性期医疗模式作为一种新型老年医学模式，在国内发展起步较晚，国外发展相对比较成熟，其中尤以英国、美国、中国台湾地区的亚急性期医疗模式最具特色。亚急性期医疗模式实施形式多样化，常见的有居家医疗、社区医疗、护士主导的康复病房、老年日间病房、护理院等，无论是哪种形式的实施，其目的都是帮助老年患者由疾病急性期向慢性稳定期过渡，最大限度地促进患者身体功能恢复，缩短住院时长，提高患者生活质量。通过老年综合评估、跨学科团队等手段为急性期后的老年患者提供最大限度的支持照护和康复护理，提高老年患者日常生活活动能力，促进患者身体功能恢复，提高患者生活质量。

英国的亚急性医疗模式代表之一是中期照护，主要是提供一种健康照护模式，目的是帮助患者从疾病期过渡至恢复期，或是预防原本可以居家照护的慢性病稳定患者转变为需要入住医疗机构的急性病患者，或是协助终末期患者在生命的最后阶段维持尽可能舒适的状态。

美国的亚急性医疗与英国有不同之处。美国的亚急性医疗服务主要是由专业护理机构来承担。专业护理机构不但提供短期的亚急性医疗，还兼顾提供长期居家照护，其亚急性医疗干预目标主要是功能缺失需要康复训练、需要频繁护理和医疗干预等人群，通过老年综合评估、多学科团队进行医疗、照护计划的制订，其目标是缩短急性疾病的住院时长，尽可能维持老年患者的功能状态，使患者顺利由医院返回至社区和家庭，减少再住院率。

台湾地区的亚急性医疗是一种介于急性医疗与出院回家之间的短期照护模式，通过老年综合评估及个人自我需求为老年患者提供个性化医疗照护方案，帮助患者恢复最佳的生活功能状态，最大限度促进患者身心功能恢复，提高老年患者生活质量。

3. 中期照护的定义

中期照护的定义在不同国家略有不同。总体来说，中期照护是一种亚急性医疗模式，主要是帮助患者从疾病期过渡至恢复期，或是预防原本可以居家照护的慢性病稳定患者转变为需要入住医疗机构的急性病患者，或是协助终末期患者在生命的最后阶段维持尽可能舒适的状态。

4. 中期照护服务目标人群

中期照护服务目标人群是那些急性疾病已基本治疗完成，不适合再继续长期占用医疗床位或入住急性疾病医疗机构、长期照护机构的老年患者。

5. 中期照护的特点

中期照护通过综合评估，为老年患者制订个体化的照护计划，促进功能的恢复，鼓励患者回归家庭和社会。在家中实施中期照护得到大多数老年人的支持。中期照护在提供服务时不但保证合适的服务提供给合适的患者，同时在管理层面上也有助于费用的降低和效益的最大化。中期照护具有系统性的特点，将所有不同的服务、人员、医疗和养老机构等整合在一起，通过共同整合使老年人享受到全面、系统的照护服务。

6. 中期照护的模式

中期照护有多种模式，包括：社区病房、居家医疗、迅速反应小组、支持性出院准备服务团队、社区评估与康复团队、志愿者或社会护理及机构式康复服务、卒中康复外延团队、护理单位、日间病房等。详细介绍以下几种模式：

（1）社区病房：主要收治因急性疾病入住综合医院但目前疾病由急性期转为亚急性期，同时还具有医疗照护、康复需求的患者，为亚急性期患者提供各项医疗、康复、照护服务。

（2）居家医疗：在患者家中为疾病程度较轻或无需前往急性综合医院的老年患者提供医疗服务，包括一般在基层医院能提供的检查与治疗，减少患者住院，同时还可以为患者提供后续医疗服务。

（3）迅速反应小组：借助能够提供迅速的评估与诊断的专家组，根据患者居家时出现的具体情况，迅速拟定治疗计划，通过居家护理或提供照护计划，减少居家老年人住院。

（4）日间病房：指对有需求的患者可提供日间康复、治疗、照料的医疗单元。

（三）老年人的连续医疗

1. 老年医疗服务现状

（1）老年社区医疗服务：尽管社区服务改善了很多，如药品的平进平出、家庭医生签约管理、慢性病管理、健康促进和上门服务等，但是失能老年人的照护问题并没有列入社区服务整体内容之中，缺乏相应的照护保障，使生活养护和功能残疾医疗照护之间存在服务空白。

（2）老年急性期的医疗服务：老年急症患者可在任何一家有急诊科的医院治疗，待急性期过后可以转往自己选择的定点医院继续住院治疗，医保和公费医疗覆盖了急性期费用，是以疾病治疗为主的医疗服务。

（3）老年中期照护服务：老年人罹患疾病之后往往需要较长的恢复期才能达到发病以前的功能状态。中期照护服务是以恢复老年患者的身体功能、减少再住院率为目标的一种服务模式，实施机构主要为医养结合服务机构。

（4）老年长期照护服务：在一个相对较长的时期，患病老年人需要他人给予护理服务、生活照料服务、物质援助服务和其他特殊服务，包括痴呆患者、运动障碍患者和器官功能障碍患者的

照护，实施机构为护理院，这与养老机构为生活能够自理的老年人提供服务不同。由于各大医院床位紧缺，有些患者只能在综合医院长期占床或者入住养老院。因而需要积极推进医养结合模式改变现状。

（5）老年临终关怀服务：临终关怀或称舒缓医疗，不以治疗晚期肿瘤或其他晚期危重症疾病和刻意延长寿命为目的，而是通过对症处理、缓解疼痛，给予患者及家属"心身社灵"照护，陪伴老年人生命最后一段路程。

2. 实现连续医疗的必要性

老年人常多种疾病共存，且其功能状态与临床预后及生存期长短均密切相关。对于多种慢性病的合理管控、老年人功能的维持和改善，显然不是几次门诊或者短时间住院就可以解决的，而且老年人的多种慢性疾病、失能等问题很多是不可逆的，往往需要进行长期管理和医疗照护。因此，无论从医疗照护本身出发，还是对于老年人的需求而言，均需要一个符合老年医学宗旨的、连续的、长期的医疗过程，才能满足老年患者的需求。

3. 老年医疗连续性服务模式的目标

老年医疗连续性服务模式的目标是最大限度地满足老年人日益增长的各种医疗服务需求，完善老年人的急性医疗服务，发展与壮大老年人的中期照护、长期照护和临终关怀服务，实现老年医疗服务分层管理和无缝衔接的管理模式，从而为不同疾病阶段的老年患者提供更加方便快捷的医疗服务，尽可能提高老年人的生命质量和健康期望寿命。

4. 实现老年人连续医疗的要点

在实现老年人连续医疗的过程中，应充分考虑老年人的特点。对于因急性疾病入院的老年患者，应关注其功能状态，缩短住院时间，预防医源性并发症，及早制订出院计划；在不同场所、机构的转诊中，注意医疗的衔接，确保患者信息完整、准确传递，确保医疗目标的连续性；在社区，充分利用现有资源，指导患者寻求有效的医疗照护服务；针对患者和其照护者，进行积极的宣教，增强其自我管理的能力，定期进行有效的随访、反馈，从而使老年患者能够得到从医院到社区的连续医疗服务。

5.构建连续医疗的基本策略

（1）构建完善的老年医疗服务体系：建立和完善老年医疗服务机构，充分整合利用现有的医疗资源，建立以城乡社区卫生服务中心为基础，以各三级综合医院和老年医院为主要转诊机构的老年医疗服务分级诊疗网络，应明确界定各级机构的功能定位，应重点加强各级医疗机构中康复科的建设和各区域护理院的建设，积极引导社区卫生服务机构人员上门服务，尽早实现急重症救治、疾病康复、长期照料、临终关怀、慢性病防控和居家照料等医疗保健一条龙的服务，形成综合医院老年科、老年医院、老年护理院、社区中心和家庭照料的良性互动健康服务模式。

（2）体系建设配套项目：建立各级医疗机构之间规范的分级转诊制度。建立数字化老年疾病防控体系：整合衔接社区健康档案、医院电子病历、远程医疗服务系统和老年医学知识培训网络等信息资源，规范老年患者服务标准，使老年医疗服务进入规范化的管理状态。

（3）加强老年医疗人才队伍建设：开展老年医学专业的学科和学位教育，培养老年医学后备力量；加强现有医护人员对老年医学知识的学习和培训，建立老年医学继续教育培训基地，尽快组建老年医学人才队伍；重视对社区医护人员和老年服务者基本知识和基本技能的培训，逐步提高对老年人的照护技术水平。

（4）完善老年医疗服务的社会保障机制：建立和完善老年医疗保健方面的法律法规，切实保障老年人的合法权益；改善老年医疗服务机构的无障碍设施，规范老年医疗机构的建设标准；引入老年照护保险制度，以解决老年人失能的后顾之忧。

（四）老年人的居家照护和长期照护

1.居家照护

（1）定义：居家照护又称老年人居家养老，指老年人居住在自己家中，由专业技术人员、家人或社区志愿者对老年人提供服务和照顾的一种照护形式。居家照护是在社区养老的基础上将照护延伸到家庭。

（2）居家照护服务形式：居家照护包括专业照护和非专业照护，专业的居家照护服务提供者

很少，我国大多数居家照护服务的提供者都是非专业照护者，主要包括家庭成员和家庭聘请的保姆等。

（3）居家照护服务内容：专业的居家照护服务是与疾病及健康相关的照护，非专业的居家照护主要侧重于生活方面的照护。

（4）居家照护的利弊：居家照护服务的场地是老年人的家庭，生活在自己熟悉的家庭环境中，同时又能与亲人生活在一起，有利于老年患者的身心健康，减少其社会孤独感，增加陪伴。居家照护还可以减轻医疗、养老机构的压力，有效合理地利用医疗资源，减少医疗资源的浪费。相较于医疗、养老机构照护费用来说，居家照护成本更低，能够减轻老年患者家庭经济压力，但同时有可能加重家庭照护者的身心负担。长期居家照护容易导致专业照护参与不足，老年人突发的不适症状和临床表现不能及时被察觉和发现，也会影响老年患者相关照护质量。

2.长期照护

（1）定义：长期照护是指在较长的时期内持续地为患有慢性疾病或丧失活动能力的人提供的照顾和护理服务。长期照护不同于简单的居家照护，其更多强调护理和康复的参与，主要服务目标人群是失能、半失能老年人，为其提供生活照料、康复护理、精神慰藉、社会交往和临终关怀等综合性、专业化的服务。

（2）基本目标：长期照护的基本目标是满足患有多种疾病，或是自理生活能力不足的患者对保健和日常生活的需求。长期照护不同于通常意义上的家庭照料，是在特定的政治、经济、文化、社会背景下，由多个部门构成的一种制度性安排，而不是简单的生活照料。正规化和专业性是长期照护的显著特征。除此之外，长期照护需要照料、康复和保健相结合，体现了对需求人群照护的连续性和整体性。

（3）欧洲国家典型的长期照护类型：长期照护服务需要国家、家庭以及个人的共同参与，根据各主体在长期照护中的参与程度不同，在欧洲有三种不同类型的长期照护服务模式——遵循普享原则的"国家主导型"、遵循混合原则的"家庭主导型"和遵循补余原则的"个人主导型"。其中遵循

普享原则的"国家主导型"以荷兰为代表,充分体现了国家负责制,政府公共资金投入规模最大,即老年长期照护服务绝大部分由国家负责向所有国民提供;遵循混合原则的"家庭主导型"以西班牙为代表,充分体现了家庭责任制,政府公共资金投入规模最小,即老年长期照护服务绝大部分由家庭成员负责提供;遵循补余原则的"个人主导型"以英国为代表,充分体现了个人责任制,政府公共资金投入规模较小,即老年长期照护服务绝大部分由个人自主安排,通过向市场购买或家庭成员帮扶获得。

(4)我国目前主要的长期照护类型:老年人长期照护体系根据老年人居住场所和服务提供主体将其分为居家照护体系、社区照护体系和机构照护体系三种类型:①居家照护体系是指老年人居住在家中,主要由家庭成员或家庭雇用的保姆提供长期照护服务。②社区照护体系是在社区居家养老服务的基础上逐渐发展起来的,指老年人居住在家中或社区日间照护中心,由老年人的家庭成员、街坊邻居、社会志愿者、社区内部人士等人群所形成的非正式服务网络,结合正式的照护服务机构(如社区之家、护理之家),对居住在社区内部且存在服务需求的对象提供照护服务的长期过程。社区照护充分利用社区资源,为老年人提供方便可及的照护,服务人群和范围广泛;老年人居住在自己熟悉的社区和家庭,没有环境陌生感;老年人之间相互交流可以减轻老年人的孤独感,从而减轻老年人家庭主要照护者的身心负担。不足之处是社区照护的专业性、细致性、全面性不及医院和照护机构。③机构照护体系指老年人居住在养老院或老年养护中心等养老机构,由专业护士和护工等提供系列照护服务。相较于居家照护,机构照护可以在基本生活照料的基础上为老年人提供全面的、专业化的医疗照护服务。入住照护机构的老年人出现新发的不适症状和体征能够被专业人员尽早识别和发现,能够提高照护质量,集体生活还能减少老年人的孤独感。不足之处是条件较好的照护机构收费较高,对社会支持程度差的家庭来说容易带来经济压力,而条件相对较差的照护机构提供的环境和服务质量相对有限。

三、老年多学科整合团队

(一)定义

老年多学科整合团队(geriatric interdisciplinary team)由不同专业、背景、观点、技术及训练的老年科医师、各个专科医师、护士、康复营养治疗师和社会工作者等组成的团队一起工作,有组织,有明确的工作内容、工作流程和程序,共同完成对同时患有多种慢性疾病及老年综合征的老年患者的评估和处理,以患者为中心,实施个体化的综合治疗、康复和护理服务为共同工作目标,从而最大限度地维持和恢复老年患者的功能状态和生活质量。

(二)组成

老年多学科团队组成包括老年医学医师、护理人员、社区全科医师、临床药师、营养师、康复医生、物理治疗师、精神心理医师、社会工作者等多学科人员共同构成工作团队,同时家庭照护者也是团队不可缺少的重要组成部分。

(三)工作模式

工作模式按照就诊阶段,可以分为:①老年急诊多学科整合管理模式;②老年门诊多学科整合管理模式;③老年病房多学科整合管理模式;④老年社区多学科整合管理模式;⑤出院评估多学科整合管理模式;⑥健康体检中的多学科整合管理模式;⑦家庭医生多学科整合管理模式;⑧围术期多学科整合管理模式。

按照模式主导者,可以将老年医学多学科整合管理模式分为:①以老年科医生为主导的多学科整合管理模式;②以全科医师为主导的社区多学科整合管理模式;③以社会工作者为主导的社区多学科整合管理模式;④其他。

此外,还可以根据待解决的主要问题,组建以老年康复、老年护理等为主导的多学科整合管理模式。

(四)团队协作

多学科团队的组成成员不是一成不变的,而是可随着"问题"或"矛盾"的变化动态调整。即便是疾病终末期,病情及患者的整体状况也是动态变化的，涉及患者身、心、灵等方面的问题处于变化中，应动态评估，及时调整团队组成。老年多学科团队的有效运作，要求团队的每一位成员必须清楚自己在团队中的作用，组员之间可以相互促进、取长补短，使团队具有高效性。

参考文献

［1］陈旭娇，严静，王建业，等. 老年综合评估技术应用中国专家共识. 中华老年医学杂志，2017，36（5）：471-477.

［2］李慧芳，杨贵荣，杨长春. 老年综合征及老年综合评估应用进展. 中国全科医学，2020，23（8）：993-998.

［3］SOUTHERLAND L T, LO A X, BIESE K, et al. Concepts in Practice：Geriatric Emergency Departments. Ann Emerg Med，2020，75（2），162–170.

［4］高浪丽，张雪梅，谢冬梅，等. 老年人急性期快速恢复病房的建立及其对老年病房医疗指标的影响. 实用老年医学，2019，33（11）：1073-1076.

［5］陈善萍，邹川，董碧蓉. 老年急诊的综合管理. 华西医学，2015，30（5）：987-990.

［6］杨楠楠，汪桂青，赵美英，等. 基于老年综合评估的急性期快速恢复病房照护模式对老年衰弱患者恢复的效果分析. 国际老年医学杂志，2020，41（4）：256-258.

［7］BATISTA J，PINHEIRO C M，MADEIRA C，et al. Transitional Care Management from Emergency Services to Communities：An Action Research Study. Int J Environ Res Public Health，2021，18（22），12052.

［8］胡东辉，徐海红，邢燕，等. 老年共病住院患者出院后延续性护理需求分析及应对策略. 医学信息，2021，34（11）：187-190.

［9］中国老年医学学会. 老年医学科多学科门诊服务模式与规范. 中华老年医学杂志，2021，40（8）：987-990.

［10］高超，于普林. 老年医学多学科整合团队工作模式的进展. 中华老年医学杂志，2020，39（2）：238-240.

（宁静　著

胡亦新　孙晓红　王晶桐　秦明照　审校）

第三节　老年医学的发展史和健康管理

一、老年医学的发展史

老年医学（geriatrics）作为独立的学科起源于 20 世纪初的美国，社会老龄化的进展促使老年医学快速发展，老年医学科逐步发展为临床医学二级学科。老年医学是研究人类衰老的机制、人体老年变化规律、老年病防治、老年卫生与保健的一门科学，涉及有关老年人疾病的预防、诊断、治疗、康复、照护、心理慰藉及社会支持等方面的一门新兴的、综合性的学科。其研究对象是 60 岁及以上（发达国家为 65 岁及以上）的老年人群。

老年医学首先由奥地利籍的美国医学家纳歇尔于 1909 年提出，纳歇尔出版了第一部老年医学专著，被誉为"现代老年医学之父"。1966 年美国西奈山医学院城市医疗中心创立了第一个老年医学奖学金。美国老年医学学会（American Geriatrics Society，AGS）于 1942 年 6 月 11 日在大西洋城成立，1943 年召开了老年医学第一届年会，1946 年出版了《老年病学》。1988 年在全美内科资格认证中加入老年医学专科资格认证。我国现代老年医学的发展起步于 20 世纪 50 年代中期，1980 年卫生部成立了老年医学专题委员会，1981 年中华医学会老年医学分会正式成立，1982 年《中华老年医学杂志》创刊，1995 年卫生部老年卫生工作领导小组成立，2001 年北京老年医院等老年专科医院相继建立。2015 年 3 月国家卫生和计划生育委员会正式批复在北京医院设立国家老年医学中心，同年 4 月中国老年医学学会成立。2017 年科学技术部资助建立 5 个老年医学临床研究中心，促进了老年医学科研的发展。2018 年国家卫生健康委员会成立了老龄健康司，不断推动我国老年医学的发展。

传统的老年医学侧重于老年人生理功能、疾病的临床表现、病因、病理、病理生理等特点研究，探索老年病有效的诊疗及防治方法。以"疾病的诊断和管理"为中心，主要关注疾病本身往往忽视了老年人随着听力、视力、记忆力、活动能力以及其他伴随增龄而产生的内在能力的下降。例如衰弱导致的步速、步态的异常，肌肉力量下降相关的肌肉减少症，常不能被识别、治疗及预防。老年人的尿失禁、认知能力下降、跌倒等多病共存的复杂健康问题也不能从某亚专科寻求到帮助，同时老年人常罹患多种慢性疾病，处于多病共存状态。因此随着老年医学学科发展，老年医学已从"以疾病为中心"的传统亚专科的单纯疾病诊疗模式转向"以老年人为中心"的个体化、综合性、连续性照护服务模式；从传统的"以治病救急为主"的模式转向"以预防性健康管理为主"的健康管理模式；由单纯的"生物医学模式"转向"生物—心理—社会—环境"的新医学模式。老年医学已发展为以老年人为中心，开展综合评估，关注老年综合征，实施多学科整合医疗和全程化连续性照护。其宗旨就是为老年人提供更加全面、合理的医疗和预防保健服务，最大限度地维持和恢复患者的功能状态，提高老年患者的生活质量。

二、健康老龄化策略

健康老龄化（healthy aging）是伴随世界人口老龄化的发展产生的，是发展和维持老年人健康功能能力的过程，功能能力反映了一个人的生理和心理能力，其所居住的环境，以及人们与环境互动的方式。WHO 概括"健康老龄化"的三大基本要素为功能能力、内在能力及其与环境相互作用的过程（图 1-3-1）。

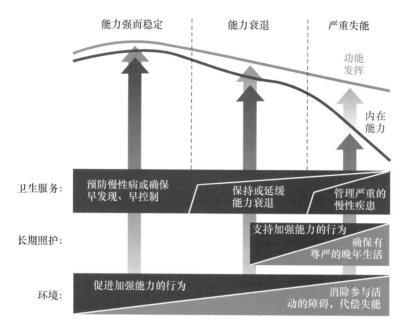

图 1-3-1　促进健康老龄化的公共卫生体系：生命过程中的各个公共卫生行动时机

引自：世界卫生组织. 关于老龄化与健康的全球报告［R］.2015.

功能能力结合了个人的内在能力、生活环境，以及如何与环境互动，能够做其认为值得和重要的事情。常见的功能能力如：①满足适当生活水平所需的基本能力，如饮食、衣着、住房及自我保健和护理等；②学习、成长和做决定的能力，如加强独立自主性、维护尊严、自由等；③能够自由活动的能力，如完成日常任务和参与社交活动；④建立和维持关系的能力，如与孩子和家庭、亲密伙伴、邻居和其他人相处等；⑤对社会做出贡献的能力，如帮助朋友、指导年轻人、照顾家庭成员、志愿服务、从事文化活动和工作。此外，老年人功能能力还包括功能能力储备，这些储备有助于老年人的恢复力（恢复力是指在逆境中通过抵抗、恢复或适应等途径保持或提高机体功能发挥的能力，这种能力在需要的时候可以调用）。

内在能力是一个人所有生理和心理能力的综合体现。重要的内在能力包括运动能力（身体运动）、感官能力（如视觉和听觉）、活力（能量和平衡）、认知心理能力。内在能力的大部分变化与所经历的环境相互作用密切相关。

环境指外在世界中构成个人生活背景的所有因素，从微观到宏观可概括为家庭、社区和更广阔的社会。环境涉及一系列的因素，包括建筑环境、人与人之间的关系、态度和价值观、健康和社会政策、支持系统以及实施的服务等。

个体与环境之间相互作用是通过人与环境相适应来体现，反映了个体与环境之间的动态互动关系。当人和环境关系和谐时，有利于老年人建立和维护内在能力和功能能力。这些经历可以有多种形式，例如：安全和适宜步行的环境可以鼓励体育活动，对多种健康有益；疾病预防服务有助于诊断和治疗高血压，预防缺血性心脏病发生；对于卒中的老年人，恢复自身内在能力与其能否获得康复治疗显著相关。然而，环境与不同个体的关系并不相同，同样的环境可能会以不同的方式影响不同的人，这取决于个体的社会地位和个人特征等因素。环境可能对功能能力产生更大影响，因为环境决定了在任何给定的内在能力水平上，我们最终能否做对我们重要的事情。

2020 年 WHO 发布的 *Decade of Heathy Ageing, Baseline Report* 指出：健康老龄化的内涵是"发展和维护功能能力，以便于老年阶段更好地生活"。为了实现健康老龄化，未来十年的目标是优化老年人的功能能力。WHO 以促进健康、维护世界安全和服务弱势群体的使命为目标，提出"健康老龄化十年（2020—2030年）"战略目标，目标行动计划包括四个行动领域：①改变我们对年龄和衰老的看法和行为方式；②确保社区提高老年人的能力；③提供以人为本的综合护理和初级卫生服务，以响应老年人的需求；④为需要长期护理的老年人提供长期护理服务。实现健康老龄化不是简单的医学问题，身份的认可、人际关系、享受生活、独立自主的生活能力、人身安全等功能能力的优化是实现健康老龄化的关键。对于老年人群，进行适当的体育活动及锻炼；注意控制体重，保持健康体型；健康饮食，改善生活习惯；了解疾病，科学用药；积极参加社会活动，保持良好心理状态等，是实现健康老龄化的必要因素。

三、老年人的健康生活方式和体格检查

（一）原则

（1）避免因增龄区别对待的偏见。

（2）定期体育锻炼。

（3）适当的营养和体重管理。

（4）培养兴趣爱好，参与社会活动。

（5）定期体检。

（二）健康的生活方式

老年人健康生活方式包括体育锻炼、注重营养、心理健康、定期体检。

1. 体育锻炼

老年人身体素质及运动能力呈下降趋势，体育锻炼可以通过改善骨密度和延缓肌肉组织减少来增强老年人的力量素质；可以有效促进老年人的平衡能力，降低跌倒风险；还可以有效改善老年人的认知功能等。

2. 注重营养

从营养学的角度来说，合理的营养有助于延缓衰老，而营养不足或营养过剩、紊乱有可能加速疾病、衰老的进程。建议食用水果和蔬菜，保持富含膳食纤维、必需维生素和矿物质，饱和脂肪含量较低的健康饮食。应注重蛋白质的摄入，例如蛋、奶、大豆、瘦肉、鱼虾等，保证每日按 $1.0 \sim 1.2$ g/kg 体重供给，占总能量 $12\% \sim 14\%$。同时注意补充钙、铁，防止骨质疏松和贫血。

3. 心理健康

随着衰老及社会角色的变化，老年人心里产生了一定的落差，若不能调和势必会导致一些心理问题，损害老年人的健康，降低其生活质量。要培养适合老年人的兴趣和爱好，比如书法、摄影、旅游、唱歌、跳舞、养殖花卉等健康活动，积极参加社会活动，保持乐观积极的心理状态，适度表达和控制情绪。

4. 定期体检

随着年龄的增加，老年人对身体变化的敏感度会逐渐下降，定期体检可以了解身体状况，更早地发现身体的问题，提前干预、治疗，预防疾病的发生。

（三）体格检查安排和疾病预防

根据老年患者的主诉，制订不同的体检方案。例如：①慢性病的危险因素：三高（高血压、高血脂、高血糖）、肥胖、吸烟等；②癌症的筛查：肺癌、乳腺癌、宫颈癌、结肠癌、前列腺癌、皮肤癌等；③骨密度：筛查起始的年龄段根据家族史而定；④动脉瘤：吸烟者腹主动脉瘤的筛查等；举例如下：

高血压筛查：推荐每年在医院或者医生诊所之外做血压测量以明确是否存在高血压。最好的方法是采用动态血压监测，目的是排除"白大衣综合征"，而且动态血压监测是诊断高血压最理想的方法。

血胆固醇检查：年龄 ≥ 35 岁男性，推荐进行血胆固醇检查；年龄 ≥ 45 岁女性，若有冠心病危险因素，推荐进行血胆固醇检查。

血糖检查：$40 \sim 70$ 岁超重或肥胖的人群应做血糖检查。如果血糖正常，每年检测一次空腹血糖。

肥胖筛查：建议所有老年人筛查肥胖。推荐对肥胖及心血管疾病风险增加的老年人进行健康饮食及运动咨询。

肺癌筛查：建议对 $40 \sim 80$ 岁的高危人群每年进行胸部低剂量螺旋CT（LDCT）筛查。若戒烟超过15年可停止筛查。

乳腺癌筛查：$40 \sim 74$ 岁女性，每年一次临床体格检查和每 $1 \sim 2$ 年进行1次乳腺X线检查；年龄 ≥ 75 岁女性可根据个人身体健康状况、预期

寿命及各种合并症进行机会性筛查。推荐对家族有乳腺癌易感基因 *BRCA1* 或者 *BRCA2* 的女性筛查以上易感基因，若易感基因阳性应做基因咨询。

宫颈癌筛查：在 30～64 岁年龄组女性中采用 HPV 检测、HPV 和细胞学联合筛查或醋酸和复方碘液染色肉眼观察法（visual inspection with acetic acid/visual inspection with Lugol's iodine，VIA/VILI）。65 岁及以上女性若既往 10 年内每 3 年 1 次连续 3 次细胞学检查无异常或每 5 年 1 次连续 2 次 HPV 检测阴性，无宫颈上皮内瘤变病史，则不需要继续筛查。但如果女性有了新的性伴侣、现在或曾经吸烟，且预期寿命＞10 年，则应继续接受筛查。

结肠直肠癌筛查：推荐 50～75 岁一般人群，每年进行粪便隐血检查，或每 3～5 年乙状结肠镜检查，或每 5～10 年全结肠镜检查。结直肠癌风险评估建议高风险人群从 40 岁起接受结直肠癌筛查。暂不推荐对 75 岁以上人群进行筛查。

前列腺癌筛查：前列腺特异性抗原（PSA）是首选的前列腺癌筛查手段。我国前列腺癌筛查的起始年龄为 60 岁。对前列腺癌高危人群要尽早开展血清 PSA 检测。

腹主动脉瘤筛查：推荐男性 65～75 岁吸烟者，使用超声检查筛查 1 次腹主动脉瘤。

骨密度筛查：不推荐常规维生素 D 检测。推荐≥65 岁有跌倒风险的人群做骨质密度筛查。

认知障碍筛查：早期识别认知障碍很重要，认知障碍的早期检测可以识别和治疗可逆的原因，帮助临床医生预测患者在理解和遵守医疗计划方面可能遇到的问题，为患者提供家庭照护。临床医生应该对认知障碍的早期体征或症状（例如，记忆或语言问题）保持警惕，并酌情评估。针对认知障碍的危险因素建议如下：戒烟；减少不健康的饮酒；促进健康饮食和活动；他汀类药物可降低心血管疾病风险；筛查高血压、血糖异常和抑郁症。

视力筛查：美国验光协会建议 18～60 岁成年人应每 1～2 年进行一次眼科检查，年龄在 61 岁及以上的无症状成年人每年接受一次眼科检查。美国眼科学会建议对所有 65 岁或以上没有危险因素的成年人每 1～2 年进行一次全面的眼科检查，包括视力测试和散瞳，如果存在危险因素则更频繁。

听力筛查：美国家庭医生学会建议筛查 50 岁或以上无症状成人的听力损失。美国语言听力协会建议成年人每 10 年接受一次听力学筛查，50 岁后每 3 年筛查一次，或对已知有暴露或与听力损失相关的危险因素的成年人进行更频繁的筛查。

阿司匹林：对于 50～59 岁、10 年心血管病风险≥10% 的人群，建议每天一次低剂量阿司匹林，同时应长期服用，最少 10 年。对于 60～69 岁人群，应讨论利弊。对于＜50 岁或＞70 岁人群，不推荐，因为无足够证据证明对预防心脏病和结直肠癌有利。

他汀类药物：他汀类药物作为二级预防药物，可以有效降低老年人全因死亡率、冠心病死亡率和卒中发生率，但一级预防是否有效，以及 80 岁以上老年人效果如何仍需商榷。

通过体格检查筛查针对危险因素进行预防，采取健康生活方式，合理用药，调控血压、血糖，戒烟，接种疫苗，康复锻炼等，尽可能保持老年人积极的健康状态和功能。

四、老年医学的自我健康管理

（一）自我健康管理的定义和框架

目前，自我健康管理在国内外尚无统一的定义。自我健康管理指基于身心健康和疾病预防的基本原理，对自身进行健康状况监测、健康风险评估，并据此调节自身心理和行为以达到增进健康和预防疾病的目的的健康促进活动。自我健康管理是疾病管理的一个子集，涉及老年人、家人、照护者、医疗人员，以及他们之间的互动关系。国内外许多研究发现，自我健康管理在慢性疾病管理、降低慢性疾病的直接和间接经济费用支出方面发挥着重要的作用。

首先，自我健康管理是自身行为调节。如坚持服药、遵循医疗建议和健康的生活方式。其次，慢性疾病管理是患者日常生活的一部分，尽管医疗人员在教育、指导和支持方面发挥着关键作用，但医疗人员与老年患者之间的接触有限，需要自我管理才能有效地管理病情和医院外的生活。再者，自我健康管理将主动权与积极性联系起来，下放主动权给患者自己，控制管理自己的健康过程，能获得更大的依从性、积极性和自我价值感。医疗人员和老年患者之间是相互合作的关系，非传统的自上而下（医疗人员到老年患者）的关系，通过医疗人员专业指导建议，最终实现老年患者自我健康管理。

有效的自我健康管理需要：①设定明确的标准或目标：为行为改变设定清晰、具体、合理的具有挑战性的目标；②自我监控进程：监控个人行为以及影响目标达成和改变的因素；③建立反馈：提供关于健康行为目标的反馈及信息，由医疗人员与老年人之间合作完成；④自我评价：收集在实现目标或未取得进步时的个人判断和情绪反应；⑤纠正：纠正行为作为反馈和自我评价的结果，可更有效和持久地向既定目标迈进；⑥鼓励：尽管遇到挫折、困难，仍坚持行为改变并进行鼓励，可提高效能及信念。

（二）国外、国内老年人自我健康管理现状

国外在老年人自我健康管理的理念和实践方面起步较早，内容及形式相对成熟、完善。国外强调协作式自我健康管理模式，老年人与医疗人员是伙伴关系。老年人参与识别问题、选择适当的治疗方案、制订详细的行动计划，以及提供反馈结果。老年人进行自我管理，首先树立明确、具体的健康目标（包括远期目标和近期目标），维持促进有效自我健康管理的因素（包括自我监控、反馈、更正、提高效能、增强信念等），消除自我健康管理的抑制因素（例如认为老了就该生病、年龄大了不必改变生活习惯、不想成为照护者的负担等）。注重小组团队模式，通过小组/团队的形式，将具有共同问题和（或）目标的人们聚集在一起时，小组成员积极协作、相互学习和相互支持，提高老年人自我健康管理的有效性。

20世纪90年代末健康管理在我国逐渐兴起，发展出多种老年人健康管理模式，如整合型老年人健康管理模式、老年人健康管理个性化服务模式、多元化健康管理模式、知己健康管理模式、自我管理俱乐部模式等，在一定程度上促进了老年人对功能维护、生活质量提高、疾病管理的认知及行动。但目前仍存在一些问题，例如：①老年人整体自我健康管理意识不强，认知度不够。尤其是农村或者边远山区老年人，文化程度低、健康意识差；城镇社区的老年人虽然相对文化水平高，经济条件优越，对自我健康管理有较高认知，但是很少付诸

行动去改变不好的生活方式及行为习惯。老年人普遍依旧以"疾病"为中心，"预防"理念还未深入人心。②自我健康管理内容较窄。在疾病管理的同时，部分老年人可以做到生活方式的管理，但容易忽略情绪管理等。③健康科普开展不足。随着传统媒体及网络科技的发展，老年人获取疾病方面相关知识和建议的途径越来越多，但老年人对所看内容的科学性并不明确，甚至产生错误观点等。

（三）老年自我健康管理中的健康行为

老年人自我健康管理中的健康行为可分为四类：

1. 健康促进

以保持或改善老年人目前的健康状况。包括：健康的饮食、有规律的锻炼、定期冥想减轻压力以保持心理健康、维持健康的社交活动、参加社区志愿服务等。

2. 一级预防

以降低未来疾病发生的风险。包括：佩戴安全带、使用防晒霜、使用牙线和规范刷牙、注射流感疫苗、减少饱和脂肪酸的摄入、参与有助于预防心脑血管疾病的运动等。

3. 二级预防

进行评估筛查，尽早发现疾病存在，从而延缓疾病进展。包括：进行乳房、睾丸的自检自查、完善乳房超声或X线检查、口腔牙齿及视听定期检查、监测血压、监测糖尿病前期的血糖水平、减少跌倒发生风险等。

4. 三级预防

疾病诊断后防止病情进展恶化，改善生活治疗。包括：参与心肌梗死后的心脏康复、监测2型糖尿病患者的血糖、服用非甾体抗炎药来控制关节炎疼痛等。

（四）老年医学自我健康管理的原则

首先，医疗人员应该让老年人了解自我健康管理的过程，并且提供具有自我健康管理的指导性实践，以有效管理健康行为；其次，老年人与医疗人员之间是合作伙伴关系，最终目标是让老年人尽可能地独立，使老年人获得对自我健康进行有效管理所必需的技能，医疗人员做好评估、建议、协助

等；再者，老年人自我健康管理的动机和策略各不相同，依从程度会受到积极（采取行动）和消极（避免行动）反应的影响。例如，一位老年人可能会尝试采用并维持治疗方案，另一位老年人可能会决定不去看医生以避免治疗的不适。作为医疗人员必须认识到老年人在对自我健康管理问题上，并不总是会给予正向的反馈。医疗人员要鼓励并积极促进老年人自我健康管理技能学习及实践，提高他们对所需检测、治疗、行为方式改变的依从性，重视小组团队的重要性。

示例1：张大爷患有慢性心力衰竭，在病情评估后医生对张大爷进行用药指导，告知其药物如何服用，如何监测，出现什么情况时加减用药或者到医院就诊；同时告知针对慢性心力衰竭患者的饮食指导和健康宣教，使张大爷自身树立健康自我管理理念。同时定期对张大爷进行随访，了解疾病、服药、生活方式等信息，及时反馈给张大爷正向信息。经上述管理，张大爷的依从性、满意度提高，同时慢性病控制良好，住院次数减少。

示例2：定期对社区老年高血压患者进行健康教育，包括饮食指导、制订体育锻炼计划、进行高血压疾病科普宣教等。经过3个月上述健康教育后，老年高血压患者的各维度（生理功能维度、活力维度、社会领域维度、情感维度）的评分都要比干预之前提高。可见对老年患者实施针对性自我健康教育管理，可提升患者的自我管理能力和管理水平，改善生活质量，利于加强对自身病情的控制。

五、老年伦理问题

因老年人特殊的身体状况、家庭环境和社会经济地位及老年病的特点等，老年医学与医学伦理学密不可分。老年伦理问题是在老年医学发展和医疗实践中产生的与老年医学相关的伦理学问题，是对老年人的健康更准确、全面的认识和理解，让人们意识到社会应该怎样对待老年人，从而更好地实现老年人健康。

主要基本原则包括：公正原则、不伤害原则、有利原则和尊重原则。

1. 公正原则

在老年医学诊疗服务过程中应公平、正直地对待每一位老年患者的原则，包括：①在基本医疗保健资源方面，每个老年患者具有平等合理享受卫生资源或享有公平分配和使用的权利。②在特殊医疗保健资源方面，以每个老年患者的实际需要、能力等为依据。

2. 不伤害原则

医疗服务过程中避免使老年患者身心受到不应有的伤害。大体上凡是医疗上属于适应证，所实施的诊治手段是符合不伤害原则的。相反，如果诊治手段对老年患者是无益的、不必要的或者有禁忌的，无意或有意地强迫实施，就违背了不伤害原则。不伤害原则不是绝对的，临床上的一些诊断治疗具有双重效应。例如对肿瘤的化疗，虽然治疗可以抑制肿瘤，但对老年患者的造血、免疫系统会产生不良影响。因此，当一个医疗行为的有害效应并不是直接的、有意的，而是间接的、可预见的，就符合不伤害原则。

3. 有利原则

指医务人员的诊治行为对老年患者有益，可促进老年患者健康，有利于老年医学的发展。包括：①减轻或解除老年患者疾病及心理痛苦；②增强老年患者健康管理观念及行为；③利害共存时，医疗行为给老年患者带来最大的益处和最小的危害；④老年患者受益并同时避免伤害他人等。从生理、心理到社会，全面地关心老年患者。

4. 尊重原则

指对老年患者的人格尊严及其自主性的尊重。要求医务人员：①平等尊重老年患者及其家属的人格与尊严。②尊重老年患者知情同意和选择的权利，而对于缺乏或丧失知情同意和选择能力的老年患者，应该尊重家属或监护人的知情同意和选择的权利。在生命的危急时刻，家属或监护人不在场且无法取得联系时，医务人员可以行使决策权。③当老年患者的自主性会对他人、社会利益构成严重危害时，也要受到必要的限制。另外，医患之间要互相尊重，医务人员之间也要相互尊重。老年患者常多病共存、存在多种老年综合征表现或多种老年问题，需要由跨学科成员组成的整合管理团队为老年患者服务，因此团队成员之间也应相互尊重。

老年伦理问题不仅要关注老年人的医疗服务、医疗保障和照护服务，还要关注老年人的经济地位、家庭生活、心理状况以及其他社会问题。通过多学科、案例研究、个案管理等方法，建立适合老年患者的综合管理模式，将老年医学伦理原则贯穿于管理模式的各个环节。将医疗服务与个人意愿相结合，始终坚持"以人为本，尊重生命"的价值理念，切忌毫无节制地追求医学技术的突破。加强老年患者及家属的老年医学伦理学的教育，通过开展"死亡教育"，推行"生前预嘱"等形式，尽可能地做出更优、更理智的伦理选择，更好地实现老年健康。

参考文献

［1］MANDI S，ELIZABETH H，MATTHEW G C，et al.Geriatrics Screening and Assessment. Prim Care，2019，46（1）：85-96.

［2］CHEN T，DREDZE M，WEINER J P，et al. Identifying vulnerable older adult populations by contextualizing geriatric syndrome information in clinical notes of electronic health records. J Am Med Inform Assoc，2019，26（8）：787-795.

［3］WHO.Decade of Healthy Aging 2021-2030. https：//www.sigg.it/wp-content/uploads/2020/12/Decade-of-healthy-ageing-Baseline-Report_FULL.pdf.

［4］DI MICCO R，KRIZHANOVSKY V，BAKER D，et al.Cellular senescence in aging：from mechanisms to therapeutic opportunities.Nat Rev Mol Cell Biol，2021，22（2）：75-95.

［5］Samuel Markings.Organ Systems Involved in Homeostasis.［2018-4-16］. https：//sciencing.com/aging-affect-ability-restore-homeostasis-22809.html.

［6］世界卫生组织. 老龄化与健康.［2021-10-4］. https：//www.who.int/zh/news-room/fact-sheets/detail/aging-and-health.

［7］Office of Disease Prevention and Health Promotion. 2008 Physical Activity Guidelines for Americans.［2008-12-31］. https：//health.gov/sites/default/files/2019-09/paguide.pdf.

［8］宫克，俞卓伟，马永兴.老年人健康保健的自我管理.中国老年学杂志，2012，20：4591-4594.

［9］范利.老年医学临床实践技能进阶培训教程.北京：人民卫生出版社，2020.

［10］刘玮玮.老年健康伦理研究的价值依据.医学与哲学，2021，42（10）：28-32，44.

（靳楠楠　舒刚明　著

胡亦新　孙晓红　王晶桐　秦明照　审校）

第二章　老年综合评估

随着人口老龄化的不断进展，老年患者不断增多，老年人生理机能减退，且往往患有多种慢性疾病和老年综合征，同时伴随心理和社会问题，导致老年人遇到的健康问题远比中青年人多而复杂，许多我们认为是"老化"的症状实际上是疾病的表现，老年综合评估有助于临床医师及时发现这些问题，并采取措施阻止或延缓疾病及并发症的发生。

一、基本概念

老年综合评估（comprehensive geriatric assessment，CGA）是指采用多学科的方法评估老年人的医学问题、躯体情况、功能状态、精神心理健康和社会环境状态等，是一个多维度跨学科的诊断过程，以维持和改善老年人健康及功能状态为目的，依据评估结果制订综合的治疗、康复、照护计划和长期随访计划，最大限度地提高老年人的生活质量。CGA是现代老年医学的核心技术之一，是筛查老年综合征的有效手段。

CGA为多学科的诊断和治疗过程，包括识别老年人在躯体、心理社会及功能方面的受限情况，以便制订协同性方案最大限度维持随衰老而改变的总体健康状况。老年人的医疗保健超出了传统的疾病医学治疗范畴，需要评估影响老年人健康的多个维度，包括身体、认知、情感、社会、经济、环境和精神心理。CGA由专业团队对老年人进行系统性评估，可识别多种可治疗的健康问题并改善健康结局。

CGA与一般医学评估既存在本质的区别，又有必然的联系。一般医学评估是以"疾病"为中心的诊疗模式，目的在于确诊老年人是否患有某种疾病，进而通过对疾病的治疗改善老年人的健康状况。而CGA是一种以"人"为中心的诊疗模式，目的在于全面评估与老年人身心功能相关的所有健康问题，从而提高老年人的功能状态，改善长期生命质量。

二、评估意义

随着观念的不断变化，老年健康已经不再是"没有疾病就是健康"的概念，它包括躯体健康、心理健康、饮食健康等方方面面。此外，随着年龄的增长，老年人合并的疾病越来越多，影响健康的因素也越来越复杂，所以全面的、动态的CGA无论对于医护人员还是对于老年患者都有重要的意义。

（一）对于医护人员

医护人员通过对老年患者进行CGA，可以更全面地了解老年人的情况，对老年人的病情变化和功能状态进行更准确的判断，并以此指导医疗、制订护理及康复方案、评价治疗效果、预测临床结局。此外进行CGA可以更加准确地为患者选择适宜的居家照料环境及相应服务设施，更加有效地实施老年康复和老年慢性病管理，全面提高老年人的医疗质量。

（二）对于老年患者及家属

CGA 可以促进患者对自身健康的全面关注，增强老年人健康管理意识，发现潜在问题，促进患者尽早康复，提高健康期望寿命，最大限度地维持自身功能状态、提高生命质量，并且通过 CGA 可优化生活场所，预防老年综合征的发生，帮助家属正确了解老年患者的健康需求，提供最佳的生活帮助。

（三）对于医疗服务机构

对老年患者进行合理的 CGA 有利于老年患者向老年医疗卫生服务机构转诊或出院回家，优化医疗资源分配，为不同需求的患者提供不同的医疗服务。

尽管老年综合评估的实施会耗费医护人员大量的时间，但周详的评估可帮助医护人员为老年患者制订正确的预防、保健、医疗、康复与护理计划并实施有效的预防干预措施，其价值不可估量。

三、评估对象

老年综合评估的对象没有明确的界定范围，一般认为具有以下情况之一者需进行评估：

（1）60 岁以上。

（2）已出现生活或活动功能不全，尤其是最近恶化者。

（3）经急性期住院治疗的患者。

（4）经过运动、神经、呼吸、心脏或智能康复的患者。

（5）已伴有老年综合征或老年照护问题（如跌倒、痴呆、睡眠障碍、压疮、营养不良等）的患者。

（6）具有多种老年慢性病及多重用药者。

（7）存在社会支持问题，如独居、缺乏社会支持、疏于照护者。

（8）根据实际情况需要做老年综合评估者。

对于完全健康的老年人，或合并有严重疾病（如疾病终末期、重症患者）、严重痴呆、完全失能的老年人，老年综合评估意义并不大，可考虑酌情开展部分评估工作。

四、临床应用

CGA 的应用涉及老年人诊疗过程的各个阶段，在不同医疗环节均可不同程度改善老年患者的不良临床结局，目前 CGA 通常于以下几种情况中进行：

（一）居家老年评估

居家老年评估通常指在社区老年人中，由接受过培训的社区医生、护士及社会工作者组成评估团队，通过家庭访视、电话随访等方式对居家老年人进行 CGA 评估。居家老年评估主要侧重于疾病的预防，而非疾病的康复治疗。荟萃分析发现，居家评估能有效减少老年人的认知及躯体功能减退、降低总体死亡率。

（二）门诊患者评估

老年综合评估门诊（geriatric evaluation and management clinic，GEM-clinic）通常指在门诊诊疗过程中，运用 CGA 发现老年患者各方面问题，并通过及时干预以实现降低住院率、降低死亡率的目标。研究发现，与常规门诊相比 GEM 门诊患者的功能减退显著降低，抑郁状态得到明显改善，并且 GEM 门诊可提高患者社会交往能力。但是目前并没有研究结果提示门诊 CGA 可降低老年患者全因死亡率或再住院率。

（三）老年急性医疗照护

综合医院收治的老年患者多为急性或亚急性期患者，在传统医学模式，即以疾病为中心的诊疗过程中，辅以 CGA 评估，发现并干预隐匿的临床问题如跌倒风险、抑郁状态、肌少症等，可显著减少患者出院后的短期死亡率。

对比上述传统医学模式中辅助应用 CGA 评估，老年急性照护病房（acute care of the elderly units，ACEUs）是在传统医院老年病房的基础上，应用 CGA 的核心理念所建立的老年急性照护管理模式。该病房通过多学科合作工作模式、在治疗急性期疾病的基础上注重老年综合征的管理、模拟居家环境等方式，运用 CGA 方法制订出全面的、个性化的诊疗方案。在临床试验中，经过 ACEU 治疗的患者相比对照组躯体功能状态更好，出院后入住疗养院更少，住院时间更短且花费更低，30 日再入院率降低，同时患者、患者家属、医生和护士的满意率更高。

（四）出院后评估

急性期出院后的 CGA 评估由以下步骤组成：识别需要进行进一步评估的患者、多维度的评估项目、综合出院计划在内的家庭随访，这种评估模式多在出院前 1～2 天进行，并在患者出院后按计划随访。有研究结果显示出院后进行 CGA 随访可有效降低老年患者再入院率和急诊就诊率，但亦有研究发现在减少功能减退、再入院率或 60 日后死亡率方面，常规护理与出院后在家继续进行 CGA 两组间差异无统计学意义。综上所述，目前对出院后 CGA 的获益情况没有得到一致性结果。

五、评估团队

评估团队专家组成因各 CGA 项目所提供的服务而异。许多情况下，CGA 依赖由临床医生、护士和社会工作者组成的核心团队，在适当情况下还可包括理疗师和营养师、药剂师、精神科医生、心理医生、口腔科医生、耳鼻喉科医生、眼科医生等。虽然医院及社区通常配备有这些专业人士，但这些服务的普及性及报销问题仍然限制了 CGA 项目的开展。越来越多的 CGA 项目开始转向"虚拟团队"概念，这种团队成员根据需要召集，评估可以在不同的时间和地点进行，团队沟通依靠电话或电子手段（通常是通过电子健康档案）。

评估的各个部分传统上由团队的不同成员进行。老年人的医学评估可由医生（通常为老年科医师）、护士或医师助理进行。核心团队（老年科医师、护士和社工）可能只进行简要的初始评估或一定程度的筛查。随后由其他专业人员进行更深入的评估。例如，可能需要营养师来评估膳食摄入情况并提供推荐意见来优化营养，或是可能需要听力专家进行更为详细的听力损失评估以及评估老年个体是否需要助听器。

参考文献

［1］李小鹰. 老年医学. 北京：人民卫生出版社，2015.

［2］董碧蓉. 新概念老年医学. 北京：北京大学医学出版社，2015.

［3］宋岳涛. 老年综合评估. 北京：中国协和医科大学出版社，2018.

［4］刘晓红，陈彪. 老年医学. 3 版. 北京：人民卫生出版社，2020.

［5］STUCK A E, SIU A L, WIELAND G D, et al. Comprehensive geriatric assessment：a meta-analysis of controlled trials. Lancet，1993，342（8878）：1032-1036.

［6］HUSS A, STUCK A E, RUBENSTEIN L Z, et al. Multidimensional preventive home visit programs for community-dwelling older adults：a systematic review and meta-analysis of randomized controlled trials. J Gerontol A Biol Sci Med Sci，2008，63（3）：298-307.

［7］ELLIS G, WHITEHEAD M A, ROBINSON D. Comprehensive geriatric assessment for older adults admitted to hospital. Cochrane Database Syst Rev，2011，6（7）：CD006211.

［8］FLOOD K L, MACLENNAN P A, MCGREW D, et al. Effects of an acute care for elders unit on costs and 30-day readmissions. JAMA Intern Med，2013，173（11）：981-987.

［9］BOULT C, BOULT L B, MORISHITA L, et al. A randomized clinical trial of outpatient geriatric evaluation and management. J Am Geriatr Soc，2001，49（4）：351-359.

（邓利华　黎梦涵　著　王晶桐　秦明照　审校）

第二节　躯体功能评估

由于衰老和疾病因素的影响，老年人常会出现不同程度的功能下降和老年问题或老年综合征，躯体功能下降是其中的重要表现之一，并且各种老年问题可以相互影响，恶性循环，进一步影响老年人的功能状态和生活质量。所以，评估老年人的躯体功能是老年综合评估的重要内容。躯体功能评估包含日常生活活动能力、平衡和步态、跌倒风险等评估。

一、日常生活活动（activities of daily living，ADL）能力的评估

ADL 最早由 Katz 于 1963 年首先提出。该评估包括 3 个层面：基本日常生活活动（basic activities of daily living，BADL），工具性或中级日常生活活动（instrumental or intermediate activities of daily living，IADL），以及高级日常生活活动（advanced activities of daily living，AADL）。ADL 评估的目的是明确指出老年人的功能缺陷，引起老年人及其家人和照护者的重视，并为患者提供相应的康复训练或有效的替代措施，最大限度地支持老年人在社区居家的自理生活，提升老年人及其家人和照护者的生活质量。

1. BADL

常用的日常生活能力评估工具包括日常生活能力巴塞尔（Barthel）指数评定量表（见附录）、Katz 日常生活功能指数评定量表（见附录）、功能独立性评定量表（Functional Independence Measure，FIM）（见附录）、PULSES 总体功能评定量表、Kenny 自我照料指数和功能状态评定系统（Functional Status Rating System，FSRS）等。这一类量表主要用于评估个人基本生活活动和自理能力，包括进食、行动、洗漱、如厕、穿衣和洗澡能力等。目前国内医疗机构中多采用的巴塞尔指数评

定量表，也称 Barthel-ADL，Barthel-ADL 将上述 6 个方面的日常生活能力进一步分解为 10 项，包括独立进食、床椅之间转移、洗漱、如厕、洗澡、平地行走、上下楼梯、穿衣和大小便控制能力，评估满分 100 分，评分越高独立生活能力越强，≤ 20 分为极严重功能缺陷，生活完全依赖他人照顾；25 ～ 40 分为重度功能障碍，大部分日常生活活动需要帮助；45 ～ 60 分为中度功能障碍，生活需要帮助；65 ～ 95 分为轻度功能障碍，能独立完成部分日常生活，生活基本能够自理。2013 年民政部《老年人能力评估规范》中规定老年人日常生活能力评估时使用 Barthel-ADL 作为评估内容之一。Katz 指数简单、明确，常用于居家护理评估日常生活活动能力，覆盖上述 6 个方面，分别为独立完成、需要帮助以及依赖他人三个水平，得分范围 0 ～ 12 分，分值越高提示日常生活能力越高。Katz 指数适用于需要照护人群的日常功能评估。FIM 包括认知功能和运动功能两个部分，也是社区常用的生活能力评定量表之一，其中认知功能板块对患者交流以及社会认知两个方面进行评估。运动功能板块对患者的自理能力、括约肌控制、转移以及行走四个方面进行评估。总分数设置为 126 分，其中认知功能板块占 35 分，运动功能板块占 91 分。将表格各板块内容按照各项打分标准进行打分后，可计算总分数，126 分为完全独立，108 ～ 125 分为基本独立，90 ～ 107 分为有条件的独立或极轻度依赖，72 ～ 89 分为轻度依赖，54 ～ 71 分为中度依赖，36 ～ 53 分为重度依赖，19 ～ 35 分为极重度依赖，18 分为完全依赖。在评估时应注意在适当的时间和安全环境中进行，评估从简单容易的项目开始，逐渐过渡到较复杂困难的项目，尽量以直接观察为主，在评估一些不便完成或较难控制的动作时，可询问患者或家属，要注意评估患者的真实能力，只要患者无需他人帮助，即使使用辅助器也可

归类为自理。老年人个人自然属性、经济状况、生活习惯、患病或损伤状况以及所处的生活环境是影响其 ADL 的主要因素。

2. IADL

用于评估个人独立居住的能力，常用 Lawton 生活用具使用能力量表，内容包括使用电话、私家车或公共交通工具、购买食物或衣服的能力、做饭、做家务、服药，以及理财能力；每项内容评估也分为独立、需要帮助或依赖他人三个水平。评估时注意评估前与评估对象充分交谈，强调评估目的，评估时按表格逐项询问，或可根据家属、护理人员等知情人的观察确定。

3. AADL

用于个人完成社会、社区、家庭角色及参与娱乐运动、休闲或职业的能力。AADL 的项目因人而异，主要是通过询问患者的日常生活安排，发现其上述生活能力的变化。

二、平衡和步态、跌倒风险评估

跌倒是老年人最常见的问题，美国社区 65 岁以上老年人每年跌倒发生率为 30% ～ 40%，老年人跌倒会产生严重的不良后果，如软组织损伤、骨折、心理创伤及损伤后长期卧床导致的一系列并发症等，跌倒入院增加了社会和家庭的负担。

筛查和评估老年人发生跌倒的内在风险，并通过神经系统和肌肉关节的体格检查来评估躯体功能，发现跌倒高风险的老年人，及早给予相应的指导来维持躯体功能，减少跌倒的发生。

1. 询问跌倒史

每次老年人就诊，都需要进行跌倒风险评估，推荐首先进行初步筛查，采用以下简单问题：

（1）在过去的 1 年里是否发生 2 次及以上的跌倒；

（2）是否有步行或平衡困难。

如有一项回答为"是"，则对老年人进行进一步跌倒风险评估。完整的跌倒风险评估包括病史评估、体格检查、功能评估和环境评估。病史是老年人跌倒风险的重要部分，详细评估老年人的跌倒史、药物史和疾病史等相关危险因素，从而全面了解老年人的身体状态。除常规进行体格检查外，还

应包括运用影像学方法进行中枢神经与周围神经功能检查、肌肉骨骼系统检查、心血管系统检查及视觉系统检查。功能评估主要包括肌力、平衡功能、步态功能、认知功能、日常生活活动能力及心理功能。环境评估主要评估居家环境、社区环境与住院环境中是否存在不合理的楼梯、扶手、照明或台阶设计。

2. Morse 跌倒评估量表

该量表是由美国宾夕法尼亚大学 Janice Morse 教授于 1989 年研制并在医院推广使用，是专门用于评估住院老年患者跌倒风险的量表。其内容由 6 个条目组成：跌倒史、多于 1 个医学诊断、使用行走辅助工具、接受药物治疗、步态和精神状态。

评估注意事项：①询问跌倒史时，患者不愿叙述、合并认知功能障碍、精神障碍者，应询问与患者长期一起生活的家属或照护者；②询问现病史和既往史时，可按照老年常见系统疾病询问，或通过查阅患者病案，了解疾病和服药史；③行走辅具的使用，可通过观察和询问结合的方式。

3. 平衡测试

主要包括站立平衡测试和平衡评估量表。站立平衡测试主要包括双足并立、半串联和全串联平衡测试。在进行平衡测试时，需注意保证患者安全，随时观察患者的平衡状态，预防跌倒的发生。另外，也可应用 Tinetti 平衡评估量表或 Breg 平衡量表进行评估。通常对患者平衡能力的一个定性评估，足以用来判断患者是否需要应用运动辅具，如拐杖或助行器等。

4. 步态

在受试者自然行走的情况下，对其步态进行观察并评估，内容包括步长、步高、连续性、摆摆性、对称性、行走路线、膝关节踝关节活动情况和躯干姿势等情况，也可以采用 Tinetti 步态评估量表进行评估。

5. 步速

步速是一项非常重要的评估指标，与反复跌倒、严重骨质疏松性骨折、衰弱以及死亡明显相关。建议受试者进行两次 4 米的步速测试，一次正常行走，一次尽可能快。通常步速快于 1 m/s 的老年人可以在社区独立活动，慢于 0.8 m/s 的老年人跌倒和死亡的发生风险明显升高。当步速低于

0.4 m/s 或 0.6 m/s 时即存在严重的活动功能障碍。步速也是肌少症和衰弱评估中的重要指标。

6.肌肉力量

握力与全身其他肌肉力量相关性好，并且握力测试操作简单易行，故经常用握力来反映全身肌肉力量情况。目前亚洲肌少症工作组推荐的肌少症的握力诊断阈值是：优势手最大握力：男性＜28 kg，女性＜18 kg。

7.起立行走试验

该试验可综合性评估受试者力量、步态和平衡能力，具体的测试方法是，让受试者从标准椅子上站起来，以正常步速走过3米距离，转身，返回并坐在椅子上，记录整个过程的时间。尽管不同研究的阈值不同，但通常认为超过12 s需要进一步评估。

参考文献

[1] 刘晓红，陈彪. 老年医学. 3版. 北京：人民卫生出版社，2020.

[2] 陈旭娇，严静，王建业，等. 老年综合评估技术应用中国专家共识. 中华老年医学杂志，2017，36（5）：471-477.

（邓利华　黎梦涵　著　王晶桐　秦明照　审校）

第三节　精神心理评估

老年人精神心理疾患发病率高，研究显示，60岁及以上人群痴呆患病率为6%，轻度认知功能障碍（mild cognitive impairment，MCI）患病率为15.5%。社区60岁及以上老年人焦虑抑郁的发病率高达8.7%。精神心理疾患已成为我国老年人的常见病、多发病。

老年人精神心理的评估包括几个方面：认知功能、焦虑抑郁等情绪情感障碍、睡眠、人格、压力、自我概念等，其中认知功能对老年人生活质量影响深远，是精神心理评估的重点，认知功能的评估受焦虑、抑郁、受教育水平、语言表达及沟通能力的影响。

一、认知功能评估

神经心理学研究表明，患者的认知能力因损害部位和性质的不同，而出现不同认知结构域的异常，因此，测定认知功能可以协助大脑损害部位的定位及定性诊断。认知功能的评估包括单一认知结构域的评估如注意力、定向力、记忆力、语言执行能力、视空间功能等的测试以及认知功能的综合评估，根据临床应用场景、受试对象的不同，时间、空间的限制，选取不同的认知功能评估量表。值得一提的是，在认知功能评估的过程中，需要重视受试者情绪及心理异常，后者可能会影响认知功能评估的准确性。

传统的认知功能评估手段，比如系统的神经心理学测试、智力及记忆力测试，结构复杂，耗时且实施难度高，对测验技术要求高，限制了其在临床的应用，仅适合在神经心理等专科进行。近年来开发出了一类结构简单、检查及评分方便且耗时短、容易实施的量表，经过前期的临床研究验证其敏感性与特异性后，逐渐在临床及研究中得到较为广泛的应用，亦可由经过规范化培训的非神经内科医师实施。

常用的评估量表包括单词再认测试、认知障碍自评量表（ascertain dementia 8 questionnaire，AD8）、听觉词语学习测验（auditory verbal learning test，AVLT）、画钟试验（clock drawing test，CDT）、简易智力状态评估量表（Mini-Cog assessment instrument for dementia，Mini-Cog）、简易精神状态检查量表（mini-mental status examination，MMSE）、蒙特利尔认知评估量表（Montreal cognitive assessment，MoCA）、临床痴呆评定量表（clinical dementia rating，CDR）、血管性痴呆评估量表（vascular dementia assessment scale-cog，VaDAS-cog）。

近记忆减退是痴呆的常见症状，单词再认测试通过复述和回顾3个不相关的名词来进行，可用于简单的筛查。具体实施为先让患者听3个不相关的名词（如钟表、树木、骑车、国旗、皮球等），1 min后让测试者复述，如1 min后不能完全复述，需要进一步完成认知功能评估以区分痴呆和谵妄状态。单词再认测试的基础上，还可以加上定位及定向力测试（现在在哪里、什么机构、几层，今天是哪一年、哪一月、哪一天、星期几），如出现3个及以上错误，诊断痴呆临界值的敏感性和特异性接近90%。同时，MMSE、Mini-Cog、MoCA等评估量表中，也涵盖了单词再认测试的相关内容。常用于认知功能的筛查，简单易行，对场地及时间要求不高，也不受文化程度的限制，如果不能正常回忆及复述，则需要进一步检查。

AD8为自评量表，可由患者本人或其照护者完成，不要求患者本人到场，可适用于电话访视的场景，亦可用于体检的筛查。有研究显示，基于知情者的AD8得分，以3分为cut-off值，具有较好的筛查敏感性、特异性，当本人自评得分与照护者得分差距较大时，对认知功能障碍的诊断亦有提示作用。

CDT 简单易实施，使用方便，主要关注组织能力及视觉空间能力。具体实施方法为画一个钟面，标出所有的时间点，同时标注出具体的时间（11:10、8:20等）。总分为4分，钟面是一个封闭的圆圈计1分，数字位置象限正确记1分，12个数字无遗漏记1分，分时针长短、位置正确记1分。4分为正常，3分、2分、≤1分分别为轻、中、重度痴呆，CDT可反应额叶、颞叶功能，单用效率较低。

Mini-Cog：CDT结合3个名词的单词再认测试共同组成Mini-Cog，Mini-Cog简便易实施，覆盖了记忆力、组织能力、视觉空间能力的测评，对测试者受教育程度要求不高，3 min左右即能完成，适合在门诊进行。如果测试中，受试者画钟试验存在错误，同时不能复述出3个名词，则应警惕痴呆的可能。

MMSE：广泛应用于痴呆的筛查，是研究及临床工作中应用最为广泛的认知功能的综合筛查量表，不同医务人员实施MMSE结果差异较小，整个测试过程大概需要10 min，适合于病房环境。MMSE涵盖定向力、注意力及计算力、记忆力、语言能力、视空间执行能力等认知领域，总分30分，初中以上文化≤24分、小学文化≤20分、文盲≤17分，提示存在认知功能损害，诊断MCI的敏感性低，特异性高。北京协和医院的研究显示，MMSE诊断MCI的敏感性仅为24.2%，特异性接近100%。尤其是对于受教育程度较高的人群，存在"天花板"效应。即MMSE对于识别正常老年人和痴呆患者，具有良好的应用价值，而对于识别正常老年人和MCI、MCI以及痴呆患者，作用有限。

MoCA：为认知功能障碍的综合筛查量表，评估的认知领域与MMSE相似，涵盖视空间及执行能力、记忆力、注意力及计算力、语言能力、定向力等认知领域，相较于MMSE，MoCA题目设置相对复杂，记忆力测试5个词语的延迟回忆，已被翻译为多个版本，常用的版本延迟回忆的词语包括"面孔""天鹅绒""教堂""菊花""红色"，因为"天鹅绒"及"教堂"在国内交流中使用较少，有学者将上述词语调整为面孔、丝绸、宾馆、菊花、红色并发现调整后准确率更高。MoCA测试过程需要10～15 min，根据测试对象的认知程度，时间可能更长，适用于病房等比较安静且时间更为充裕的环境。MoCA可部分克服MMSE的"天花板效应"，较MMSE而言，筛查痴呆及MCI的敏感性较高。北京协和医院的数据显示，MoCA筛查MCI敏感性可达92.4%，特异性为88.4%。但MoCA要求被试者有一定文化程度，对于文盲被试者，该量表使用受限。该量表总分30分，受教育年限≤12年，加1分，MoCA原版总分<26分为异常，国内有长沙、北京等多个版本，目前暂无被广泛接受的中文常模及敏感性与特异性分析，暂参考原著界值。

CDR：该量表需要医生与患者及其照护者交谈，并从中获取信息，进一步提炼完成。CDR评价记忆力、定向力、判断力及解决问题能力、社会活动、家庭及爱好、个人生活自理能力六项功能，根据六个项目的认知能力，综合为一个总分，其中记忆力是主要项目，其他五项为次要项目。结果以0、0.5、1、2、3分表示，分别判定为正常、可疑、轻、中、重度五个等级。

二、抑郁及焦虑评估

（一）抑郁的评估

老年人群容易合并多种慢性病、躯体功能障碍等，是精神心理疾病的高发人群，尤其是丧偶、独居的老年人。抑郁症严重的患者有自杀或自残倾向，严重影响患者的预后，需要引起足够的重视。

在临床工作中，首先需要识别抑郁情绪，定位可能的抑郁症患者，再进行进一步的评估、干预。评估抑郁症比较常用的两个问题是：

（1）最近2周是否经常觉得做事没有兴趣或乐趣？

（2）最近2周是否经常觉得情绪低落、压抑、没有希望？

《老年综合评估技术应用中国专家共识》推荐使用4条目老年抑郁量表（geriatric depression scale-4，GDS-4）来进行筛查，每个条目赋值1分，如果得分≥2分，需进一步评估。包括

（1）你是否经常感到沮丧、情绪低落？

（2）你是否经常感到空虚？

（3）你是否大部分时间都很快乐？

（4）你是否觉得没有希望？

如果其中一个以上的问题回答是肯定的，即需要进一步的评估并根据结果进一步处置。老年人常用的抑郁量表有汉密尔顿抑郁量表（Hamilton depression scale，HAMD）、抑郁自评量表（self-rating depression scale，SDS）、专为老年人设计的老年抑郁量表（geriatric depression scale，GDS，常用GDS-4、GDS-5、GDS-15、GDS-30）、9条目患者健康问卷（patient health questionnaire-9，PHQ-9）以及综合评定焦虑抑郁情绪的医院焦虑抑郁量表（hospital anxiety and depression scale，HAD）。

HAMD是他评量表，由学者Hamilton编制而成，在使用中为了提高准确性并能适用于不同的场景，不断改良，目前常用的有17项、21项、24项3种版本，是通过两名有经验的医生对受试者进行观察、交谈的方式进行评估，评估结束需要两名评定者分别独立进行评分，取平均分为被试者最后得分。研究显示，评定者经过严格训练后，评价结果的一致性较高，整个评定过程需要15～20 min。HAMD是经典的抑郁评定量表，适用于多种疾病包括躯体疾病伴发抑郁症状的评定，亦可用于治疗前后判断治疗效果，可用于精神心理专科，也可在综合医院使用。

SDS、GDS、PHQ-9、HAD均为自评量表，可以通过受试者自行完成，对于自评困难的患者，亦可通过询问患者完成评估。其中SDS是由W.K.Zung于1965年编制，反映患者抑郁的主观感受及其在治疗中的变化，由20个问题组成，反映4组特异性的症状：精神性、情感症状；躯体性障碍；精神运动性障碍；抑郁的心理障碍。目前中国的常模划分的分界值为53分，72分以上为重度抑郁，是门诊用于了解患者抑郁症状的主要自评工具，也可用于住院精神病患者的评估。该量表仅作为一项参考指标，不能作为临床分级的标准。GDS专为老年人设计，根据GDS条目的不同，有4条目、5条目、15条目、30条目等多个版本，有研究经过敏感性、特异性测试，还开发了GDS-8版本，但未获得广泛认可，GDS-15、GDS-30使用比较广泛，可用于社区服务中心或养老机构初筛。PHQ-9是临床抑郁诊断和一般人群调查研究中常用的抑郁筛查量表，广泛用于抑郁的判别和评价干预措施的疗效。总分27分，以5分、10分、15分分界，分别为没有抑郁、轻度抑郁、中度抑郁、重度抑郁。综合医院进行的针对PHQ-9的敏感性、特异性评价发现，以10分为分界值（目前研究中最为常用），特异性为88%～94%，敏感性为77%～88%，以15分为分界，特异性为90%，敏感性为83%。提示PHQ-9可用于综合医院中抑郁障碍的初筛和严重程度评估。

（二）焦虑的评估

焦虑是老年人常见的情感障碍之一，在住院患者中，焦虑的患病率高于抑郁，焦虑可影响患者躯体疾病的症状表现，及时发现和确诊焦虑，尽早干预，可以取得较好的效果，也有益于躯体疾病的诊治。

常用的焦虑评估量表包括汉密尔顿焦虑量表（Hamilton anxiety scale，HAMA）、焦虑自评量表（self-rating anxiety scale，SAS）、广泛性焦虑障碍量表（generalized anxiety disorder-7，GAD-7）以及前文提到的HAD。

HAMA包括14个项目，为他评量表，由经过培训的两名评估人员进行联合检查，多通过交谈和观察的方式，检查结束后分别独立评分。HAMA是目前广泛应用的焦虑他评量表之一，亦可用于评估治疗前后焦虑程度和症状谱的变化。由于与HAMD存在重复的项目，对于焦虑和抑郁症状的鉴别价值有限，需要结合其他量表综合考虑。

SAS包括20个条目，总分为80分，40分为界值，可作为门诊了解焦虑症状的自评工具。GAD-7也是自评量表，包括7个条目，总分21分，以5分、10分、15分为分界，分别评定为无焦虑、轻度焦虑、中度焦虑及重度焦虑，GAD-7条目简洁、清晰，容易实施，研究证实该量表具有良好的敏感性、特异性与可重复性，适用于多种语言环境，广泛应用于临床。

三、睡眠障碍评估

睡眠障碍在老年人群中发病率高，我国的流行病学资料显示老年人群睡眠障碍发病率可达34.33%～67.21%。在临床工作中，老年人睡眠障碍也非常常见，最常见的表现形式是"夜间易醒或早醒"，其次为入睡困难，30 min内无法入睡。其中女性、增龄、焦虑抑郁情绪等是影响睡眠的重要因素。因此在睡眠障碍的诊疗中，需同时注意识别情绪障碍。

现存的睡眠障碍量表众多，常用的睡眠质量评价量表包括匹兹堡睡眠质量指数量表（Pittsburgh sleep quality index，PSQI）、阿森斯失眠量表（Athens insomnia scale，AIS）、睡眠状况自评量表（self-rating scale of sleep，SRSS）。

PSQI是由美国匹兹堡大学学者编制的睡眠评估量表，适用于健康人群及各种疾病患者睡眠质量的评估，也可用于焦虑抑郁等精神障碍患者的睡眠质量评价。该量表共包含9个条目，前4条为填空题，可由受试者自行填写，也可采用问答的方式获取信息，后5个条目为选择题，包括自评及他评的条目，以总分8分为界，8分及以上则认为被试者存在睡眠障碍，可用于评估最近1个月的睡眠质量。PSQI是临床疗效评估、筛查及研究中应用最为广泛的睡眠质量评价量表，计分方法相对复杂，适用于研究或时间、空间较为宽松的临床环境。

AIS是受试者自评量表，是较为常用的通用量表之一，包括8个条目，以6分为界，总分6分及以上判定受试者存在睡眠障碍。AIS简洁明了，容易实施，可应用于门诊及社区环境中。SRSS是由我国学者李建明教授等编制的睡眠质量自评量表，并在全国协作组制定出我国的常模，该量表一共包括10个条目，每个条目赋值1～5分，总分10～50分，得分越高，提示睡眠问题越严重。SRSS目前尚无广泛认可提示睡眠障碍的界值，有研究分别以10分、10～19分、20～29分、30～39、≥40分作为基本无睡眠问题、轻度睡眠问题、中度睡眠问题、较重度睡眠问题、严重睡眠问题的划分。SRSS易实施，可用于社区或门诊。

参考文献

[1] 温洪波，张振馨，牛富生，等. 北京地区蒙特利尔认知量表的应用研究. 中华内科杂志，2008，47（1）：36-39.

[2] 陈曼曼，胜利，曲姗. 病人健康问卷在综合医院精神科门诊中筛查抑郁障碍的诊断试验. 中国心理卫生杂志，2015（04）：241-245.

[3] JIA L, DU Y, CHU L, et al. Prevalence, risk factors, and management of dementia and mild cognitive impairment in adults aged 60 years or older in China: a cross-sectional study. Lancet Public Health, 2020, 5（12）：e661-e671.

[4] ZHAO W, ZHANG Y, LIU X, et al. Comorbid depressive and anxiety symptoms and frailty among older adults: Findings from the West China health and aging trend study. J Affect Disord, 2020, 277: 970-976.

（邓利华　黎梦涵　著　王晶桐　秦明照　审校）

第四节 营养不良评估

老年人由于消化酶分泌减少、胃肠蠕动减退、咀嚼及吞咽障碍等，容易出现营养不良现象。当合并急慢性疾病时，营养不良发生率更高，研究显示，在养老机构中，营养不良的发生率可高达60%，综合医院老年患者营养不良的发生率可达58%。在急慢性疾病的诊疗过程中，需重视营养不良评估。

常用的营养不良评估量表包括微型营养评定（mini-nutritional assessment，MNA）、微型营养评定简表（mini-nutritional assessment short-form，MNA-SF）、住院患者营养风险筛查（nutrition risk screening，NRS 2002）、Determine营养风险检测方法及主观全面评定（Subjective Global Assessment，SGA）。病史采集及病情的全面评估是营养不良评估量表使用的基础。

MNA是Guigoz等学者专为评价老年人营养状况设计，评分标准简洁清晰、覆盖内容全面，是目前广泛应用的量表之一。具有较高的敏感性（97.9%～100%）和特异性（69.5%～100%）。MNA包括18个条目，包括自评及他评条目，总分30分，得分越高，营养不良风险越小，总分≥24分表示营养状况良好，17～23.5提示潜在营养不良风险，＜17分考虑为营养不良。MNA也存在一些不足之处，如关于每日进食蛋白质、蔬菜、水果等情况，均为定性评估，某些自评项目患者不易给出确切回答，容易造成假阳性结果。且MNA条目相对烦琐。2001年Rubenstein等学者通过将MNA量表中的18个条目与MNA最终结果进行相关性分析后，发现了6条相关性强的条目，组成了更为简便的MNA-SF，保留了进食量、体重下降、活动能力、应激事件或疾病活动期、体重指数、小腿围

等项目，总分14分，得分11分及以上，认为营养正常。MNA-SF一定程度上避免了MNA量表的不足，简化了评估过程，使用更为便捷。关于MNA-SF敏感性、特异性及与MNA的一致性分析证实MNA-SF简洁可靠，准确性高，适用于老年人群营养不良的评价。2013年中华医学会肠外肠内营养学分会老年营养支持学组颁布的《老年患者肠外肠内营养支持中国专家共识》推荐MNA-SF作为老年患者使用的主要营养筛查工具，也肯定了MNA-SF的价值和临床实用性。对于MNA-SF阳性的评估对象，可酌情加做微型营养评定全表。

NRS 2002是国内外认可的具有循证医学证据的营养风险筛查工具，适用于成年患者，是欧洲肠内肠外营养学会（ESPEN）推荐住院患者使用的营养风险筛查方法。NRS 2002采用他评的方式，总分7分，3分及以上认为存在营养风险。研究认为NRS 2002纳入了可反映患者营养状态和能量供需盈亏的直接指标，而住院患者营养管理中需要更多关注的也是营养的供需平衡，同时评价是否需要营养支持治疗，因此NRS 2002多被推荐用于指导住院患者的营养支持治疗。

Determine营养风险检测方法及SGA均为自评营养量表，可初步筛查患者是否存在营养风险。

参考文献

[1] SKIPPER A，FERGUSON M，THOMPSON K，et al. Nutrition screening tools：an analysis of the evidence. JPEN J Parenter Enteral Nutr，2012，36（3）：292-298.

（邓利华 黎梦涵 著 王晶桐 秦明照 审校）

第五节　共病及多重用药

一、共病

共病是指老年人同时存在 2 种或 2 种以上慢性疾病，目前使用比较多的量表有老年累积疾病评估量表（cumulative illness rating scale-geriatric，CIRS-G）、查尔森共病指数（Charlson comorbidity index，CCI）。量表在共病评估中的主要作用是提高对患者整体病情的全局把握，做到不忽视、不漏诊，同时在后续的用药及调整治疗过程中，有的放矢、有据可依。

CIRS-G 最初在 1968 年开发，起初为 CIRS，主要对 13 个系统（心脏、血液、呼吸、五官、上消化道、下消化道、肝、肾、泌尿生殖系统、骨骼肌肉系统、神经系统、精神以及内分泌系统）的疾病情况进行评估，并按照疾病的严重程度，采用 0 ～ 4 分评分。在后续使用的过程中，为适合老年人群，Miller 等学者于 1991 年对最初的 CIRS 进行了改良，并更名为 CIRS-G。主要变化为将血液系统分为造血系统及周围血管系统。且对各系统进行更为详细的评分划定。在使用过程中，CIRS-G 经历了多次修订，最终定为当前使用的形式。目前 CIRS-G 已经成为共病评估中使用最为广泛的工具之一。CIRS-G 评估中可得到多个可反映共病严重程度的指标，如评分为轻度以上系统的数量、评分为重度以上系统的数量等，目前较为常用的为各系统分数之和，最高分为 56 分，得分越高，预后越差。CIRS-G 不仅考虑了现存疾病，还包括了对既往所患疾病，以及当前诊疗的影响，在结合疾病严重程度的基础上，对健康状况及慢性病负担进行评定。研究显示，CIRS-G 对患者再入院率、短期及长期死亡率乃至共病的一级、二级预防方面，均能发挥一定的评价作用。CIRS-G 可用于老年住院患者、肿瘤患者、精神障碍患者及社区老年人。但是 CIRS-G 操作相对复杂、耗时，一定程度上限制了其推广、使用。

CCI 共关注 19 种疾病，并将其分为 4 种类型，分别给予不同的评分。CCI 评估简单，可通过医疗记录进行评分，方便、快捷，适合基于电子病历或大样本的流行病学资料的横断面研究。CCI 评估中只考虑了对生存有影响的疾病，不如 CIRS-G 评估全面。

二、多重用药

关于多重用药的诊断标准，目前尚未达成共识。一般将应用 5 种及以上药品视为多重用药。在临床工作中，评价多重用药的合理性，对于预防药物的不良反应、提高诊疗效果、改善预后具有重要意义。目前常用 Beers 标准和我国老年人不恰当用药目录评估潜在的不恰当用药。

Beers 标准列出了老年人潜在不恰当用药、老年人疾病或老年综合征相关的潜在不适当用药、老年人慎用药物、老年人应避免的联合用药、需要根据肾功能调整的药物等，均为目录的形式，在用药的过程中尤其是老年人使用多种药物时，可以参考。Beers 标准是目前较为常用的保障老年患者安全用药的有效工具，在药物选择及调整药物剂量方面具有指导意义。

中国老年人潜在不适当用药目录列出了老年人常用的神经系统药物、精神药物、解热、镇痛、抗炎与治疗风湿系统疾病药物、治疗痛风药物、抗感染药物、抗过敏药、内分泌系统用药、消化系统用药等的风险点，并分为 A 级（优先警示药物，24 种 / 类）、B 级（常规警示药物，48 种 / 类）。供临床参考。

参考文献

[1] By the American Geriatrics Society Beers Criteria Update Expert Panel. American Geriatrics Society 2019 Updated AGS Beers Criteria® for Potentially Inappropriate Medication Use in Older Adults. J Am Geriatr Soc, 2019, 67（4）：674-694.

（邓利华　黎梦涵　著　王晶桐　秦明照　审校）

第六节 居家环境评估

居家环境的安全对于维持老年人健康状态、预防跌倒等常见并发症具有重要意义。目前居家环境的评估主要针对接受居家护理的低危老年患者，重点在于预防跌倒等事件的发生。居家环境的评估包括温湿度、光线、地面、家具、如厕环境、台阶、扶手等的评估。常用居家跌倒危险评估（home fall hazards assessment，HFHA）、居家环境评估表进行评估，也可采用自制评估问卷或根据居家养老患者的具体情况，选取合适的量表进行评估。

HFHA 是 2001 年由尤黎明等设计的居家环境评估量表，是国内第一个居家环境评估量表，评估需运用访谈、观察、查阅病例资料等方式进行，通常由医务人员完成，不仅可用于采集调查对象居住环境的整体安全性，还能及时发现和纠正评估中的危险因素，同时可用于对老年人的宣教，增加其对跌倒危险因素的了解，该量表主要覆盖居住环境的 7 个方面（楼梯、大门、客厅、卧室、卫生间、厨房、日常穿用的鞋）的危险因素，共包括 60 个项目，详细且全面。

我国台湾地区郭钟隆教授等制定了《居家环境评估表》，亦具有较高的可信度。该量表包括 5 个部分，分别为整体环境、浴室、卧室、厨房、楼梯，共 46 个项目，满分 46 分，得分越高，居家环境越达标。此外，在研究及实践过程中，学者们还开发了很多居家环境及跌倒预防方面的评估表，实际应用中可根据具体情况，酌情选用。

参考文献

［1］尤黎明，刘可，张美芬，等.居家环境致跌因素评估在提高老人对致跌危险因素的认识中的作用.中国健康教育，2001，17（12）：711-714.

［2］云春凤，韩怡文，曾平，等.老年人健康相关居住环境风险评估方法的研究进展.中华老年医学杂志，2021，40（1）：132-136.

（邓利华　黎梦涵　著　王晶桐　秦明照　审校）

第七节　生活质量评估

随着社会的发展、医疗卫生系统的进步、体系的不断完善、人口老龄化的日趋加深，老年人生活质量问题也备受关注。由于老年人生理状态、慢性病情况、文化程度、经济状况等各方面具有一定的差异，对生活质量要求不同，生活质量的评价也需要考虑到这些主观因素，并根据评价结果制订适合评估对象的疾病管理和生活目标。

常用的生活质量评价量表有简明健康测量量表（the MOS short form health survey，SF-36、SF-12、SF-8）、欧洲五维健康量表（EuroQoL-5D，EQ-5D）、WHO生活质量测定量表（the World Health Organization's quality of life，WHO-BREF/WHOQOL-OLD/WHO-8）、纽芬兰纪念大学幸福度量表（Memorial University of Newfoundland scale of happiness，MUNSH），在实践中，学者们还开发出了适合于肿瘤、痴呆等疾病的生活质量量表，如痴呆生命质量量表（dementia quality of life，DQOL）、阿尔茨海默病相关生命质量量表（Alzheimer disease related quality of life，ADRQL）、阿尔茨海默病生活质量测评量表（quality of life-Alzheimer's disease scale，QOL-AD）。

SF-36是国内外应用最为广泛的生活质量评估量表之一，为自评量表，包括36个条目，8个维度：生理功能、生理职能、躯体疼痛、活力、总体健康状况、社会功能、情感职能、精神健康等。总分为100分，得分越低，健康状态越差。SF-36敏感性、特异性良好，一般可在10 min之内完成。但SF-36条目繁多，研究认为其更适合认知及躯体功能损害较轻的人群。在使用过程中，有学者精简了SF-36的条目，形成了SF-12、SF-8，后者条目相对精简，且研究显示，SF-12的敏感性和特异性与SF-36相似，使用更为简便，适合老年人群。

EQ-5D是一种多维度健康相关生存质量测量法，简单明了、易于操作、敏感性和特异性较高，在世界范围内应用广泛。EQ-5D由问卷和效用值换算两部分组成。问卷调查结果可以用来描述人群健康状况（EQ-5D Descriptive System）和获得患者自评总体健康状况视觉类比量表（EQ Visual Analogue Scale，EQ-VAS）得分，效用值换算表可进一步获得EQ-5D指数得分，EQ-5D指数得分代表测试对象的健康状况。目前EQ-5D的官方中文版已经发布，我国的中文版EQ-5D已通过了敏感性和特异性检验。在我国应用最为广泛的为三水平版本量表（EQ-5D-3L），包括5个维度，即：行动能力、自理能力、日常生活能力、疼痛/不适、焦虑/抑郁，每个维度分为三个水平：没有任何困难、有些困难、非常困难。该量表可用于养老机构轻至中度痴呆老年人的自评与他评，应答率高。但该量表无法完全反映应答者的微小健康差别，具有较高的天花板效应。此外，前期由于缺乏基于中国大陆人群健康偏好的效用值积分体系，限制了该量表在我国的应用。2012年刘国恩等建立了首个基于中国大陆人群健康偏好的EQ-5D效用值积分体系，国内学者初步验证了其敏感性和特异性，证实其具有较高的预测能力。不同地区效用指数的估值，可以从EQ-5D的网站上查询（https://euroqol.org/eq-5d-instruments/eq-5d-5l-about/valuation-standard-value-sets/）。

WHOQOL为自评量表，亦广泛使用，敏感性和特异性高。WHOQOL-100条目众多，使用不便，对老年人群多采用简表，即WHOQOL-BREF，包括4个维度，24个条目及2个独立分析问题条目，得分越高，生活质量越高，完成量表需要15～30min。MUNSH是自评量表，共24个条目，反映正性情感、负性情感、正性体验和负性体验，计分范围为0～48分，常用于评价老年人幸福感。

参考文献

［1］ MULLER N J, ROLL S, WILLICH S N. Comparison of the short form（SF）-12 health status instrument with the SF-36 in patients with coronary heart disease. Heart, 2004, 90（5）: 523-527.

［2］ WU C, GONG Y, WU J, et al. Chinese Version of the EQ-5D Preference Weights: Applicability in a Chinese General Population. PLoS One, 2016, 11（10）: e0164334.

（邓利华　黎梦涵　著　王晶桐　秦明照　审校）

第八节　内在能力评估

一、内在能力的概念

为了更好地维护老年健康所需的功能发挥，实现健康老龄化，2015 年世界卫生组织发布《关于老龄化与健康的全球报告》，并提出内在能力（intrinsic capacity）的概念，内在能力是指个体在任何时候都能够动用的全部体力和脑力的综合，反映了老年人能够做什么的基础。随着内在能力的下降，老年人会出现衰弱、失能、死亡等不良结局，是影响老年人健康的重要因素，给公共卫生事业带来了巨大的挑战。因此，对社区高龄衰弱老年人进行内在能力的筛查、评估及干预，有助于延长老年人居家生活自理的时间，提高生活质量。

为了更好地理解内在能力的概念，需要从整体观、动态观的角度进行综合评价：①整体观：内在能力反映了老年人的整体状态，包括认知功能、躯体功能、营养状态等，不同于一般医学评估单纯对于疾病的评估，内在能力更加关注于老年人的整体功能状态，并且，内在能力评估更加注重老年人完成各种事情所需要的能力的功能状态；②动态观：内在能力并非某一个时间截点的观察指标，它贯穿老年人的整个生命过程，反映个体衰老的动态过程。

二、内在能力的 5 个维度结构与筛查

内在能力的评估从整体观的角度全面反映老年人的状态，WHO 提出内在能力评估的 5 个维度，包括运动、认知、活力、感觉和心理。内在能力 5 个维度结构的确定对客观测量老年人的内在能力具有极其重要的意义，但需要强调的是内在能力反映个体能够动用的所有能力的总和效应，其 5 个维度应被看做一个整体，而不应区分单独看待。需要指出的是，内在能力的评估在我国的应用仍处于初级阶段，尚缺乏足够的研究工具验证其敏感性和特异性。

2019 年 WHO 进一步发布了《老年人整合照护（ICOPE）：以人为中心的评估指南及初级卫生保健途径》，手册中推荐了基于内在能力 5 个维度的筛查方法，其中"运动"反映的是老年人躯体活动能力，"活力"是指为了维持机体最佳平衡水平所需的膳食摄入、能量消耗，而"感觉"包含了视力和听力两部分，具体内容详见表 2-8-1。

表 2-8-1　WHO 内在能力下降筛查工具

项目	评估内容	结果判断
认知功能下降	1. 记忆 3 个词语（如花朵、房门、大米） 2. 请回答今天是哪一天、你现在什么地方 3. 复述上面的 3 个词语	不能正确回答出时间及地点，或不能正确复述 3 个词语
活动受限	进行 5 次连续椅子起坐测试	不能在 14 s 内完成
营养不良	1. 在并非刻意节食的情况下，是否在过去 3 个月内体重减轻＞3 kg？ 2. 是否感到食欲不振？	有任何 1 个问题回答"是"
视力受损	1. 看远处或看书是否存在困难？ 2. 是否患有眼科疾病或正在接收眼科相关治疗？	有任何 1 个问题回答"是"
听力受损	耳语测试异常，或听力＜35 分贝	存在任何 1 项问题
抑郁状态	过去 2 周是否存在以下情况： 1. 感到沮丧、情绪低落或绝望 2. 提不起精神做任何事	有 1 个问题回答"是"

三、内在能力评估与老年综合评估

内在能力评估和老年综合评估都是从整体观的角度，多维度关注老年人的整体健康状况，这与传统的以疾病为出发点的医学评估是有很大差别的，且两者都是以改善老年人生活质量为目标，但也有一定区别，CGA 的目的是筛查老年综合征和健康问题，从而进一步开始多学科干预管理，其目标人群为慢病共存、多重用药等老年人，而不包括完全健康和严重疾病终末期老年人；而内在能力是反映老年人能够动员的能力的总和，并且具有动态可追踪性，因此目标人群相对更广。

参考文献

［1］World Health Organization（WHO）.Guidance for person-centred assessment and pathways in primary care，2019.［2020-01-13］. https：//apps.who.int/iris/handle/10665/326843.

［2］World Health Organization（WHO）. World report on ageing and health，2015.［2020-01-12］. https：//apps.who.int/iris/handle/10665/186463.

［3］张洁，沈娓，李晶. 老年人内在能力概念解读与研究进展. 中华老年医学杂志，2021，40（4）：4.

（邓利华　黎梦涵　著　王晶桐　秦明照　审校）

第三章 常见老年综合征

第一节 衰弱与肌少-骨质疏松症

一、衰弱

（一）概述

衰弱（frailty）作为一种重要的老年综合征，是指因生理、病理和环境等多种因素导致机体脆弱性或易损性增加，抵抗应激能力减退的一种临床状态，其核心是老年人生理储备减少和多系统的异常。研究表明衰弱是导致各种临床不良结局（如失能、反复住院，死亡）的最强预测因素，造成社会照护负担及医疗费用的增加。

衰弱的患病率随增龄而增加，国内数据显示60岁以上老年人衰弱的患病率为7%～25%，80岁以上老年人衰弱的比例高达20%～40%，女性高于男性，农村高于城市。在医院和护理院，衰弱的患病率则明显上升，住院老年人中衰弱患病率为50%～80%。

（二）机制及危险因素

衰弱发生的根本原因尚不清楚。目前认为，衰弱与机体的老化密切相关，衰弱的发展取决于疾病与老化的生理过程的相互作用，涉及肌肉、神经、内分泌、免疫等多系统的调节受损，并受到基因、环境和生活方式的影响。人体器官有强大的储备功能，提供抗老化和抗病所需的生理储备，当多系统损害累积达到一定程度时，器官生理功能和维持自身稳态达到临界状态，此时，一个小的应激源（如跌倒、肺炎、医源性伤害）就会打破这个平衡，产生级联效应，导致不良预后。

衰弱的主要危险因素包括：高龄、肌少症、认知受损、营养不良、躯体和（或）心理共病、贫困、教育程度低及独居等。

（三）临床表现

衰老是同时伴随功能下降的一个过程，机体一旦达到衰弱，功能下降就会加速，进入失能状态。

1. 衰弱前期

主要为非特异性表现：疲劳、食欲不振、外出活动减少，肌少症可能是衰弱的初期表现，也是临床上识别和干预的重点。

2. 衰弱期

非意愿性体重下降，躯体功能受损明显，表现为握力下降、步行缓慢、平衡功能及步态受损，跌倒风险高。

3. 衰弱晚期

由于多个系统功能脆弱，自稳态破坏，对应激源的反弹力（resilience）下降，也就是在打击后的自我修复能力下降，此阶段疾病更难以控制，更容易出现并发症和医院获得性问题，如跌倒、谵妄、尿潴留、粪嵌塞、营养不足、压疮等，较容易发展为失能、死亡。因此衰弱老年人往往住院时间延长，医疗资源使用增加，预后不良。

（四）诊断和评估

目前对于衰弱诊断尚缺乏"金标准"。已经开发出不同的衰弱模型适用于不同的研究场所和临床实践。建议衰弱筛查的目标人群是 65 岁及以上的老年人，或者近一年内非自愿体重下降 ≥ 5% 的人群。

1. 躯体衰弱（physical frailty）

衰弱是一个缓慢进展的动态演变过程。依据 Fried 衰弱表型的定义，将躯体功能分为三类：健壮期（robust）、衰弱前期（prefrailty）、衰弱期（frailty）。Fried 衰弱表型定义（见附录 Fried 衰弱诊断标准）是目前普遍应用的衰弱评估工具，适用于医院和养老机构。国际老年营养学会提出了一个更快速、简单可行的筛查方法，即 FRAIL 评估量表（见附录 FRAIL 评估量表），可用于基层医疗机构及大规模人群调查。

2. 衰弱指数（frailty index，FI）

由于衰弱主要受到躯体因素、精神心理因素和社会因素这三个维度的影响，因此 Rockwood 提出"衰弱指数"，指个体在某一时间点潜在不健康测量指标累积占所有测量指标的比例。选取的变量包括躯体、功能、心理及社会等多维健康变量，可较全面地覆盖衰弱相关的影响因素。除躯体衰弱（physical frailty）之外，衰弱指数也包含社会衰弱（social frailty）、认知衰弱（cognitive frailty）以及口腔衰弱（oral frailty）和精神心理衰弱（psychological frailty）的范畴。衰弱指数反映个体整体健康状态及临床预后，对健康服务需求和公共卫生管理具有重要价值。但其评估项目烦琐耗时，尚未在临床普遍开展。

3. 衰弱分级

为了便于临床使用，在衰弱指数基础上提出临床衰弱量表（clinical frailty scale，CFS）（见附录临床衰弱量表），根据疾病、认知和功能情况将老年人分为 7 个等级，每增加 1 个等级，即死亡风险增加 21.2%，入住护理院风险增加 23.9%。

（五）预防及干预

1. 预防

主要关注促进衰弱的可逆性因素，包括：①保持良好的生活方式，规律运动，戒烟少酒；②营养问题往往是肌少症与躯体衰弱的最主要诱发因素，因此避免营养不良及体重下降尤为重要；③慢性病控制稳定，避免持续进展导致并发症及器官功能衰竭；④每年进行老年健康问题筛查，接受老年综合评估和管理。

2. 干预

衰弱患者就如同"水桶理论"，往往存在多个短板，因此干预计划应该是多维度的，如同抗逆力的"组合拳"，包括运动训练、营养支持、认知心理干预、社会家庭支持等。总体治疗目标是延缓功能下降，提高生活质量。大量研究证实，运动联合营养的干预方案是改善躯体衰弱的有效手段，两者的益处具有叠加作用。建议是多种运动形式相结合：包括抗阻力运动（此类运动应为整体运动计划的基础）、有氧运动、平衡和协调性运动，运动频率和强度依据个人情况而定，可参考肌少症的运动干预计划。

二、肌少症

（一）概述

骨骼肌是维持人体运动的主要动力器官。随着增龄，骨骼肌逐渐萎缩并且肌肉力量下降，导致活动能力减退。美国 Irwin Rosenberg 教授在 1998 年首次提出骨骼肌衰减综合征（sarcopenia），简称肌少症。2010 年以来，世界各地肌少症工作组制定了不同的诊断共识。目前国际上应用最广的肌少症定义是由欧洲老年人肌少症工作组（European Working Group on Sarcopenia in Older People，EWGSOP）于 2010 年提出的，指与增龄相关的骨骼肌质量（skeletal muscle mass）减少，同时伴有肌肉力量（muscle strength）和（或）躯体功能（physical performance）的下降。肌少症是导致躯体衰弱及功能下降的主要机制，对肌少症的早期发现及干预有助于维护老年人的功能，延缓失能。因肌少症有重要的临床意义，2016 年 10 月肌少症成为 ICD-10 正式编码的一类疾病（M62.8）。

人到中年期后，骨骼肌质量和力量会逐渐下降。研究显示从 40 岁到 70 岁，骨骼肌肌量平均每 10 年下降 8%；50 岁以后，腿部肌肉量每年下降 1%，肌肉力量下降更明显，约为每年 1.5%，70 岁以后肌肉力量每 10 年下降 30%。肌少症在老年人中很常见，其患病率随年龄的增长而增加。西方国家数据显示，60 ～ 70 岁老年人中肌少症患病率为 5% ～ 13%，70 ～ 80 岁患病率为 10% ～ 20%，80 岁以上患病率达 30%。在我国肌少症患病率为 7.3% ～ 12.0%。在护理院及住院患者中，肌少症的患病率则更高。美国每年因肌少症引起的各种疾病造成经济损失超过 180 亿美元。

（二）危险因素

肌少症的发生与遗传、种族、衰老过程有关，但这些是不可改变的。较少的食物摄入、缺乏蛋白质饮食、营养不良、久坐少动的生活方式是原发性肌少症的主要危险因素。研究显示健康老年人完全卧床 10 天后肌肉量减少 6%，下肢肌力下降 16%。因此住院老年人常因输液、置管等限制活动，导致住院期间肌肉量及功能下降明显。这些因素是可以通过营养和运动康复的干预进行早期预防及改善的。

另外，某些疾病如糖尿病、骨质疏松、肿瘤、慢性炎症性疾病和长期用药不良反应也是影响肌肉功能的重要因素。尤其是重症疾病引起的恶病质，常在短时期内导致继发性肌少症，这与增龄相关的原发肌少症不同，有主要的致病原因。

肌少症以骨骼肌质量下降为主要特征，衰弱是多系统受损的动态过程，其中以骨骼肌肉系统为核心的稳态网络体系失衡是肌少症及躯体衰弱的主要机制。因此肌少症与躯体衰弱是有内在联系及重叠的。

（三）临床表现及危害

1. 肌力衰退

随着肌肉的流失，老年人活动能力下降，日常功能受限，如爬楼、提重物、坐立等动作完成困难。肌少症老年人是跌倒和骨折的高风险人群。

2. 抵抗应激能力下降

骨骼肌是人体最大的蛋白质储存库，在应激、饥饿或营养不足时，骨骼肌为其他重要脏器的蛋白质合成不断供给氨基酸。肌少症影响人体抗病能力和疾病恢复过程。

3. 参与糖代谢

骨骼肌是人体糖代谢的主要器官，骨骼肌减少参与胰岛素抵抗和 2 型糖尿病的发病，也有研究发现肌少症与心血管疾病有关。

肌少症与老年人不良预后有关，导致老年人失能、住院日延长、入住护理院和死亡的风险增加，也明显增加社会照顾负担和医疗花费。

（四）诊断策略

2019 年亚洲肌少症工作组（Asian Working Group on Sarcopenia，AWGS）发布最新肌少症诊断及治疗的专家共识，参考了 2018 年 EWGSOP 制定的肌少症诊断流程：筛查—评估—诊断—严重程度，并且进一步给出适用于不同场所（社区基层医疗机构、医院及研究机构）的诊疗路径（图 3-1-1）。重点强调基层医疗机构通过切实可行的筛查方法，对"肌少症可能（sarcopenia possible）"的居民积极进行生活方式干预和相关健康宣教，也鼓励转诊至医院进一步诊断。这将极大促进肌少症及有肌少症风险的老人在基层医疗机构接受早期筛查和治疗。

本书以 2019 年 AWGS 的共识为基础，介绍肌少症诊断方法：

1. 筛查病例

建议使用小腿围或 SARC-F 或 SARC-CalF 问卷先进行筛查。

（1）小腿围：使用非弹性带测量双侧小腿的最大周径，可以作为肌少症的社区筛查指标。筛查阳性的界值为男性 < 34 cm，女性 < 33 cm。

此外，2018 年，日本学者基于小腿围与人体肌肉质量的相互联系开发了"指环测试"。具体操作方法：嘱老年人取坐位，屈膝屈髋 90°，双足自然置于地面。测试者指导老年人用双手示指和拇指对接形成指环，轻轻地环绕其非优势小腿的最厚部分，由测试者判断老年人小腿围是否超过其双手手围。若老年人小腿围不超过双手手围，则怀疑其患有肌少症，需要进行进一步的临床诊断。指环测试操作简单，避免了烦琐的肌肉质量及功能测定，无需任何仪器，适合社区筛查。

指环测试是基于比较人体小腿围与双手手围大小的自我测试，若老年人小腿围超过双手手围，则认为其未患肌少症，反之则怀疑其患有肌少症。

（2）自评调查问卷 SARC-F（表 3-1-1）：是一个简单、快速、有效的筛查工具，该问卷包含的 5

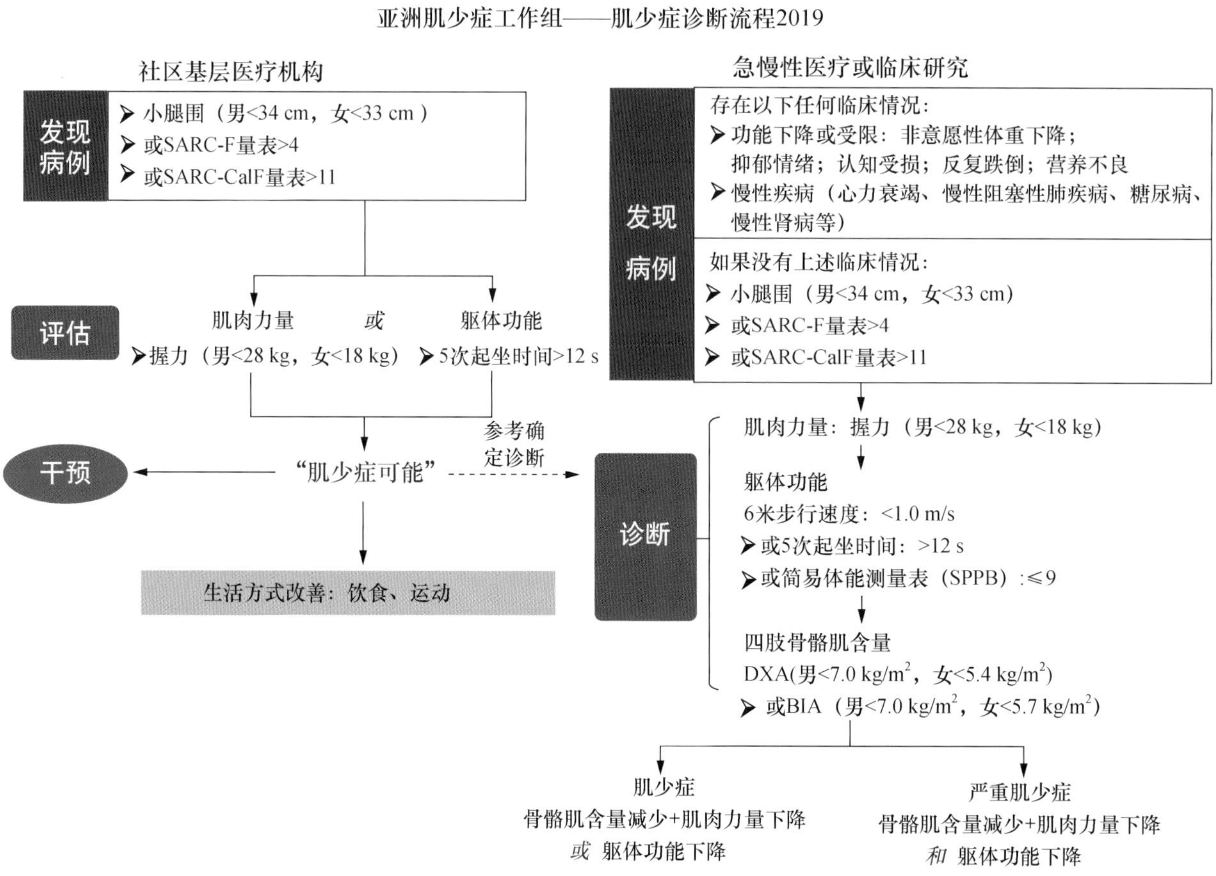

亚洲肌少症工作组——肌少症诊断流程2019

图 3-1-1　2019 年亚洲肌少症工作组制定的诊断策略

引自：Asian working group for sarcopenia：2019 consensus update on sarcopenia diagnosis and treatment. J Am Med Dir Assoc，2020，21（3）：300-307. e2.

项内容与老年人功能状态密切相关，总分≥4 分为筛查阳性。SARC-CalF（表 3-1-2）是在问卷基础上添加了小腿围，提高了 SARC-F 的敏感性，评分≥11 为筛查阳性。

表 3-1-1　SARC-F 量表

评估项目	具体问题	相应得分		
		0 分	**1 分**	**2 分**
肌肉力量	举起 / 搬运约 4.5 kg 重物的难度	没有难度	有一定难度	难度较大、无法完成
辅助行走	步行穿越房间的难度	没有难度	有一定难度	难度较大、需要帮助、无法完成
座椅起立	从床或座椅站起的难度	没有难度	有一定难度	难度较大、没有帮助无法完成
攀爬楼梯	攀爬 10 级台阶的难度	没有难度	有一定难度	难度较大、无法完成
跌倒次数	过去 1 年中跌倒的次数	0 次	1～3 次	4 次及以上

表 3-1-2　SARC-CalF 量表

		0 分	**10 分**
小腿围度	测量右侧小腿围度：双脚间距 20 cm，腿部放松	男＞ 34 cm	男≤ 34 cm
		女＞ 33 cm	女≤ 33 cm

注：SARC-F 量表得分≥4 分时，或 SARC-Calf ≥ 11 分，可考虑进一步评估肌少症。

2. 评估病例

肌肉力量：

（1）握力：测量握力的方法为用主力手自然下垂握住握力计，用最大力气握两次，取最大值。诊断界值：男性 < 28 kg，女性 < 18 kg。

（2）5 次起坐：诊断界值 5 次起坐时间 ≥ 12 s。握力下降或 5 次起坐时间延长即可诊断"肌少症可能"。

3. 诊断

在亚洲常采用双能 X 线吸收法（DXA）和生物阻抗分析（BIA）测定骨骼肌质量。肌肉质量评定指标是相对骨骼肌质量指数（RSMI），即四肢骨骼肌含量（kg）/ 身高平方（m²）。诊断界值：DXA 测定（男性 < 7.0 kg/m²，女性 < 5.4 kg/m²）；BIA 测定（男性 < 7.0 kg/m²，女性 < 5.7 kg/m²）。

4. 严重程度

推荐使用简易体能测试（SPPB）、6 米步速、5 次起坐时间用于评估躯体功能及肌少症严重程度。诊断界值：步速测定 < 1.0 m/s，SPPB ≤ 9 分。

（五）肌少 - 骨质疏松症

肌少症常与骨质疏松同时发生，称为"活动障碍综合征"。2009 年 Neil Binkley 和 Bjoern Buehring 首次提出，同时存在骨量减少且肌肉质量和（或）功能低下，称为"肌少 - 骨量减少症（sarco-osteopenia）"，而同时存在骨质疏松症的临床症状或骨密度诊断符合骨质疏松且肌肉质量和（或）功能低下，称为"肌少 - 骨质疏松症（sarco-osteoporosis）"。这一概念有助于鉴别骨折高危人群，从而合理应用非药物治疗以及药物治疗，最终增强骨骼和肌肉功能。

肌少 - 骨质疏松症会导致躯体功能下降，增加跌倒及脆性骨折发生风险，降低生活质量，甚至使致残、致死率增加，因此越来越得到临床的关注。

肌肉与骨骼均具有内分泌功能，受多种因子共同调控，关系密切。如一些内分泌激素（生长激素、胰岛素样生长因子 -1、糖皮质激素、雄激素、雌激素等）、生长因子（胰岛素样生长因子 -1、成纤维细胞生长因子 -2、肌肉生成抑制素等）、细胞外基质分子（酸性分泌蛋白、金属蛋白酶 -2 等）、炎症细胞因子（白介素 -6、白介素 -7 等）、维生素 D 等，其中肌肉生成抑制素、白介素 -6、白介素 -7 对骨骼肌肉系统的分解发挥着重要作用，其余因子对骨骼肌肉的合成发挥重要影响。

（六）预防及治疗

肌少症和肌少 - 骨质疏松症的预防应从生命的早期开始，中年之前应尽可能增加肌肉储备量，中年之后，主要是预防及延缓肌肉流失。肌少症是有可能被逆转的，尤其是因急性医疗状况导致的肌少症，在恢复期通过有效的治疗是有可能康复的。肌少症和肌少 - 骨质疏松症的管理主要是通过老年综合评估发现潜在的原因（如疾病、饮食、抑郁等），纠正可逆因素。研究证实，运动和营养干预是预防及治疗肌少症及肌少 - 骨质疏松症确切有效的方法。

1. 运动

研究显示，规律的体育锻炼可延缓甚至逆转与增龄相关的骨骼肌质量的减少。

（1）以抗阻力运动为基础的运动（如举哑铃、拉弹力带等）能有效改善肌肉力量和躯体功能，可辅以有氧耐力训练。

（2）预防和治疗肌少症推荐：每日进行累计 40 ～ 60 min 中 - 高强度运动（如快走、慢跑），其中抗阻力运动 20 ～ 30 min，每周运动 ≥ 3 天。

（3）减少静坐 / 卧，增加日常身体活动量。

2. 营养

推荐能量供应 25 ～ 35 kcal/（kg·d），足够的热量摄入是保证肌肉质量的必需条件，尤其是补充足够的优质蛋白质。

（1）蛋白质：对健康老年人，为预防肌少症和衰弱，推荐每日蛋白质摄入量为 1.0 ～ 1.2 g/kg；对已患有肌少症者或急性病恢复期老年人，推荐每日蛋白质摄入量为 1.2 ～ 1.5 g/kg；其中优质蛋白质含量最好达到 50%，以乳清蛋白效果为好。乳清蛋白富含亮氨酸和谷氨酰胺，亮氨酸促进骨骼肌蛋白合成效果最强。将蛋白质所需量均衡分配到一日三餐，可以获得最大的肌肉蛋白质合成率。β - 羟基 - β - 甲基丁酸（HMB）是亮氨酸代谢过程中产生的天然化合物，具有促进肌肉蛋白质合成、抑制肌肉蛋白质分解等作用。

（2）维生素 D：老年人维生素 D 缺乏很常见，维生素 D 激活可促进蛋白质合成。当老年人血清 25（OH）D 低于正常值范围时，建议补充维生素 D 800～1000 IU/d。当维生素 D 水平正常时，补充是否有效尚不确定。

3. 药物

目前尚无药物推荐用于肌少症治疗。合成代谢激素如睾酮、雌激素、生长激素治疗严重肌少症的相关治疗效果，有待进一步研究明确长期临床效果。

参考文献

［1］中华医学会老年医学分会，郝秋奎，李峻，等. 老年患者衰弱评估与预防中国专家共识. 中华老年医学杂志，2017，36（3）：251-256.

［2］DENT E，MORLEY J E，CRUZ-JENTOFT A J，et al. Physical frailty：ICFSR International Clinical Practice Guidelines for Identification and Management. J Nutr Health Aging，2019，23（9）：771-787.

［3］CHEN L K，WOO J，ASSANTACHAI P，et al. Asian working group for sarcopenia：2019 consensus update on sarcopenia diagnosis and treatment. J Am Med Dir Assoc，2020，21（3）：300-307.e2

［4］CRUZ-JENTOFT A J，BAHAT G，BAUER J，et al. Sarcopenia：Revised European consensus on definition and diagnosis. Age Ageing，2019，48（1）：16-31.

［5］刘娟，丁清清，周白瑜，等. 中国老年人肌少症诊疗专家共识（2021）. 中华老年医学杂志，2021，40（8）：943-952.

（康琳　著　王晶桐　秦明照　审校）

第二节　步态异常、平衡障碍与跌倒

一、步态异常、平衡障碍

（一）老年人步态的特点

步行作为一套复杂的行为动作体系，机体需要依靠神经系统、骨骼、肌肉系统及心肺系统等多系统的协调，并对速度、频率、高度、步长、步幅、方向及体态进行综合协调，通过两个多节段下肢和整个身体之间的配合完成一系列步行周期。步态是指人行走时所呈现的姿态和行为特征，人体通过髋、膝、踝、足趾及躯干与上肢的一系列连续活动，使身体沿着一定方向移动的过程。在人的日常活动中，相比于下蹲、起立、跑跳和侧方转向等运动动作，步态因其稳定、低强度和重复性高等特点而被应用于受试者的运动功能评价。

老年人随着年龄增长，身体各器官系统会发生老化甚至病理改变，步态随之发生变化，行走时常常出现身体前倾、抬脚慢且低、走路拖地等现象。同时，因视力、听力、判断力影响，老年人视线、行走能力以及持久度也会相应发生变化，出现低头四顾、忽左忽右、走走停停等步态特征。

（二）老年人步态异常的危害及流行病学特点

步态异常在老年人中很常见，年龄越大患病率越高。步态异常与平衡障碍随着年龄增长而更加明显，既往研究发现在 60～69 岁的老年人群中，步行异常发生率约 11%；70～79 岁人群中，步态异常发生率约 37%；在 80 岁以上高龄老年人中，步态异常发生率高达 61.7%。步态异常在住院老年人和疗养院人群中更常见。

步态异常可能导致活动度下降、跌倒风险增加、生活质量降低，甚至严重损伤，包括严重骨折和头部创伤等。步态异常引起的跌倒损伤和自理能力丧失严重威胁老年人的晚年生活质量，给家庭和社会带来沉重负担。

（三）老年人步态异常的病因和分类

观察步态时可嘱患者按指令行走、转弯和停止，注意其起步、抬足、落足、步幅、步基、方向、节律、停步和协调动作的情况。根据需要可嘱其足跟行走、足尖行走和足跟挨足尖呈直线行走。步态异常可由多种机制引起，如畸形、肌肉无力、感觉丧失、疼痛和神经系统病变等，其中老年人步态异常多与神经系统病变有关，典型异常步态包括共济失调性步态、偏瘫步态、剪刀步态、画圈步态、摇摆步态、谨慎步态、跛行步态、醉酒步态、慌张步态、鸭行步态、跨越步态等。

步态异常的类型可分为运动功能障碍为主型、感觉功能障碍为主型、失衡或不稳定为主型、防痛步态和其他非神经性病因。如外周前庭、延髓外侧和小脑半球病变，患者多向病灶侧偏斜、倾斜或倾倒，后倾倒多见于小脑蚓部或绒球病变；明显的步幅多变及节律不整多见于小脑病变，明显的视觉依赖及抬脚过高多见于感觉性共济失调，碎步拖曳并步基较宽多见于额叶病变，谨慎步态可见于器质性病变，也可见于功能性病变，需综合判断。

1. 运动功能障碍为主型

（1）无力步态伴痉挛：脊髓和（或）脑部中枢运动通路功能障碍导致的肌无力，称为上运动神经元肌无力，通常伴有肌张力增高的征象。双侧上运动神经元下肢肌无力的病变通常位于脊髓。老年人脊髓病变多是压迫性的，与颈段脊柱炎/退行性变、创伤性骨折，或局部骨或软组织肿瘤有关。脊髓本身的疾病如遗传性或神经变性病变、血管病变、脱髓鞘病和髓内肿瘤并不常见。单侧肌无力通常提示脑或脑干受累可能，轻偏瘫步态常见原因多为缺血性脑卒中或颅内出血导致的局灶性脑损伤。

（2）无力步态伴神经病性肌无力：脊髓运动神经元、神经根或周围神经病变导致的肌无力为下运动神经元肌无力，常引起局灶性或不对称性肌无力，如踝关节背曲无力或足下垂，肌张力正常或减弱。老年人无力步态伴下运动神经元无力常见原因为脊柱退行性疾病所致腰部神经根病、遗传性或获得性感觉运动多发性神经病，以及压迫、创伤或糖尿病所致腓神经单神经病。

（3）肌病步态：大多数肌病会出现下肢对称性无力，更易累及近端肌群，表现为蹒跚步态。老年人中，特别是养老院人群，肌无力和步态改变最常见的原因是健康状况下降和肌肉量减少。原发性肌肉疾病有炎症性疾病、内分泌疾病、代谢性肌病、药物和毒物、感染及各种原因致横纹肌溶解。其中包涵体肌炎、药源性肌病（如他汀类药物、糖皮质激素等）和内分泌疾病（库欣综合征、甲状腺功能减退症）是老年人中重要的原因，重症肌无力是老年人获得性近端肌无力不常见但很重要的病因。

（4）帕金森步态：帕金森病和其他基底节疾病是老年人步态异常、平衡障碍的一个重要原因。步态常呈窄基底步态，步长缩短，双足不离开地面，行走时患者重心前移，行走越来越快，步幅较小，显得匆忙或慌张，不能及时止步，又称慌张步态。帕金森病是帕金森综合征最常见的神经变性原因，其他原因包括多系统萎缩、进行性核上麻痹和皮质基底节变性等相关神经变性疾病、药源性帕金森综合征及脑小血管病引起的血管性痴呆等。

（5）失用步态：双侧额叶功能障碍可导致，基本的运动和感觉功能完好，而运动程序化控制障碍。可出现步基增宽，步态缓慢，起步困难，容易后移或跌倒，不平衡类似小脑性共济失调，有时与帕金森步态相似，但无其他椎体外系障碍特征，如静止性震颤、面具脸等。老年人中常见的原因是脑小血管病，其他神经变性病变累及额叶，以及压力脑积水等。

2. 感觉功能障碍为主型

感觉性共济失调：双足本体感觉重度缺失可致与重症肌无力一样的失能，症状较轻的患者可能表现为动作笨拙，易与周围物品相撞，在黑暗环境中症状更重。老年人中常见病因是脊髓型颈椎病。

3. 失衡或不稳定为主型

（1）小脑性共济失调：可表现为绊倒、蹒跚、步行缓慢、步长缩短、步基宽或醉酒样。老年人中

常见的急性原因包括缺血性或出血性脑卒中、韦尼克脑病和药物中毒，亚急性原因包括维生素 E 缺乏、甲状腺功能减退症、创伤、缺氧、脱髓鞘、酒精中毒、占位性病变及副肿瘤性小脑变性。

（2）前庭步态：单侧前庭功能障碍患者在行走时常向患耳侧偏移，步态多变，从偶尔绊倒到明显偏转皆有。老年人单侧前庭功能障碍常见原因是良性阵发性位置性眩晕和前庭神经炎，双侧前庭病变不常见，可见于药物毒性、双侧前庭神经炎和梅尼埃病。

4. 功能性运动障碍

也称心因性运动障碍，行走姿势通常不符合任何常见的神经性步态障碍模式，可能类似于以下表现的步态：在冰上行走，在黏滞表面行走，在水中行走，走钢丝，习惯性跛行，机器人样，X 形腿，颤抖，焦虑和谨慎步态。在部分老年人中，功能性步态可能与害怕跌倒及近期跌倒史有关。

5. 防痛步态和其他非神经性病因

老年人常见引起步态异常的非神经性病因包括视力障碍，听力障碍，骨科疾病，风湿性疾病，疼痛，药物副作用及心肺疾病（如直立性低血压）。这些病因可单独存在，但常与神经性病因并存。

（四）步态异常、平衡障碍的评估

对步态异常的老年人应进行详细的病史采集和体格检查，从而进一步识别并定位干扰步态的疾病。

1. 病史和体格检查

病史最初不一定很明确，或患者描述症状可能含糊不清，如无力、头晕、走路不正常等，许多步态障碍起病隐匿，很多患者不能回忆是从何开始的。对于使用辅助设备的患者，应询问是从何时及为何开始使用该设备，以便于病史回顾。

全面神经系统检查有助于识别干扰正常行走的主要功能，如肌无力、运动控制、感觉丧失或失衡。体格检查时密切观察提示疾病的体征，如静止性震颤、痉挛等，重点检查下肢肌力。通过观察患者行走，可判断患者的步态类型。

若考虑存在非神经性病因，如直立性低血压，体格检查应针对性进行卧立位血压测量。

2. 进一步检查

进一步检查和评估各异，取决于病史询问、体格检查结果和步态类型。

（1）下肢肌无力：检测外周血常规、电解质筛查贫血或电解质紊乱，必要时检测甲状腺功能、免疫学指标筛查甲状腺功能亢进症或甲状腺功能减退症、免疫功能异常。根据病史和体格检查结果若提示颈椎或颈髓来源，进一步可行颈椎 MRI 查找有无颈椎病或颈髓病的其他原因，若提示胸腰段病变可能需进一步腰椎和胸椎 MRI 排除压迫性病变。当肌无力同时累及上肢或面部等，考虑脑成像检查。

（2）足下垂：腰骶椎 MRI 有助于查找神经根病变，电生理检查如神经传导检查和肌电图也有助于明确诊断。

（3）肌病步态：疑似肌病性肌无力的患者，可完善血液检查评估肌酸激酶有无升高，怀疑炎症性肌病时可检测抗核抗体，电生理检查如神经传导检查和肌电图也有助于明确诊断。

（4）额叶或帕金森步态：疑似有额叶步态的患者进行脑成像，以发现典型的脑室增大特征或其他额叶病变。疑似帕金森病可行脑 MRI，以排除如脑积水或基底节腔隙性梗死等结构性异常。

（5）感觉缺失：应评估有无周围神经病的常见原因，包括糖尿病和维生素 B_{12} 缺乏。怀疑老年人后索功能障碍时，可进行脊柱 MRI 以排除压迫。

（6）非神经性病因：若考虑视力障碍、听力障碍等疾病，应进行视力、听力相关检测。若考虑风湿性疾病，应进行外周血常规、红细胞沉降率、免疫相关指标等筛查，必要时可能进行相关关节超声、X 线检查等。

3. 其他评估手段

一些目前用于评估日常活动能力的评估方法可一定程度上反映老年人的平衡能力、步态、肌肉力量等情况。这些评估包括量表评估如动态步态量表（DGI）及定量评估包括简易机能功能评估法（SPPB）、起立行走试验（TUGT）、步速测定等。

考虑心因性运动障碍时，若需鉴别精神心理因素，应进行相关焦虑抑郁测评，常用量表有焦虑自评量表（SAS）、抑郁自评量表（SDS）、汉密尔顿焦虑量表（HAMA）、汉密尔顿抑郁量表（HADS）、老年抑郁量表（GDS）。

若考虑存在认知功能障碍，应进行相关认知功能评估，如蒙特利尔认知评估量表（MoCA）、简易精神状态检查量表（MMSE）。

针对老年人跌倒风险评估，可进行平衡信心量表（ABC scale）、Morse 跌倒评估量表、跌倒功效量表（FES）等测定。

（五）治疗及干预措施

出现步态异常应尽早评估、检查明确诊断，根据病因进行相应的针对性治疗。同时步态异常引起的跌倒损伤和自理能力丧失严重威胁老年人的晚年生活质量，对于存在步态异常、平衡状态的老年人，应积极采取一些干预措施来改善患者功能状态。

1. 锻炼

体力活动对各年龄段人群都有益处，尤其是对于老年人，体力活动可减少死亡率，还能增加健康老龄化比例。增加体力活动对老年人的益处包括提高肌力、柔韧性、活动度并改善健康，进而可改善日常生活功能、保持自理能力，降低跌倒和跌倒相关损伤的风险。

运动可减缓有氧运动能力、肌肉质量和肌力随增龄的下降，并减轻这些改变对身体机能的不利影响。肌肉量会随正常衰老流失，肌肉质量也随之下降，但肌力训练可以减缓这一过程。任何时候开始体力活动都是可以获益的，即使在非常虚弱的老年人和养老院的老年人中，既往研究显示锻炼改善健康和肌力。

与年轻人相比，老年人锻炼风险增加，锻炼中跌倒和发生跌倒相关损伤的风险也更高。因此锻炼前可采用如运动评估和筛查（Exercise Assessment and Screening for You，EASY）工具用于筛查健康问题和疑虑，根据健康状况和场景个体化制订合适的锻炼方案。EASY 工具为有关节痛或肿胀、活动时胸闷或跌倒风险较高的个体提供指导。

关于运动的推荐围绕以下 4 个方面：有氧运动、肌力训练、柔韧性训练、平衡性训练。老年人进行有氧运动指南推荐：不必一次完成整项活动，可在一天中分多次进行；慢性失能性疾病患者可能无法完成体力活动的最低推荐量，但应在不造成伤害的前提下，尽可能参与体力活动。对于不耐受较高强度运动项目的老年人，可着重减少久坐行为并增加短距离步行等低强度活动。

美国卫生和公共服务部的体力活动指南建议：包括老年人在内的所有成人应每周进行 150～300 min 的中等强度有氧运动。针对老年人，建议整合多种形式的运动，包括平衡性训练和肌力训练。医生应帮助老年慢性病患者了解其疾病是否以及如何影响其安全进行定期体力活动的能力。对于慢性病限制了有氧活动强度的患者，应在其能力范围内尽量活动。对于久坐患者，应先从简单锻炼开始，并逐步增加活动强度。重点在于减少久坐时间，鼓励患者参与切实可行、通过循序渐进能长期坚持的活动。

虽然功能受限或虚弱的个体可能无法达到最低推荐活动水平，但即使是最轻度的活动和肌力训练也可延缓功能受限的进展。体力活动要遵循"起点要低，进度要缓"的原则，可从推荐的基线水平体力活动开始，即一日步行 2 次，一次 5 min。侧重训练特定技能或完成日常任务的功能锻炼可能特别有用，如从椅子上站起来、爬楼梯等。指南对于老年人进行柔韧性训练的推荐包括：一周进行 2 次，一次至少 10 min；最好在有氧活动或肌力训练之后；每个伸展动作保持 10～30 s，如可进行肩部和上臂拉伸、小腿拉伸及瑜伽等。

平衡性训练可提高稳定性，并可防止跌倒和减少跌倒相关损伤。平衡性训练对于有跌倒史或行动不便的个体尤为重要。平衡性训练包括集体类运动如太极拳、广场舞，还有足跟接足尖行走，以及单足站立等。

2. 辅助技术

辅助技术包含多种干预措施，可帮助躯体功能受限的患者参与多种活动。辅助技术包括行动辅具（如手杖、拐杖、助行器）、浴室安全设施（如马桶增高器、浴缸/淋浴板凳、手持式花洒和扶手）、自我照护设备（如取物器、粗柄餐具），以及复杂精细的计算机和电子设备。

手杖是最常用的行动辅具，形式多样，应用于健侧，从而保留正常步态，保持身体重量落在支撑底座上以保证良好平衡。

助行器是第二常用的行动辅具，一般用于治疗双侧步态问题，或者体重/平衡支持需求力度大于手杖的能力时。助行器有很多形式，轮子数量和支持类型各有不同，两轮式最常用。

浴室安全设施可方便患者在浴室中自理，并提高安全性。相比从较低处站起，患者从较高处站起来更容易，马桶增高器或浴缸/淋浴板凳适合于下肢无力、关节疼痛或平衡力差的患者。患者站起过程中，借助扶手能通过手臂力量来补偿下肢无力或肌力减退，所以更安全。

3. 环境改造

通过环境改造可减少环境相关致残风险并促进所有老年人利用无障碍环境。环境改造可单独应用或与辅助技术相结合，从而提高残障人群无障碍使用个人和公共空间，减少跌倒及其他意外的发生。

二、跌倒

（一）概述

跌倒（falls）是指突发、不自主、非故意的体位改变，倒在地上或更低的平面上。按照国际疾病分类（ICD-10）对跌倒的分类，跌倒包括以下两类：①从一个平面至另一个平面的跌落；②同一平面的跌倒。

（二）流行病学

跌倒是老年人常见的健康问题，且随着年龄增长发生率增加。每年约有 27.5% 的 65 岁以上老年人发生跌倒，在 85 岁及 85 岁以上的人群中跌倒的比例增加到 34% 左右。相对男性，女性更容易发生跌倒。对于 65 岁以上的老年人，跌倒所致伤害是引起死亡的首要原因。来自我国的全国疾病监测系统的数据显示，跌倒已经成为我国 65 岁以上老年人因伤致死的首位原因。因受伤到医疗机构就诊的老年人中，一半以上是因为跌倒。老年人发生创伤性骨折的主要原因也是跌倒。近 95% 的髋部骨折是由跌倒引起的。跌倒所致骨折、严重软组织损伤、脑外伤均可导致死亡。

（三）危险因素

老年人跌倒的发生是多种因素共同作用的结果，包括内在危险因素和外在危险因素（见图 3-2-1）。

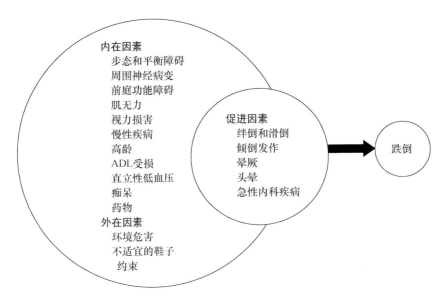

图 3-2-1 跌倒的危险因素

引自：Rubenstein，LZ，Josephson，KR. Falls and their prevention in elderly people：What does the evidence show? Med Clin North America，2006，90（5）：90：807.

1. 内在危险因素

（1）生理因素：①步态和平衡功能：步态的稳定性下降和平衡功能受损是引发老年人跌倒的主要原因。步态的步高、步长、连续性、直线性、平稳性等特征与老年人跌倒风险密切相关；同时，老年人平衡能力、协同运动能力下降，增加跌倒风险。②感觉系统：感觉系统包括视觉、听觉、触觉、前庭及本体感觉，通过影响传入中枢神经系统的信息，影响机体的平衡功能。老年人常表现为视力、听力损失，从而增加跌倒的危险性；老年人触觉下降，前庭功能和本体感觉退行性减退，导致老年人平衡能力降低，都会增加跌倒的风险。③中枢神经系统：中枢神经系统的退变往往影响智力、肌力、肌张力、感觉、反应能力、反应时间、平衡能力、步态及协同运动能力，使跌倒的风险增加。④骨骼肌肉系统：骨骼肌肉系统功能退化会影响老年人的活动能力、步态的敏捷性、力量和耐受性，使老年人举步时抬脚不高、行走缓慢、不稳，导致跌倒风险增加。老年人股四头肌力量的减弱与跌倒相关。老年人骨质疏松会增加跌倒相关的骨折风险，尤其是跌倒导致髋部骨折的风险增加。

（2）病理因素：①神经系统疾病：卒中、帕金森病、小脑疾病、前庭疾病、外周神经系统病变等。②心血管疾病：直立性低血压、脑梗死、小血管缺血性病变等。③影响视力的眼部疾病：白内障、偏盲、青光眼、黄斑变性等。④心理及认知因素：痴呆（尤其是阿尔茨海默病）、抑郁症。轻度至中度认知功能障碍与较高的跌倒和髋部骨折风险相关。⑤其他：如感染、肺炎及其他呼吸道疾病、血氧不足、贫血、脱水以及电解质紊乱均会导致机体的稳定能力暂时受损，平衡功能、稳定性、协调性降低，此时更易发生跌倒。前列腺增生等泌尿系统疾病导致尿频、尿急等症状，增加如厕次数也会增加跌倒风险。晕厥、眩晕、偏瘫、足部疾病等都会影响机体的平衡功能、稳定性、协调性，增加跌倒发生风险。

（3）药物因素：药物使用是跌倒最易改变的危险因素之一。可能引起跌倒的药物包括：①精神类药物：影响中枢神经系统的药物，如抗精神病药、苯二氮䓬类和抗抑郁药，可能是与跌倒相关的最常见药物。②心血管药物：血管扩张药及抗高血压药物（利尿剂、β 受体阻滞剂）与跌倒风险相关。③其他：降糖药、非甾体抗炎药、镇痛药、多巴胺类药物、抗帕金森病药。

（4）心理因素：焦虑、抑郁等不良情绪及其导致的与社会的隔离都会增加跌倒的风险。另外，害怕跌倒的心理也会使行为能力降低，行动受到限制，从而影响步态和平衡能力而增加跌倒的风险。

2. 外在危险因素

（1）环境因素：昏暗的灯光，湿滑、不平坦的路面，在步行途中的障碍物，不合适的家具高度和摆放位置，楼梯台阶、卫生间没有扶栏、把手等都可能增加跌倒的风险，不合适的鞋子和行走辅助工具也与跌倒相关。公共场所台阶和人行道缺乏修缮、雨雪天气、拥挤等都可能导致老年人跌倒。

（2）社会因素：老年人的教育和收入水平、卫生保健水平、享受社会服务和卫生服务的途径、室外环境的安全设计，以及老年人是否独居、与社会的交往和联系程度都会影响其跌倒的发生率。

对于老年人，跌倒的危险因素越多，跌倒风险就越大。研究显示，零跌倒危险因素的人群，跌倒风险约为8%；具有1项、2项和3项危险因素的人群，跌倒风险分别约为19%、32%和60%。

（四）跌倒风险筛查

老年人跌倒重在预防，而预防的第一步是评估跌倒风险、识别高风险对象。老年人跌倒风险评估是进行跌倒干预的基础和前提。《中国老年人跌倒风险评估专家共识》建议老年人，特别是有跌倒史的老年人均应进行跌倒风险的评估。建议对跌倒低风险的老年人进行简要的筛查，对跌倒高风险者给予全面评估，并指导进一步的干预措施。

1. 既往病史评估

既往病史是评估老年人跌倒风险的重要组成，应详细评估老年人的跌倒史（有无跌倒史，跌倒发生的时间、地点和环境状况，跌倒时的症状，跌倒损伤情况以及其他后果，有无害怕跌倒的心理）、疾病史（尤其关注帕金森病、痴呆、卒中、心脏病、视力障碍和严重的骨关节病等疾病）和服用药物史（老年人的用药情况复杂，尤其关注与跌倒有关的药物）。

2. 临床常用评估方法

常用的跌倒风险评估方法包括跌倒风险评估量表和与肌力和平衡能力相关的评估工具。评估量表和方法可帮助医生综合考虑引起老年人跌倒的危险因素，较为全面地评估老年人的跌倒风险，但此类的量表和方法多注重在对老年人跌倒的内在因素的评估。临床常用跌倒风险评估量表和方法有：

（1）Morse跌倒评估量表（MFS）：该量表包括对近3个月有无跌倒史、超过一个医学诊断、接受静脉输液治疗、使用助行器具、步态和认知状态等6个条目的评分，量表总分125分。得分越高，表明受试老年人发生跌倒的风险越高。跌倒风险评定标准：<25分为低度风险，25～45分为中度风险，>45分为高度风险。使用此量表评估过程简单，评估时间平均1～5 min，临床应用广泛（见附录Morse跌倒评估量表）。

（2）起立行走试验（times up and go test，TUG）：主要用于评估老年人的移动能力和平衡能力，从反应时间、下肢肌力、直线步行速度以及躯体灵活性4个方面预测患者跌倒风险。具体评估方法：患者由坐位站起，向前行走3米后转身返回到原座位，再次转身坐下。行走过程使用日常行走速度，如平时需要辅助工具帮助行走的患者依然使用辅助工具。一共进行3次测试，第1次为模拟测试，记录第2和第3次测试的时间，取平均值为最终结果。结果评定：<10 s：表明步行自如（评级为正常）；10～19 s：表明有独立活动的能力（评级为轻度异常）；20～29 s：表明需要帮助（评级为中度异常）；≥30 s：表明行动不便（评级为重度异常）。该测试方法简便，无需任何辅助工具，用时较短，具有良好的敏感性和特异性。

（3）功能性伸展测试（functional reach test，FRT）：功能性伸展测试是测试综合性神经肌肉支持基础的另一种实用方法；它对老年人跌倒具有预测有效性。该测试使用固定在肩峰高度墙壁上的水平标尺进行。受试者不穿鞋子或袜子，保持舒适的姿势，站立时肩膀与标尺垂直。受试者尽可能向前伸展手臂，而不迈出一步或失去平衡。沿着标尺测量并记录拳头运动的长度。距离小于6英寸（15 cm）表示跌倒风险增加（图3-2-2）。

（4）伯格平衡量表（Berg balance scale，BBS）：被视为平衡功能评估的金标准。该量表要求受试者做出包括由坐到站、独立站立、独立坐下、由站到坐、床椅转移、双足并拢站立、闭眼站立、上臂前伸、弯腰拾物、转身向后看、转身一周、双足前后站立、双足交替踏台阶、单腿站立等14个项目，每个项目根据受试者的完成情况评定为0～4分，满分为56分。得分越低表明平衡功能越差，跌倒

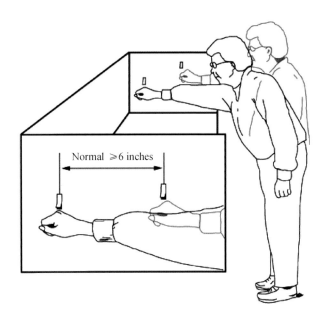

图 3-2-2 功能性伸展测试（FRT）

引自：Fleming KC，Evand JM，Weber DC，et al. Practical Functional Assessment of Elderly Persons：A Primary-Care Approach. Mayo Clinic Proceedings 1995，70（9）：890-910.

的可能性也越大。测试过程需要 1 块秒表、1 根软尺、1 套台阶和 2 把高度合适的椅子，要求患者不能使用辅助器械。BBS 测试内容全面，需 15 ～ 20 min，比较费时。BBS 在预测平衡能力时具有极好的敏感性和特异性，目前已广泛用于评估普通老年人和有运动功能障碍患者的跌倒风险。

（5）Tinetti 步态和平衡测试量表（Tinetti Balance and Gait Analysis）：Tinetti 步态和平衡测试表包括平衡和步态测试两部分，其中平衡测试包括坐位平衡、起身、试图起身、立即站起、站立平衡、轻推、闭眼-轻推、转身 360° 和坐下共计 9 个条目，满分 16 分；步态测试包括起步、抬脚高度、步长、步态连续性、步态对称性、走路路径、躯干稳定和步宽共计 7 条目，满分 12 分；Tinetti 步态和平衡测试量表总分 28 分。测试得分越低，表明跌倒的风险越高。结果评定标准：< 19 分为跌倒高风险，19 ～ 24 分为存在跌倒风险。完成量表的测试需 5 ～ 10 min。

对于初级保健机构，TUG 和 FRT 是可行的躯体功能评价方法。此外，应结合老年人一般体格检查，关注跌倒危险因素，进行视力、听力评估，排除直立性低血压，对四肢体检关注是否存在足部畸形、胼胝、关节炎等，进行有针对性的神经系统检查均有助于发现跌倒高风险老年人。

（五）预防和管理

着眼于个体最大跌倒危险因素的多维度干预可能是减少跌倒发生率的有效策略，包括专注于力量和平衡的锻炼计划、环境的改变以及药物回顾。健康信息技术可能有助于制订个体化跌倒预防策略。

根据跌倒风险评估结果，对于跌倒高风险的老年人指导其纠正不健康的生活方式和行为，规避或消除环境中的危险因素，防止跌倒的发生。具体的干预措施如下：

（1）预防跌倒教育：增强防跌倒意识，加强防跌倒知识和技能学习。

（2）坚持参加规律的体育锻炼：以增强肌肉力量、柔韧性、协调性、平衡能力、步态稳定性和灵活性，从而减少跌倒的发生。

（3）合理用药：检查所有药物，按医嘱正确服药，不要随意乱用药，尽量避免同时服用多种药物，并且尽可能减少用药的剂量，了解药物的副作用，以预防跌倒的发生。

（4）选择适当的辅助工具：使用合适长度、顶部面积较大的拐杖。将拐杖、助行器及经常使用的物件等放在触手可及的位置。

（5）熟悉生活环境：道路、厕所、路灯以及紧急时哪里可以获得帮助等。将经常使用的东西放在很容易伸手拿到的位置。尽量不要登高取物；如果必须使用梯凳，可以使用有扶手的专门梯凳，千万不可将椅子作为梯凳使用。

（6）衣着合适：衣服要舒适，尽量穿合身宽松的衣服。鞋子要合适，鞋对于老年人而言，对保持躯体的稳定性十分重要。老年人应该尽量避免穿高跟鞋、拖鞋、鞋底过于柔软以及穿着时易于滑倒的鞋。

（7）调整生活方式：指导老年人生活方式的调整，避免走过陡的楼梯或台阶，上下楼梯、如厕时尽可能使用扶手；转身、转头时动作一定要慢；走路保持步态平稳，尽量慢走，避免携带沉重物品；避免去人多及湿滑的地方；使用交通工具时，应等车辆停稳后再上下；放慢起身、下床的速度，避免睡前饮水过多以致夜间多次起床；晚上床旁尽量放置小便器；避免在他人看不到的地方独自活动。

（8）有视、听及其他感知障碍的老年人应佩戴视力补偿设施、助听器及其他补偿设施。

（9）防治骨质疏松：由于跌倒所致损伤中危害最大的是髋部骨折，尤其对于骨质疏松的老年人。因此，老年人要加强膳食营养，保持均衡的饮食，适当补充维生素 D 和钙剂；老年骨质疏松症患者应进行规范的抗骨质疏松药物治疗，增强骨骼强度，降低跌倒后的损伤严重程度。

（10）社区及社会环境干预：加强老龄化社区及全社会适老性设施建设，减少社区及社会不安全环境因素。对独居、高龄老人提高社区及社会关爱程度。

参考文献

［1］JACQUELIN P，JUSITH M B. 步态分析：正常和病理功能．姜淑云，译.上海：上海科学技术出版社，2018.

［2］PHILIPP M，STEFAN K，BLOEM B R，et al. Prevalence and Burden of Gait Disorders in Elderly Men and Women Aged 60-97 Years：A Population-Based Study. Plos One，2013，8（7）：e69627.

［3］NONNEKES J，GOSELINK R J M，EVŽEN RŮŽIČKA，et al. Neurological disorders of gait，balance and posture：a sign-based approach.Nat Rev Neurol，2018，14（3）：183-189.

［4］P F SAINT-MAURICE，TROIANO R P，MATTHEWS C E，et al. Moderate-to-Vigorous Physical Activity and All-Cause Mortality：Do Bouts Matter? J Am Heart Assoc，2018，7（6）：e007678.

［5］SPARLING P B，HOWARD B J，DUNSTAN D W，et al. Recommendations for physical activity in older adults. BMJ，2015，350（jan20 6）：h100.

［6］中华医学会神经病学分会，中华神经科杂志编辑委员会.眩晕诊治多学科专家共识.中华神经科杂志，2017，50（11）：805-812.

［7］中华医学会全科医学分会，中华全科医师杂志编辑委员会.头晕/眩晕基层诊疗指南（2019年）.中华全科医师杂志，2020，19（3）：201-216.

［8］Guideline for the prevention of falls in older persons. American Geriatrics Society，British Geriatrics Society，and American Academy of Orthopaedic Surgeons Panel on Falls Prevention. J Am Geriatr Soc，2001，49（5）：664-672.

［9］Panel on Prevention of Falls in Older Persons，American Geriatrics Society and British Geriatrics Society. Summary of the Updated American Geriatrics Society/ British Geriatrics Society clinical practice guideline for prevention of falls in older persons. J Am Geriatr Soc，2011，59（1）：148-157.

［10］中国老年保健医学研究会老龄健康服务与标准化分会.中国老年人跌倒风险评估专家共识（草案）.中国老年保健医学杂志，2019，17（4）：47-50.

（姜娟　郝蓉　著　王晶桐　秦明照　审校）

第三节　认知功能障碍

一、认知功能障碍概述

（一）概念

认知是指大脑将接收外界信息转化为知识并且应用的过程，主要包括信息的输入、编码、储存、提取这几个过程。认知是人类高级神经活动中最为重要的过程，包括知觉、学习、记忆、语言、注意、思维、推理等。

老年人因为神经系统退化及神经细胞数量减少；高血压、急性脑血管病、脑损伤等疾病发病率高；不健康的饮食及生活方式等，易出现认知功能障碍。老年人的认知改变主要表现在记忆力减退、判断力下降、行为及性格改变、反应迟钝、时间及地点混淆不清、语言表达不顺畅、抽象思维能力障碍、日常生活能力下降等。

认知功能障碍是一种获得性的认知损害，可导致患者认识和知晓事物的能力下降，从而进一步影响日常生活、社会交往和工作能力。认知功能障碍主要包括记忆障碍、定向障碍、语言障碍、视空间能力受损、计算能力下降、判断和解决问题能力下降。

（二）老年认知障碍的分类

认知功能障碍可分为轻度认知功能障碍（mild cognitive impairment，MCI）及痴呆（dementia）。当患者的记忆或认知有轻微程度损害，但其日常生活能力并未受到影响，未达到痴呆的标准时称为MCI，是介于正常衰老和痴呆之间的一种临床状态。

痴呆是认知损害导致患者日常生活、社会交往和工作能力明显减退的综合征。根据病因，痴呆分为变性病痴呆和非变性病痴呆。变性病痴呆包括阿尔茨海默病（Alzheimer disease，AD）、路易体痴呆（dementia with Lewy body，DLB）、额

颞叶痴呆（frontotemporal dementia，FTD）及帕金森痴呆（Parkinson disease with dementia，PDD）等。非变性病痴呆包括血管性痴呆（vascular dementia，VaD）、正常压力脑积水以及其他疾病如颅脑损伤、感染、肿瘤、中毒和代谢性疾病引起的痴呆。此外，根据病变部位痴呆分为皮质性痴呆、皮质下痴呆、皮质和皮质下混合性痴呆以及其他痴呆。还可以根据起病速度，将起病急、进展快，数天、数周（急性）或数月（亚急性）发展为的痴呆称为"急性进展性痴呆（rapidly progressive dementias，RPD）"，导致这种发病特点可能的病因有血管性、感染性、中毒和代谢性、自身免疫性及肿瘤等。

（三）老年认知障碍的危险因素

（1）人口学因素：老年人随年龄每增加1岁，患病率可增加5%；此外，与性别相关，老年女性因雌激素水平下降较男性更容易患病。

（2）基因因素：如淀粉样前体蛋白基因、早老蛋白1基因、载脂蛋白E基因异常等。

（3）药物因素：如β受体阻滞剂、抗抑郁药、抗精神病药、抗癫痫药及多巴胺受体阻滞剂等。老年患者因常合并较多基础疾病而服药种类多且复杂，是导致其认知障碍的常见原因。

（4）精神危险因素：老年人随年龄增加，抑郁及焦虑发病率升高，导致认知下降，且症状相似造成诊断困难。

（5）颅脑损伤及外伤性脑损伤。

（6）生活方式和环境危险因素：如职业暴露、吸烟、酗酒等。独居是我国老年人常见的生活方式，因孤独而缺少与他人的沟通交流常导致交际能力下降、情感障碍等，也是认知功能障碍的诱发因素。此外，老年人因睡眠能力减退发生睡眠障碍，不仅会导致高血压及心脑血管疾病发生率

增高，还会导致反应迟钝、烦躁不安、抑郁及认知功能下降。

（四）老年认知障碍的保护性因素

老年人通过适当的体育锻炼、地中海饮食、每日 7 ～ 8 小时睡眠、参加社交活动、适度的大脑训练包括阅读、写作、填字游戏、棋牌游戏及演奏乐器等将有助于维护认知功能，降低痴呆发生风险。

二、认知功能障碍的病理生理机制

（一）解剖学基础

认知功能障碍的脑结构改变：大脑位于颅腔内，表层为大脑皮质及灰质，内部为白质、基底核和侧脑室。研究表明，白质高信号、灰质容量及皮层厚度减少等一些大脑结构的改变均会引起认知功能变化。而脑卒中或短暂性脑缺血发作（transient ischemic attack，TIA）患者会出现全脑、海马和杏仁核体积下降，脑白质高信号体积增大，导致脑萎缩及认知障碍。

老年人大脑体积萎缩变小，重量减轻，脑沟增宽，侧脑室扩大，脑脊液增多；脑内神经细胞减少或神经内膜增生、变性，导致神经传导速度减慢，信息处理及记忆能力减退，导致认知功能下降。

（二）脑功能调节分子异常

1. 神经递质及其受体异常

如多巴胺、乙酰胆碱、谷氨酸分泌减少及应激状态下肾上腺素大量释放等，均会影响大脑的兴奋性及调节功能，引起认知功能下降。神经递质随年龄增长水平逐渐降低，特别是多巴胺和胆碱能系统。老年患者常常因乙酰胆碱和胆碱能受体减少导致健忘和失智。

2. 神经肽及营养因子缺乏

研究发现，老年患者海马、皮质、杏仁核中的神经肽神经元明显减少，导致神经肽 Y、生长抑素、精氨酸升压素等神经肽含量减少，并伴有神经肽结合能力明显下降。而神经营养因子包括神经生长因子、脑源性神经营养因子等缺乏，可引起神经退行性变。这些因素与痴呆的发生、发展相关。

（三）慢性脑缺血性损伤

脑的正常生理活动需要充分的葡萄糖的有氧代谢产生能量。老年患者均有不同程度的脑动脉硬化、血管阻力增加、脑血流量及血流速度下降，进而影响脑内能量的储备和代谢，导致细胞膜内外 K^+ 浓度的明显变化，引起低氧性去极化反应，此外神经元的缺血缺氧影响 Ca^{2+} 通道功能，导致细胞内 Ca^{2+} 超载，均可造成神经元损伤、坏死，影响认知功能。

（四）其他影响因素

颅内感染，颅脑外伤，脑衰老，常见的慢性全身疾病如原发性高血压、糖尿病、冠心病、慢性阻塞性肺疾病等，以及精神心理异常，均会影响认知功能。此外，环境与饮食的影响如叶酸、维生素 B_{12} 不足，一氧化碳中毒可促进认知障碍的发生。而长期食用富含多酚的食物能延缓认知衰退，延长健康寿命，保护老年人日常活动中的良好执行力。

越来越多的研究发现，tau 蛋白以多种异常修饰形式包括异常磷酸化、异常糖基化、异常泛素化、异常硝基化等参与 AD 的发病，异常修饰的 tau 蛋白沉积在神经细胞中形成神经纤维缠结，导致神经系统的多种退行性变性疾病。此外，研究表明多种蛋白激酶参与了 tau 蛋白的异常磷酸化。例如，随着老年患者年龄的增长，脑内蛋白激酶 C 突变率增加，突变形式的蛋白激酶 C 可以导致神经退行性疾病和认知能力下降。国内最新研究表明，血浆中高水平的血管生成素和基质金属蛋白酶组织抑制因子-4 和 AD 的发病风险相关。

三、认知功能障碍的临床表现

（一）老年认知障碍的表现

老年认知障碍可以表现为一个或多个认知功能受损，包括记忆障碍、语言障碍、视空间障碍、计算力障碍、失认和失用、人格改变和精神症状。

1. 记忆障碍

记忆障碍是其典型首发征象，主要是近记忆障碍，当天发生的事、刚做过的事或说过的话不能记忆，熟悉的人名记不起，随后出现远记忆受损。患者回忆亲身经历的事件时，对地点或时间的记忆出现错误或混淆，甚至对某段亲身经历发生遗忘，用完全虚构的故事来填补或代替，随之坚信不疑。

2. 语言障碍

语言的"听、说、读、写"能力均有下降。找词困难通常首先出现，掌握新知识、语言运用及社交能力下降，不能讲完整语句，口语量减少，命名障碍，交谈能力减退，阅读理解受损。可有刻板重复语言、模仿语言，随病情进展可表现为判断和言语能力明显障碍，不能思考，言语少，词汇缺乏。晚期表现为完全失语，只能发出咕噜声、喃喃声或缄默不语。

3. 视空间障碍

分不清物体之间的方位，穿外套时手伸不进袖子，迷路或不认家门，不能准确地临摹立体图。疾病进展可表现为在家中找不到自己的房间，不能画出简单的平面图。晚期可表现为穿错衣服，最终生活不能自理。

4. 计算力障碍

计算力下降表现为计算速度减慢，算错账，付错钱，最后连简单计算也不能进行。

5. 失认和失用

可出现面容失认和自我认识不能。失用表现为丧失已熟悉掌握的技能，不会使用最常用物品如筷子、汤匙等，肌力和协调功能保留。严重者不会使用任何工具。

6. 人格改变和精神症状

多见于严重或晚期患者，患者可表现为坐立不安、不修边幅和卫生不佳；情绪异常、表情淡漠、少语、焦虑、抑郁或欣快、偏执等；逐渐出现行为异常，如举止不当、无进取心、对事物淡漠和冲动行为等；自言自语，害怕单独留在家里；甚至出现妄想如怀疑自己年老的配偶有外遇；行为古怪如怀疑子女偷自己钱物；忽略进食或贪食，常见失眠或夜间谵妄。

（二）轻度认知功能障碍和常见痴呆类型的临床特点

1. 轻度认知功能障碍

老年轻度认知功能障碍最主要、最常见的临床表现是近记忆减退，远期的记忆保持相对比较完整，会伴有情感障碍，但症状相对轻，对日常生活影响小。

2. 阿尔茨海默病

起病隐匿，持续进行性发展。记忆障碍是其典型首发征象，早期主要是近记忆障碍，远记忆障碍轻。常伴发多个认知功能受损，早期出现遗忘和定向力受损，明显的语言障碍出现在中晚期，人格和精神行为异常出现较晚，社交能力相对较好。

3. 额颞叶痴呆

缓慢起病，人格和行为改变最早出现且较为突出。早期语言受累，中期语言障碍明显，记忆早期保留，空间记忆多无缺损。神经系统体征在病程早期可见吸吮反射、强握反射，晚期出现肌阵挛、锥体束征及帕金森综合征。

4. 血管性痴呆

多有高血压及脑卒中病史，急性起病，病程常表现波动性或阶梯式恶化，痴呆表现与血管病变部位有关。神经系统体征常表现为偏瘫、偏身感觉障碍、病理反射等。

5. 路易体痴呆

路易体痴呆是以波动性认知障碍、视幻觉和帕金森综合征为临床特点，以路易小体为病理特征。波动性认知功能减退表现为症状在数周内甚至一日内可有较大变化；约80%的患者可出现视幻觉，内容生动完整，常为静物、人、动物图像，患者坚信不疑，可有妄想、谵妄等。

6. 帕金森综合征

帕金森综合征表现为肌强直和运动迟缓，震颤较轻，对左旋多巴治疗反应差。还可出现吞咽困难、睡眠障碍和自主神经功能紊乱等，如经常跌倒、晕厥，甚至短暂性意识丧失。

四、认知功能障碍的辅助检查

1. 功能磁共振成像（function MRI，fMRI）

脑功能定位的磁共振成像已成为最广泛使用的脑功能及认知功能障碍的研究手段之一。fMRI是一种非介入技术，可以对特定的大脑活动皮层进行定位。这些特殊的皮层是神经元的功能活动对局部氧耗量和脑血流影响程度不匹配导致的。目前，fMRI在认知领域中的较多应于AD、MCI和正常老年人的研究，可为认知功能障碍疾病的早期诊断、治疗及预后提供参考依据。

2. 正电子发射断层成像（PET）和单光子发射计算机断层成像（SPECT）

PET 可发现代谢水平降低的脑组织，为客观判断脑功能障碍部位和特定认知功能缺失提供客观依据。应用于认知功能障碍的颅脑 PET 检测技术主要包括 18F-FDG PET 显像、淀粉样蛋白显像和 tau 蛋白显像。SPECT 能够发现认知功能障碍患者不同部位脑组织的血流灌注下降，可辅助诊断。

3. 脑磁图（MEG）

MEG 是研究脑磁场信号的脑功能图像技术，可对 AD 进行早期诊断，使疾病在早期阶段及时治疗，延缓症状加重。此外，MEG 对 MCI 患者的诊断也具有一定价值。

4. 事件相关电位（ERP）

ERP 是一种能够较为客观、准确及方便评估大脑认知功能的电生理技术，可以反映认知、记忆、判断、思维等功能。可作为 MCI、AD 及 VaD 早期诊断的客观指标。

5. 脑脊液（CSF）检测

CSF 生物标志物对血管性认知功能障碍有更高的诊断价值，也可应用于对 AD 和 VaD 的鉴别。目前临床中常用的 CSF 检查包括 Aβ、总 tau 蛋白、异常磷酸化 tau 蛋白等。

五、认知功能障碍的筛查流程

（一）常用量表

对认知功能的诊断需要借助各种认知功能评价量表，目前临床上常用的认知功能筛查量表主要包括以下几种：

1. 简易精神状态检查量表（mini-mental state examination，MMSE）

MMSE［见附录 简易精神状态检查量表（MMSE）］是目前国内外最常用的量表，包括时间与地点定向、语言（复述、命名、理解指令）、计算、即刻与短时词语记忆、结构模仿等 11 项题目，总分 30 分。≤ 24 分为认知功能障碍；国内根据受教育程度制定的认知障碍的评分标准如下：文盲≤ 17 分，小学≤ 20 分，中学及以上≤ 24 分。

2. 蒙特利尔认知评估量表（Momreal congnitive assessment，MoCA）

该量表主要用于筛查和评估轻度认知功能障碍，包括注意与集中、执行功能、记忆、语言、视结构功能、抽象思维、计算和定向 8 个认知领域的 11 个项目，满分为 30 分。受教育年限≤ 12 年加 1 分，≥ 26 分则认为认知功能正常。评分标准及操作规范详见附录。

3. 画钟测验（clock drawing test，CDT）

徒手画钟是一项复杂的行为活动，目前已广泛用于认知功能评价，可测试受试者的理解、计划性、视觉记忆、图形重建能力、视觉空间功能、动作执行功能、数字知识、抽象思维、注意力等。画钟测验单独应用效果较低，常与 MMSE 或 MoCA 联合应用，该测验有多种计分方法（表 3-3-1）。

4. 全科医生认知功能评估量表（general practitioner assessment of cognition，GPCOG）

是一种新型痴呆筛查工具，其检测敏感性与 MMSE 相似甚至更高。该量表检查时间约 5 min，不易受语言和文化程度的影响，是一种省时、简便、有效的筛查痴呆的工具。该量表包括受试者评估和知情者访问两个部分（表 3-3-2）。

表 3-3-1　画钟试验（CDT）

指令	三分法标准	四分法标准	五分法标准
先画好一个圆表示表盘，再让在表盘上填上所有的数字，最后让标出一个具体的时点	1. 轮廓（1分）：表盘是个圆 2. 数字（1分）：所有的数字完整，顺序正确且所属的象限 3. 指针（1分）：两个指针指向正确的时间，时针需短于分针，指针的中心交点在或接近表的中心	1. 画出封闭的圆（表盘）1分 2. 表盘的 12 个数字正确 1分 3. 将数字安置在表盘的正确位置 1分 4. 将指针安置在正确的位置 1分	1. 画出封闭的圆（表盘）1分 2. 表盘的 12 个数字正确 1分 3. 将数字安置在表盘的正确位置 1分 4. 画出两个指针 1分 5. 将指针安置在正确的位置 1分

表 3-3-2　全科医生认知功能评估量表（GPCOG）

第一部分：患者测试（除非注明，每一条问题只发问一次）		
随后回忆测试名字和地址	对	不对

1.我将会给你一个姓名和地址，在我讲完之后，请你重复它，记住这个姓名和地址，因为我要求你在几分钟内再告诉我：陈志强，越秀区北京路68号（允许最多4次尝试）

时空导向

2.今天是什么日期？（必须准确）

时钟绘图——用空白页

3.请标记所有数字表明时钟的小时（需要正确间距）

4.请标记时分针来表示十一时十分

资讯

5.你能否告诉我新闻最近发生的事？（最近＝一星期之内，若给出一个一般的答案，如"战争""很多雨"，请要求细节，只有具体答案才能得分）

回忆

6.我要求你记住的姓名和地址是什么

陈

志强

越秀区

北京路

68号

得到一个总分，把答对的项目分数加起来

总分（以9分为最高分）

如患者得9分，则没有重大认知的损伤，不需要进一步的测试

如患者得5～8分，则需要进一步的资讯，继续进行第2步，给予资料者的访问部分

如患者得0～4分，则表示有重大认知的损伤，请进行标准的测验

第二部分：给予资料者的访问

给予资料者姓名：

与患者关系：

日期：

这六条问题应与患者正常时期做比较，如5～10年之前跟几年前比较

问题	是	否	不知道	不适用

1.比起以往，患者是否对回忆最近所发生的事物遭遇到困难?

2.患者有否对几天前的对话再回想起来感到困难?

3.患者有否说话时感到用字困难，或常有用错字的倾向?

4.患者是否不能处理金钱和财务（如交账单、理财预算？）

5.患者是否不能在没有协助下服用自己的药物?

6.患者是否需要协助下乘搭公共交通或私家车?

如患者只有身体上的问题，如足部疾病，请答否

得到一个总分，请把答否、不知道或不适用的项目加起来。

总分（以6分为最高分）

如患者得0～3分，则表示有认知的损伤，请进行标准的测验

（二）诊断步骤

1. 临床症状

详细询问病史，向患者和知情者了解起病形式、症状、出现的顺序、波动或进展情况、行为和性格有什么变化、对工作生活和社交能力的影响等。需要采集患者的一般资料，包括年龄、性别、职业、文化程度、爱好、习惯、婚姻生育情况、家族史等。

2. 体格检查

包括一般内科检查、神经系统和精神专科检查。

3. 神经心理学量表评估

通过常用的量表，如画钟测验（CDT）、简明精神状态检查量表（MMSE）、蒙特利尔认知评估量表（MoCA）等对患者的认知功能进行筛查。

4. 辅助检查

（1）化验：血常规、血生化、血清叶酸和维生素 B_{12} 水平、甲状腺功能等。

（2）神经影像学检查：头颅 CT 或 MRI，有条件者可进一步行 fMRI、PET、MEG、ERP 及脑脊液检查等。

5. 诊断

根据上述资料做出诊断。如果存在认知障碍，按其严重程度是否明显影响日常生活或社交活动，进一步划分为 MCI 或痴呆。

六、认知功能障碍的治疗

（一）治疗目标及总原则

大多数病因类型的认知功能障碍没有特效的治疗方法，也不能逆转。对认知功能障碍总体治疗原则如下：

（1）诊断并积极治疗共病（如高血压、糖尿病），通过运动锻炼、平衡膳食、减少应激来维持健康，并将患者的行为活动具体化和量化，保持生活规律。

（2）避免使用抗胆碱能类药物，如阿托品类、苯海拉明、三环类抗抑郁药等，减少精神科药物的临时使用。

（3）识别和分析患者自残或伤害他人行为的表现和环境诱发因素，如过度刺激、不熟悉的环境、使患者有挫败感的事情等；注意排除躯体不适；并积极使用非药物疗法。

（4）评估和检测精神状态，减少走失风险，建议患者及家属考虑驾驶、财务处理等后续问题。

（5）向患者及家属宣传生前预嘱，对重症患者要考虑安宁疗护。

（二）非药物治疗

非药物治疗应用于认知功能障碍患者的整个病程，常用的方法包括认知疗法、作业疗法、环境疗法、音乐疗法等。有研究认为上述疗法对 MCI 和早、中期痴呆的患者认知、精神和情绪有积极作用。对于痴呆晚期的患者则以护理和照护为主，并积极预防并发症。

（三）药物治疗

1. 针对认知功能的药物

不常规推荐 MCI 患者使用乙酰胆碱酯酶抑制剂。现有研究的系统评价和 meta 分析认为，对于 MCI 患者，没有证据证明乙酰胆碱酯酶抑制剂治疗能影响向痴呆进展或改善认知测试分数，并且有重要证据表明治疗相关不良事件增加，尤其是胃肠道不良事件。不过，患者因记忆困难而备受困扰时，可能需要尝试多奈哌齐或其他乙酰胆碱酯酶抑制剂以改善症状。应告知患者及家属潜在的不良反应。

乙酰胆碱酯酶抑制剂（盐酸多奈哌齐、重酒石酸卡巴拉汀、加兰他敏等）可用于治疗轻中度 AD 和血管性痴呆等；兴奋性谷氨酸受体拮抗剂（盐酸美金刚）可用于治疗中重度 AD；对中度 AD，在权衡利弊情况下，如患者可耐受，可联合应用乙酰胆碱酯酶抑制剂和美金刚，但均需逐渐加量和监测不良反应。有荟萃分析表明，奥拉西坦对于血管性认知功能障碍有临床疗效。其他可能有效的药物尼莫地平、银杏叶制剂等，仍需进一步临床试验证实。

2. 精神行为症状的处理

（1）应仔细查找精神行为症状的诱因：包括药物、环境、躯体问题（感染、便秘、疼痛、饥饿等）、抑郁或照护者改变等。

（2）尝试安全的非药物管理：进行照护者教育、转移注意力、锻炼、物理治疗、音乐治疗等。

（3）应用药物治疗：非药物治疗无效且存在攻击或其他危险行为时，可谨慎应用抗精神病药物（如奥氮平、喹硫平等），原则是低剂量起始、滴定加量、短期用药、逐渐减量，并应评价风险-获益比。

（4）具体用药经验：痴呆伴抑郁焦虑的患者，首先建议心理治疗，重度抑郁可给予5-羟色胺再摄取抑制剂。苯二氮䓬类药物不良反应多见，建议临时用于激惹或焦虑症状突出的患者。路易体痴呆患者通常对抗精神病药物和苯二氮䓬类药物敏感，更易出现明显的副作用，应避免使用。

3. 共病和并发症的处理

痴呆患者常伴有其他躯体疾病或老年综合征，包括心脑血管疾病及其危险因素（糖尿病、高血压、高脂血症）、感染、抑郁、谵妄、跌倒、营养不良等。共病往往会加重患者的认知功能障碍，并与预后和生存时间密切相关。

（1）痴呆伴有高血压、糖尿病、高血脂：应积极控制，使血管性危险因素的指标稳定在目标范围内，有利于阻止认知功能下降。

（2）痴呆伴营养不良：应给予营养支持治疗，推荐接受喂食和口服营养支持，终末期患者在结合患者及家属意愿的基础上给予管饲营养支持。

（3）合并抑郁的痴呆患者：应首先接受非药物治疗，对重度抑郁患者给予抗抑郁药物。

（4）痴呆患者发生谵妄的处理原则：首先纠正可逆的谵妄诱因，对症治疗首选非药物措施。对于自伤或伤人、高度兴奋或出现幻觉而威胁患者和他人安全的情况，可酌情给予小剂量镇静药物或抗精神病药物。

（5）跌倒高风险的痴呆患者：应积极针对危险因素干预，指导照护者，预防跌倒发生。对于已发生跌倒或骨折的患者，应积极处理外伤、治疗骨折，并消除危险因素，避免再次跌倒。

（6）感染的预防和处理：对吞咽障碍者，及早进行吞咽功能训练，并注意进餐时采用正确体位。对长期卧床者，应积极翻身拍背、保持口腔清洁、清洗外阴预防尿路感染。一旦发生感染应及早抗感染治疗。

（7）压力性损伤的预防和处理：长期卧床的痴呆患者应定时翻身、高危部位减压，保持皮肤清洁和足够的营养支持。已发生压疮者按严重程度和类别选择合适的护理方法。

七、认知功能障碍的预防和照护

（一）认知功能障碍的预防

认知功能障碍的预防包括一级预防、二级预防和三级预防。一级预防是指预防认知正常的对象发生认知功能障碍，二级预防是指预防已经发生轻度认知功能损害（MCI）但非痴呆的对象发展为痴呆，三级预防是防止痴呆的进一步恶化及并发症的出现。AD可改变的危险因素包括高血压、高胆固醇血症、吸烟、头部外伤等，体育活动和高教育水平（＞15年）是AD的保护因素，服用他汀类或是非甾体抗炎药可能是AD发病的保护因素。但目前为止，仍无肯定的痴呆二级预防方案可供推荐。

（二）认知功能障碍的照护

老年认知功能障碍患者常表现为精神行为异常，逐渐丧失工作、生活能力及社会功能，很大程度上依赖于他人的照护。此类老年患者的照护通常由医院、养老机构和家庭承担，其中大部分工作需要照护者承担。对患者的日常生活照料包括：饮食均衡、合理，按时用药，规律洗澡、清洁，生活环境安全，定期、适量的体力活动等。对患者精神心理的照料包括：尊重和理解患者，避免争执；与患者进行良好的沟通与交流；对患者进行心理疏导和安抚等。对于认知功能障碍的老年患者，可采取一些方法来增进记忆，保持工作、生活的简单化，鼓励患者进行适当的运动，保持身体健康，保持最佳的现存功能。

参考文献

[1] WEINER M W, VEITCH D P, AISEN P S, et al. 2014 Update of the Alzheimer's Disease Neuroimaging Initiative: a review of papers published since its inception. Alzheimers Dement, 2015, 11（6）：e1-e120.

[2] QIN W, JIA X, WANG F, et al. Elevated plasma angiogenesis factors inAlzheimer's disease. J Alzheimers Dis, 2015, 45（1）：245-252.

［3］陈立典.认知功能障碍康复学.北京：科学出版社，2019.

［4］PETERSEN R C，STEVENS J C，GANGULI M，et al. Practice parameter：early detection of dementia：mild cognitive impairment.Report of the Quality Standards Subcommittee of the American Academy of Neurology. Neurology，2001，56（9）：1133-1142.

［5］CHERTKOW H，MASSOUD F，NASREDDINE Z，et al. Diagnosis and treatment of dementia：Mild cognitive impairment and cognitive impairment without dementia. CMAJ，2008，178（10）：1273-1285.

［6］BRODATY H，POND D，KEMP N M，et al. The GPCOG：A new screening test for dementia.Dcsigned for general practice. J Am Geriatr Soc，2002，50（3）：530-534.

［7］田金洲，中国痴呆诊疗指南.北京：人民卫生出版社，2013.

［8］贾建平.中国痴呆与认知障碍诊治指南（2015版）. 2版.北京：人民卫生出版社，2016.

（薛嫱　著　丛璐　秦明照　审校）

第四节　老年睡眠障碍

睡眠障碍是老年人常见的疾病之一，最常见的包括失眠、阻塞性睡眠呼吸暂停、嗜睡、睡眠觉醒节律紊乱、不宁腿综合征、快速眼动睡眠期行为障碍等，如图3-4-1所示。

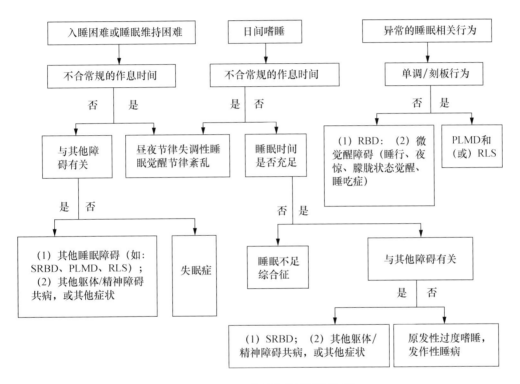

图 3-4-1　睡眠障碍种类及评估流程

注：SRBD：睡眠相关呼吸障碍；PLMD：周期性肢体运动障碍；RLS：不宁腿综合征；RBD：快速动眼睡眠障碍

引自：中华医学会神经病学分会，中华医学会神经病学分会睡眠障碍学组.中国成人失眠诊断与治疗指南（2017版）.中华神经科杂志，2018，51（5）：324-335.

一、衰老与睡眠障碍

睡眠障碍在老年人中非常普遍，随着衰老的进展，脑内松果体逐渐萎缩，睡眠结构随之发生变化。各系统的生理代偿能力逐渐下降，抵抗妨碍睡眠的应激能力下降。

衰老导致的睡眠障碍包括：

（1）卧床时间增加，但浅睡眠期增多，深睡眠期减少，睡眠效率下降。

（2）睡眠时相提前，早睡早起。

（3）睡眠完整性破坏，夜醒次数增多。

（4）由于夜晚睡眠质量下降，白天小睡增多，午睡时间延长。

（5）调整时差能力下降，睡眠代偿能力减弱。

（6）睡眠障碍伴功能障碍，尤其是呼吸紊乱发生率增加等。

有睡眠障碍的老年人，发生认知障碍的风险增加，包括近记忆减退、反应力下降、注意力障碍等。同时也会相应增加老年人的死亡率，有研究表明，睡眠效率明显降低会使全因死亡率增加一倍。因此一定要重视老年人的睡眠健康问题，本章将分节具体阐述。

二、失眠

失眠是老年人最常见的睡眠障碍主诉，包括睡眠发动和维持障碍。主要表现为入睡困难、睡眠维持困难、早醒而引起的睡眠满意度下降。在老年人中，至少有一种以上睡眠问题的患者可以占到总老年人群的42%，其中23% ～ 34%符合失眠诊断标准。失眠严重影响老年人的身心健康，导致日常事故增多、生活质量下降等，给个人及社会都造成了严重的负担。

（一）概念

（1）失眠症（insomnia）：是以频繁而持续的入睡困难和（或）睡眠维持困难并导致睡眠感不满意为特征的睡眠障碍，前者也被称为初期失眠，后者被称为中期或晚期失眠。这两种失眠类型可单独存在，也可同时存在，或与其他疾病或药物滥用共存。根据失眠维持时间可分为暂时性（仅持续几天）或短期性（1 ～ 2个月内）失眠以及慢性（持续3个月及以上）失眠。

（2）睡眠潜伏时间（sleep onset latency，SOL）：是指入睡时间，从上床准备就寝到实际入睡所需的时间。

（3）睡眠效率（sleep efficiency，SE）：平均睡眠时间与实际卧床时间的比值，一般大于80%作为正常的参考标准。

（二）危险因素

（1）衰老：是失眠的显著危险因素。慢性失眠症在老年人中平均患病率约为38.2%。

（2）性别：女性更容易患病，研究显示，在老年女性和男性患病率分别约为42.7%和28.2%。

（3）躯体疾病：老年人常多病共存，这些疾病会引起夜间咳嗽、喘憋、尿频等，均会影响睡眠。长期卧床的老年人，因为睡眠时间无法规律，导致夜间失眠概率增加。

（4）不良的睡眠环境：噪声过大、光照过亮等更容易影响老年人睡眠。

（5）药物或食物的影响：老年人长期口服的药物时常会影响睡眠，比如使用激素、抗抑郁药等。或睡前吸烟、饮咖啡、浓茶、可乐等均会影响睡眠。

（6）心理或精神障碍：精神疾病，尤其是抑郁与睡眠障碍关系密切。不愉快的生活事件可以诱发失眠，并可能导致其慢性化。

（7）既往史：既往患失眠的老年人的再次发病率为其他人的5.4倍。

（8）家族史：有家族史的老年人患失眠的概率是无家族史的3倍。

（三）病理机制及假说

（1）过度觉醒假说：该学说认为失眠是超过24 h的长时间的过度觉醒。患者可能因为在睡眠和清醒时表现出更快的脑电频率或下丘脑－垂体－肾上腺轴过度活跃及炎症因子释放等原因引起失眠。

（2）3P假说：3P指的是Predisposing（易感因素）、Precipitating（促发因素）和Perpetuating（维持因素）。该学说认为失眠是由于3P因素累积直到超过发病阈值而引起。易感因素包括年龄、性别、性格及遗传特质等。促发因素指应激及生活事件。维持因素指使失眠得以维持的行为及信念。任何一种因素超过发病阈值均会引起失眠。

（四）临床综合评估

1. 临床表现评估

主诉：指就诊时希望解决的主要问题。需要询问的内容包括失眠的发生、发展和对次日白天生活的影响。

睡前情况：包括从傍晚到卧床入睡前这段时间里的行为、心理、情绪、周围环境等。

睡眠觉醒节律：主要是了解患者生物钟是否紊乱，排除因昼夜节律失调引起的失眠。

夜晚状态：可以询问同住者患者睡眠过程中是否存在异常的睡眠形式和（或）患有其他影响睡眠的疾病。

日间活动和功能：询问包括白天的情绪、注意力、记忆力、生活状态等的变化等。

其他疾病史：评估其他疾病、生活状态及应激事件对睡眠的影响。

体格检查、精神检查及实验室检查可以起到参考作用。

家族史：明确一级亲属中是否存在失眠、焦虑、抑郁、心力衰竭、冠心病、糖尿病等疾病。

2. 主观测评方法

（1）记录睡眠日记：可以建议患者以天为单位，记录每小时的活动和睡眠情况，时间持续一周以上。

（2）进行量表评估：常用量表包括睡眠障碍评定量表（SDRS）、匹兹堡睡眠质量指数（PSQI）、Epworth 嗜睡量表（ESS）等。

3. 客观测评方法

（1）多导睡眠图（polysomnography，PSG）：临床上，最常使用 PSG 诊断失眠。PSG 评估失眠需符合以下标准：①睡眠潜伏期 ≥ 30 min；②睡眠开始后 ≥ 30 min 保持清醒状态；③睡眠效率低于85%；④总睡眠时间 < 6 h；⑤ 每周发生 ≥ 3 晚。

（2）体动记录检查：临床常用，一般用于诊断与抑郁相关的睡眠障碍。

（五）诊断

1. 慢性失眠症诊断标准（ICSD-3）

标准 A ～ F 都必须满足：

A. 患者存在以下 1 条或以上：

（1）入睡困难；

（2）睡眠维持困难；

（3）比期望的起床时间醒得早；

（4）在该入睡的时间点不愿睡觉；

（5）没有其他人干预就难以入睡。

B. 患者存在下列与夜间睡眠困难相关的 1 条或以上：

（1）疲劳、萎靡不振；

（2）注意力、专注力、记忆力下降；

（3）社交、家庭等功能损害；

（4）情绪不稳定或者容易激惹；

（5）日间瞌睡；

（6）冲动、具有攻击性的行为；

（7）动力、精力或工作主动性下降；

（8）容易犯错或出事故；

（9）对自己的睡眠质量非常关切或不满意。

C. 这些睡眠 / 觉醒主诉不能完全由不合适的睡眠机会或环境解释。

D. 以上睡眠困难或相关日间症状出现 ≥ 3 次 / 周。

E. 以上睡眠困难或相关日间症状持续 ≥ 3 个月。

F. 以上睡眠困难或相关日间症状不能被其他类型睡眠障碍解释。

2. 短期失眠症的诊断

短期失眠症的诊断与慢性失眠症类似，区别点在于病程要 < 3 个月，且没有失眠频率的要求。

（六）鉴别诊断

失眠可以独立作为一种疾病，也可以是某种疾病的症状之一，老年患者的失眠可以从病因考虑：

（1）是否因合并精神疾病导致失眠：包括抑郁症、焦虑症、双相情感障碍等。

（2）是否因合并其他系统疾病导致失眠：包括神经系统（痴呆、脑梗死等）、内分泌系统（2 型糖尿病、甲状腺功能异常）、呼吸系统（慢性阻塞性肺疾病、支气管哮喘等）、心血管系统（心律失常、心力衰竭、急性冠脉综合征、心肌梗死等）、消化系统（胃食管反流、消化性溃疡）等疾病。

（3）是否因服用精神活性药物或物质导致失眠：因为老年人多重用药情况很普遍，有可能同时服用很多种影响睡眠的药物。最常见的包括：降压药（β 受体阻滞剂、氨氯地平、地尔硫卓、维拉帕米），支气管扩张剂（茶碱类、沙丁胺醇、地塞米松），抗抑郁药（氟西汀、文拉法辛等），抗精神病药（阿立哌唑），兴奋剂（咖啡因、莫达非尼、苯丙胺类等）。

（4）是否因不良饮食习惯导致失眠：影响睡眠的食物有：①辛辣食物，尤其是晚餐进食辛辣食物，容易消化不良；②油腻食物，晚餐尽量避免该类食物，需以清淡饮食为主；③胀气食物，消化过程中产生过多气体，引起腹胀，如红薯、洋葱、土豆、包菜、玉米等蔬菜，或是饼干、蛋糕等甜点；④酒水饮料，睡前饮酒不能助眠，还会导致多梦。

（七）治疗

1. 治疗原则

治疗失眠是为了增加有效睡眠时间、改善睡眠质量、改善日间功能、减少或防止向慢性失眠症的转化，从而减少与失眠相关的其他疾病的共病风险。

失眠的治疗的第一步是去除诱发因素，若病情不能缓解，可进行进一步治疗，包括心理治疗、物理治疗、药物治疗、中医治疗等。

2. 治疗方法

睡眠障碍的治疗包括心理治疗、药物治疗、物理治疗、中医治疗和综合治疗等。临床上针对老年失眠患者，首选心理和行为干预治疗，其次才考虑药物治疗。

（1）心理治疗：心理和行为治疗是老年人首选的失眠治疗方法，最常见的是睡眠认知行为治疗（CBTI）。最常见的方法包括：

1）刺激控制：该疗法实际是调节卧室环境和就寝时间的不适应，减少不恰当行为引起的失眠，重新建立床与睡眠的积极联系。不恰当行为包括在床上过度使用智能手机、看电视、阅读、过分担忧、情绪激动等。

该疗法的具体建议：只有在感到困倦的时候才躺在床上；在卧室尽量避免进行让人保持清醒的活动；只在卧室床上睡觉，而不在客厅沙发等其他地方睡觉；睡醒后立刻离开卧室；无论夜晚睡眠时间长短，尽量保持清醒的时间相对固定；避免白天打盹等。

2）认知疗法：在心理或精神科医生的帮助下，引导老年人找到自己对睡眠的错误认知、非理性的信念等，重新树立合理、积极的睡眠观念。

3）睡眠限制：睡眠限制指将卧床时间逐渐缩短为实际睡眠时间，造成睡眠剥夺，如避免白天频繁小睡，限制午睡等方法，进而增加睡眠驱动力，提高睡眠的持续时间及睡眠效率。在开始睡眠限制疗法之前，应当保存 2 周的睡眠记录，记录睡眠效率（SE）。

4）睡眠卫生：需指出不良睡眠习惯，避免晚间运动过多、情绪激动、晚餐时间过长等，重新培养良好的睡眠习惯。白天进行有规律的运动和享受充足的日照对老年人失眠有疗效。

5）放松治疗：过多的思虑会影响睡眠，焦虑可能会导致失眠。该疗法适合频繁夜醒的患者。通过降低老年人睡眠时的紧张情绪，促进入睡，减少夜间觉醒，提高睡眠质量。方法包括：渐进性肌肉放松、自主训练、使用温暖和沉重的感觉来帮助身体放松，愉快的想象可以与放松一起使用，从而改善睡眠。

6）矛盾意向：让老年人直接面对失眠引起的负面情绪，包括绝望、恐惧、焦虑等，从而改变对失眠的态度，进一步将这种负面情绪与失眠分离开。

7）多模式疗法：以上 1）～6）方法的排列组合，即多模式疗法。

8）音乐疗法：通过美妙舒缓的音乐缓解患者的负面情绪（焦虑、抑郁等），减轻患者压力，达到放松状态，改善睡眠。

9）催眠疗法：通过放松和想象的方法增加患者放松的程度。

研究表明，在以上 1）～9）的方法中，对于老年人，睡眠限制和多模式疗法更有效。

（2）药物治疗：在临床工作中，为老年人选择安眠药需要考虑以下问题：①能快速诱导睡眠；②对正常睡眠习惯没有不良影响；③没有明显的药物残余作用；④对呼吸和心血管疾病患者安全；⑤对记忆影响小；⑥不影响日常基本功能；⑦没有耐受性或反跳性失眠的风险；⑧服用过量时相对安全；⑨没有滥用或依赖的可能性。

针对老年患者的特殊性，还需要注意个体化、小剂量起始，最低有效剂量通常是成人剂量的一半，间歇给药（2 周为宜），若达到有效剂量则不轻易调整药物剂量，需要按月定期评估。

老年人睡眠时间的确是普遍减少，需要使用安眠药物的患者一般需符合以下条件：上床 30 min 后仍不能入睡；比起床时间提前了 5 h 以上醒来，并无法再次入睡时；第二天白天有重要事情时可睡前服用；抗抑郁药物必须采用持续疗程时才可以服用。

临床用药的优先使用顺序为：①短、中效的苯二氮䓬受体激动剂（BzRAs）或褪黑素受体激动剂；②其他 BzRAs 或褪黑素受体激动剂；③具有镇静作用的抗抑郁药；④联合使用 BzRAs 和具有镇静作用的抗抑郁药；⑤某些抗癫痫药、抗精神病药等处方药。

下面具体介绍几种药物：①BzRAs：包括苯二氮䓬类药物（BZDs）和非苯二氮䓬类药物（NBZDs）。老年人首选为非苯二氮䓬类药物，最常用的包括佐匹克隆、右佐匹克隆、唑吡坦、扎来普隆。该类药物催眠强度与BZDs相当，不良反应同BZDs，但不良反应小，半衰期短，安全性更高。苯二氮䓬类药物包括艾司唑仑、阿普唑仑、地西泮、劳拉西泮、氯硝西泮等。该类药物只能短时间内改善睡眠状况，长期服用会增加痴呆、跌倒

风险、加重COPD和睡眠呼吸暂停综合征等，故在为老年人选择药物时应减少对该类药物的选择。②褪黑素受体激动剂：雷美替胺，尤其适用于以入睡困难为主诉的睡眠障碍。③具有镇静作用的抗抑郁药：包括曲唑酮、米氮平、氟伏沙明、多塞平等，尤其适用于抑郁症患者的睡眠障碍治疗。④BzRAs和抗抑郁剂的联合使用：联合使用可以降低高剂量的单一药物带来的毒性作用，通过不同的药物作用机制来提高疗效，作用持久且安全性高。⑤其他处方药，包括加巴喷丁、喹硫平和奥氮平等（表3-4-1）。

表 3-4-1 常用失眠治疗药物的特点

药物及剂型	半衰期（h）	规格（mg）	≥65岁口服推荐剂量（mg）	适应证	FDA/CFDA批准	常见不良反应/注意事项
苯二氮䓬受体激动剂						
非苯二氮䓬类						
佐匹克隆片剂	5	3.75，7.5	3.75	入睡及睡眠维持困难，短效	否/是	口苦
右佐匹克隆片剂	6～9	1，2，3	1～2；肝功能损害睡前1～2	入睡及睡眠维持困难，早醒，中效	是/是	味觉异常
唑吡坦片剂	2.5	5，10	2.5～5；肝功能损害睡前5	入睡困难，短效	是/是	进食障碍、睡行症，抑郁症患者慎用
扎来普隆胶囊	1	5，10	5～10；肝功能损害睡前5	入睡困难，短效	是/是	镇静、眩晕、剂量相关的记忆障碍
苯二氮䓬类						
艾司唑仑片剂	10～24	1，2	0.5	入睡及睡眠维持困难，中效	是/是	口干
替马西泮胶囊	8～10	7.5，15，30	7.5～15	入睡及睡眠维持困难，中效	是/—	镇静、疲乏、眩晕
三唑仑片剂	2.5	0.125，0.25	0.125～0.25	入睡困难，短效	是/是	非一线用药
氟西泮胶囊	30～100	15，30	15	睡眠维持困难，长效	是/是	次日嗜睡
劳拉西泮片剂	10～20	0.5，1.0	0.5～1	睡眠维持困难，中效	否/否	镇静、步态不稳
褪黑素受体激动剂						
雷美替胺片剂	1	8	8	入睡困难，昼夜节律失调，短效	是/—	禁与氟伏沙明联用，肝功能受损者禁用

药物及剂型	半衰期（h）	规格（mg）	≥65岁口服推荐剂量（mg）	适应证	FDA/CFDA批准	常见不良反应/注意事项
抗抑郁药						
曲唑酮片剂	6～8	50	25～100	尤适用于焦虑/抑郁伴失眠者	否/否	口干、便秘、残留镇静作用、直立性低血压
米氮平片剂	20～30	30	7.5～30	焦虑/抑郁伴失眠者首选	否/否	口干、便秘、食欲及体重增加
氟伏沙明片剂	17～22	50	50～100	焦虑/抑郁伴失眠者	否/否	消化道症状

注：FDA，美国食品药品监督管理局；CFDA，国家食品药品监督管理总局；RLS，不宁腿综合征。

当推荐剂量无效、耐受性增加、出现严重不良反应、产生药物依赖等情况时需要考虑换药。当首选药物无效时，可换为另一种短、中效的 BzRAs 或者褪黑素受体激动剂。在逐渐减少原先药物的剂量的同时，逐渐增加新类型药物的剂量，时限为 2 周左右。

当患者感觉可以控制睡眠时，尤其是与生活应激相关的失眠，一旦生活事件去除后，睡眠可逐渐恢复，可考虑开始减药。需避免突然停药，应当逐步减少种类和剂量，从而减少失眠反弹，有时时间可达数周或数月。

（3）物理治疗：包括生物反馈疗法、重复经颅电刺激疗法、光照疗法、电疗法及超声波疗法、音乐疗法等。

（4）中医治疗：老年人可以选用中药进行治疗，用药时间最好控制在午饭及晚饭后 0.5～1 h。常见药物有安神定志丸、合酸枣仁汤、枣仁安神胶囊等。

（5）电针疗法：研究显示电针刺激人体穴位对原发性失眠的短期治疗是安全、有效的。

三、阻塞性睡眠呼吸暂停

阻塞性睡眠呼吸暂停（obstructive sleep apnea，OSA），又称阻塞型睡眠呼吸暂停低通气综合征（obstructive sleep apnea hypopnea syndrome，OSAHS）。该病作为一种常见的慢性疾病，与老年人罹患肺心病、高血压病、冠心病、心律失常、糖尿病、卒中等密切相关。

（一）概念

（1）阻塞性睡眠呼吸暂停：又称阻塞性睡眠呼吸暂停低通气综合征，是指患者在睡眠中反复出现呼吸暂停和低通气。临床表现主要包括打鼾，鼾声响亮且无规律，夜间窒息甚至憋醒，睡眠紊乱，导致白天嗜睡、记忆力下降，甚至出现认知功能减退、行为异常等。

（2）低通气（hypopnea）：睡眠过程中口鼻气流较基线水平降低 30%，并伴随血氧饱和度下降 ≥ 4%，持续时间超过 10 s。或者是口鼻气流较基线水平降低 ≥ 50% 并伴 SpO_2 下降 ≥ 3%，持续时间超过 10 s。

（3）呼吸暂停低通气指数（apnea-hypopnea index，AHI）：呼吸暂停和低通气次数的总和除以总睡眠时间（以小时计）。该指数可细分为阻塞性 AHI 和中枢性 AHI。总 AHI 最常用于表示睡眠呼吸暂停的严重程度。对于成人，阻塞性 AHI > 15 次/小时（或 > 5 次/小时，且存在相应的体征、症状或共存疾病）符合 OSA 的诊断标准。

（二）危险因素

（1）年龄：患病率随年龄增长而增加，女性绝经后患者增多，70 岁以后患病率趋于稳定。

（2）性别：男女患病比例约为 2：1，随着增龄，女性患病率会升高，男女患病比例在老年人群中会降低。

（3）肥胖：体重指数（BMI）≥ 28 kg/m²。高达 60% 以上的中重度 OSA 是肥胖所致。

（4）上气道解剖异常：包括软腭松弛、鼻腔阻塞、Ⅱ度以上扁桃体肥大、悬雍垂过长或过粗、咽部肿瘤、舌体肥大、舌根后坠等。

（5）有明确家族史：OSA患者一级亲属患病率是其他人群的2倍。遗传很大程度是指肥胖，还要考虑家庭环境因素、颌面部形态、运动、饮食习惯等。

（6）不良生活习惯：长期吸烟、长期大量饮酒。

（7）药物：长期服用镇静、催眠、肌肉松弛药等。

（8）其他老年疾病：心功能不全、脑卒中、神经肌肉疾病、甲状腺功能减退等。

（三）病理机制

睡眠期间上气道狭窄的病理生理基础是多因素的，通常是因为口咽腔中舌、软腭及咽侧壁体积过大和（或）解剖结构异常导致。吸气时，上气道管腔为负压，促进其闭合，随后，咽部扩张肌活动开放气道。当睡眠时，这类肌肉的活动性下降，OSA患者的咽部扩张肌活动性降低，难以抵抗气道狭窄和（或）闭合，这是导致上气道阻塞的主要原因。

（四）临床综合评估

1. 临床表现评估

主要表现为夜间睡眠过程中打鼾且鼾声不规则，呼吸、睡眠节律紊乱，反复出现呼吸暂停，常随睡眠中突然觉醒而结束。整个过程大多持续10～30 s，最长可达1 min或更长，可发生在任一睡眠期。老年人会自觉憋气、夜尿次数增多。晨起后口干、头痛，白天嗜睡，记忆力减退明显，老年人更容易出现并发症，常常会合并难治性高血压、冠心病、肺心病、心律失常、2型糖尿病、脑血管病等。

2. 主观测评方法

主要包括STOP-Bang问卷、Epworth嗜睡量表（ESS）。

基层医院可应用STOP-Bang问卷对可疑OSA患者进行筛查和分级，见表3-4-2：

也可以选择Epworth嗜睡量表（ESS），需要注意的是，ESS主要用于日间嗜睡的评估，见表3-4-3：

表3-4-2　STOP-Bang问卷

问题	是	否
1. 打鼾：您睡眠鼾声很大吗（比普通说话声音大，或者透过关闭的门可以听到）？		
2. 乏力：您常常觉得疲倦、乏力，或者白天昏昏欲睡吗？		
3. 目击呼吸暂停：有人看到您睡眠时停止呼吸吗？		
4. 血压：您以前有高血压或者正在接受高血压治疗吗？		
5. BMI：$> 35 \text{ kg/m}^2$ 吗？		
6. 年龄：> 50 岁吗？		
7. 颈围：$> 40 \text{ cm}$ 吗？		
8. 性别：男性？		

注：是为1分，否为0分。总分≥3分为阻塞性睡眠呼吸暂停高危，＜3分为阻塞性睡眠呼吸暂停低危。

表3-4-3　Epworth嗜睡量表

在以下情况有无瞌睡的可能性	从不（0）	很少（1）	有时（2）	经常（3）
坐着阅读时				
看电视时				
在公共场所坐着不动时				
长时间坐车时（超过1小时）中间不休息				
坐着与人谈话时				
饭后休息时（未饮酒）				
开车等红绿灯时				
下午静卧休息时				

注：总分为24分，＞6分提示嗜睡；＞11分提示过度嗜睡；＞16分提示有危险的嗜睡。

3. 客观测评方法

（1）多导睡眠图（PSG）监测：整夜的PSG监测是诊断OSAHS的标准方法。一般要求超过7 h的监测为宜。包括：脑电图、下颌颏肌电图、心电图、脉搏氧饱和度、鼻呼吸气流和胸腹呼吸运动等。

（2）睡眠中心外监测（OCST）：也称为家庭睡眠监测。能够同时记录、分析多项睡眠生理数据，并可以便携式使用，可将仪器移动至患者家中等地使用，更适合社区医院使用。

（五）诊断

诊断标准为满足（A＋B）或C。

A.出现以下至少一项：

（1）患者主诉困倦、睡眠不解乏、乏力或者失眠。

（2）憋气、喘息或气哽从睡眠中醒来。

（3）同住者报告患者在睡眠期间存在习惯性打鼾、呼吸中断或者两者均有。

（4）确诊有冠心病、脑卒中、高血压、认知功能障碍、心境障碍、心力衰竭、房颤或2型糖尿病。

B. PSG或OCST证实：

PSG监测每小时睡眠期间或OCST每小时监测期间，发生阻塞性为主的呼吸事件（包括阻塞型呼吸暂停、混合型呼吸暂停、低通气等）≥5次。

C.PSG或OCST证实：

PSG监测每小时睡眠期间或OCST每小时监测期间发生的阻塞性为主的呼吸事件（包括阻塞型呼吸暂停、混合型呼吸暂停、低通气等）≥15次。

（六）鉴别诊断

（1）单纯鼾症：夜间有不同程度的鼾症，但PSG或OCST无阻塞型呼吸暂停、低通气表现。AHI＜5次/小时，白天一般无症状。

（2）发作性睡病：主要表现为难以控制的白天嗜睡、发作性猝倒、睡眠瘫痪和睡眠幻觉，多为青少年起病。主要诊断依据为多次睡眠潜伏期试验时出现异常的快速眼动睡眠（REM）。

（3）肥胖低通气综合征：患者肥胖（BMI＞30 kg/m²），清醒时CO_2潴留（$PaCO_2$＞45 mmHg），

多数患者合并OSAHS。

（七）治疗

（1）病因治疗：纠正引起OSAHS或使之加重的基础疾病。

（2）一般性治疗：超重或肥胖患者要有效控制体脂量和减重，包括饮食控制和体育锻炼。

（3）戒烟、限酒、慎用镇静催眠药及其他可能会加重OSAHS的药物。

（4）侧卧位睡觉：应进行体位睡眠教育和培训，可借助多种体位治疗设备，如体位报警器、胸式抗仰卧绷带、舒鼾枕等。

（5）无创气道正压通气治疗：是老年OSAHS患者的首选和初始治疗手段。临床常用的有持续气道正压通气（CPAP）、双相气道正压（BiPAP）等治疗。

（6）口腔矫治器：适用于轻中度OSAHS患者，特别是有下颌后缩的患者。

（7）外科治疗：不作为本病的首选治疗手段，仅适合于不能耐受气道正压通气，且手术确实可解除上气道阻塞的患者，要严格掌握适应证。

四、嗜睡

嗜睡（hypersomnia）又称睡眠过度。指白天睡眠过多，目前病因不明。老年人因为共存内科或神经系统疾病导致过度夜间睡眠、白天嗜睡和过度小睡。白天嗜睡的严重程度不一，主要表现为多次小睡后精神恢复或长时间睡眠仍不解乏。老年人中与嗜睡相关的疾病包括帕金森病、甲状腺功能减退、脑卒中、脑肿瘤、炎症、风湿、癌症、头颅外伤等。

（一）临床分型

根据不同病因，通常国际上将嗜睡分为以下类型：

1. 器质性疾病引起的嗜睡

老年人最常见的有以下4种因疾病引起的嗜睡类型：

（1）继发于帕金森病的嗜睡：帕金森病的过度睡眠可能是因为未能控制夜间症状，导致睡眠不足

和白天嗜睡。多巴胺能药物引起的嗜睡应归于药物引起的过度睡眠。

（2）继发于脑肿瘤、感染或其他中枢神经系统病变的嗜睡：颅内，尤其是下丘脑、中脑的卒中、感染、肿瘤、痴呆、神经变性疾病可能会导致白天嗜睡。肿瘤本身或治疗的影响可能是脑肿瘤患者嗜睡的原因。

（3）继发于代谢性脑病的嗜睡：慢性肾功能不全、肾上腺或胰腺功能不全、电解质紊乱、中毒和某些遗传性代谢性疾病可能会导致嗜睡。

（4）继发于内分泌疾病的嗜睡：最常见的是甲状腺功能减退导致的嗜睡。

2. 药物或毒物引起的嗜睡

又称中毒性过度睡眠，是因为物质滥用引起的嗜睡。主要表现为因正在使用的物质（药物或其他）、或撤除促醒药物后引起的，每日出现难以克制的困倦欲睡或白天入睡，并至少持续 3 个月。

3. 精神疾病引起的嗜睡

又称假性过度睡眠。表现为每天出现难以克制的困倦欲睡或白天入睡，至少持续 3 个月，并且白天嗜睡与精神异常同时出现。主要有以下两种类型的嗜睡：①与情绪障碍相关：嗜睡是非典型抑郁和反复重度抑郁发作伴轻度躁狂发作的一个常见特征；②与心理疾患相关：心理疾病会出现假性过度睡眠或假性发作性睡病，有时伴假性猝倒。

（二）诊断标准

必须满足以下标准：

（1）每日出现难以克制的困倦欲睡或非预期的白天入睡，并至少持续 3 个月。

（2）白天嗜睡是明确的基础疾病或神经疾病的结果。

（3）如果进行多次睡眠潜伏时间试验（MSLT）可见，平均睡眠潜伏时间≤ 8 min，睡眠起始快眼动睡眠期少于 2 次。

（4）嗜睡不能以另一个未治疗的睡眠疾病、精神疾病和药物或毒品作用更好地解释。

（三）治疗

（1）病因治疗：了解病因，减少或去除病因对患者的影响。

（2）药物治疗：个体化为原则，严格控制药物的剂量和服药时间，产生耐药需更换新药。白天嗜睡可酌情采用小剂量中枢兴奋剂，如苯丙胺等。当使用兴奋剂影响夜间睡眠时，可适当加用短效安眠药。

（3）行为治疗：规律生活作息，每日规律起床和入睡时间，白天可适当增加活动量，可定时小睡。可以要求患者记录打瞌睡的时间，从而进一步知道患者是否遵守规律的作息时间要求，规范其行为。

五、睡眠觉醒节律紊乱

睡眠觉醒节律紊乱（wake-sleep rhythm disorder）是指睡眠觉醒节律与常规不符而引起的睡眠紊乱。本病老年人亦多发。

（一）病因

（1）心理压力大：约 1/3 的老年人在病前存在生活事件，比如人际关系、经济压力、环境变化、身体健康状况异常等导致焦虑可导致睡眠时间推迟、易醒、多梦、早醒，从而打乱整个节律结构。

（2）生活节律失常：有些老年人长期形成了与常规不符的睡眠习惯，较常见的是晚睡晚起，很多是因为年轻时的工作需要晚睡导致生物钟紊乱，大脑动力定型从而出现睡眠觉醒节律紊乱。

（二）临床表现

睡眠觉醒节律紊乱主要表现为在凌晨入睡，下午睡醒；或者入睡时间不固定，总睡眠时间也随之不固定，严重者可以三天不睡觉；有的表现为睡眠和清醒时间过度提前，该类老年患者多伴随焦虑抑郁状态，引起白天精神欠佳，妨碍日常生活。

（三）诊断

睡眠觉醒节律紊乱的诊断必须符合以下条件：
（1）睡眠觉醒节律紊乱长期或反复发作。
（2）睡眠觉醒节律紊乱导致一系列失眠或嗜睡，或两者都有。
（3）睡眠觉醒节律紊乱导致痛苦或心理、生理、社会、职业、教育和其他重要功能的损害。

（四）治疗

主要治疗方法是调整入睡和觉醒时间以恢复正常节律。逐步调整节律，或一次性调整节律的治疗方法均可尝试，但治疗结果需反复巩固和坚持，常需配合相关觉醒和安眠药物来帮助治疗。

六、不宁腿综合征

不宁腿综合征（restless legs syndrome，RLS），又称不安腿综合征，Willis-Ekbom病（Willis-Ekbom disease，WED），是临床上常见的神经系统感觉运动障碍性疾病。该病的发病率随年龄增长而升高，女性的患病率是男性的2倍左右。高达90%的RLS伴随睡眠障碍。该病也会导致老年人痴呆、焦虑和抑郁，也与糖尿病、心脑血管疾病、神经精神疾病、肾病等密切相关。

（一）病因

1. 原发性RLS

通常有家族史，遗传模式包括常染色体显性遗传、常染色体隐性遗传或非孟德尔遗传类型。我国有1/3的患者有一级亲属RLS阳性家族史。

2. 继发性RLS

多在40岁以后起病，与缺铁性贫血、脑卒中、帕金森病、多发性硬化、慢性肾功能不全等疾病相关。部分也可继发于一些药物及食物后，比如抗抑郁药、抗精神病药、抗组胺药、咖啡、酒精、尼古丁等。

（二）临床表现

临床表现为不可抗拒的、强烈的想活动肢体的不适感。这种感觉包括灼烧感、蠕动感、触电感、酸胀感、牵拉感，甚至疼痛感。部位以小腿为主，也可累及大腿、上肢、头部、腹部等，通常呈对称性。一般发生在傍晚和夜间，发作高峰为午夜至凌晨，安静或睡眠时容易诱发。患者需要不停地活动下肢、行走来缓解不适，一旦停止就会再次出现不适感。

（三）辅助检查

该病缺乏特异的化验和检查方法。目前临床上常用的方法如下。

1. 实验室检查

主要用于排除继发性因素：需要检查血常规、血清铁蛋白、总铁结合力、肌酐、尿素氮、血糖、糖化血红蛋白等，有助于排除铁利用障碍、缺铁性贫血、肾功能不全、糖尿病等引起的继发性RLS。

2. 多导睡眠图（PSG）

能客观显示患者的睡眠紊乱，比如睡眠潜伏时间延长等睡眠结构改变和辨别是否存在睡眠中周期性肢体运动（PLMS）。若PSG显示周期性肢体运动指数（periodic limb movement index，PLMI）≥5次/小时，可作为支持RLS诊断的依据。

3. 制动试验（suggested immobilization test，SIT）

该试验具体做法为：在入睡前1小时，嘱患者在清醒状态下坐在床上，双下肢伸展，与身体呈135°，PSG监测期间清醒期PLMS≥40次/小时，即支持RLS诊断。

（四）诊断

RLS诊断必须符合以下A～C条件：

A. 因为腿部不适迫切需要活动腿部或其他肢体，症状符合以下条件：

（1）安静状态下出现或加重。

（2）运动后可缓解。

（3）几乎均发生在傍晚或夜间。

B. 以上症状不能用其他疾病或行为解释。

C. 因RLS的症状导致焦虑、抑郁等影响睡眠；或引起身体、心理、社会、执业、教育、行为或其他重要功能的损害。

老年患者需要特别注意：对于存在认知障碍的老年人，需要考虑可能存在摩擦肢体的行为征象，如摩擦、按摩、揉捏腿部；或过度的活动如抖腿、踢腿、坐立不安、辗转反侧等。

（五）鉴别诊断

（1）夜间腿痉挛：单侧、不自主肌肉痛性收缩，可出现短暂的肌肉痉挛。通过足背屈、跖屈交替进行，症状可有效缓解。

（2）外周神经系统病变：多由创伤、神经压迫、感染、营养不良或其他引起。通常会引起感觉障碍；无昼夜规律性，活动后症状不缓解。

（3）外周血管病变：主要由外周动脉硬化所致；活动后痉挛性疼痛加重，可出现间歇性跛行，休息后可改善，症状也无昼夜节律性。

（六）治疗

1. 一般治疗

（1）避免使用可能诱发 RLS 的药物：如硝酸甘油、硝普钠、抗精神病药、抗抑郁药、抗组胺药（苯海拉明）、钙通道阻滞剂（硝苯地平、氨氯地平等）。

（2）建立良好的睡眠习惯：减少摄入含咖啡因的饮料及食品、尼古丁和酒精等，尝试每天在同一个时间入睡、创造良好的睡眠环境等。

2. 药物治疗

（1）铁剂：当患者血清铁蛋白 < 75 μg/L 和（或）转铁蛋白饱和度 < 45% 时，建议补充铁剂。口服补铁剂包括：琥珀酸亚铁、硫酸亚铁、富马酸亚铁、蔗糖铁等。静脉铁剂包括：葡萄糖硫酸铁、蔗糖铁、低分子右旋糖酐铁等。

（2）多巴胺受体激动剂：普拉克索，该药是唯一在中国获批 RLS 适应证的药物，为中重度 RLS 的首选药，以小剂量 0.125 mg 起始。

（3）多巴胺能制剂：复方左旋多巴制剂，如左旋多巴-卡比多巴、多巴丝肼等。

（4）阿片受体激动剂：目前临床使用的长效羟考酮-纳洛酮缓释剂、羟考酮可有效改善 RLS 的不适症状。

3. 非药物治疗

（1）适当体育锻炼：可改善原发性 RLS 不适症状，尤其是渐进式有氧运动。

（2）物理疗法：可每晚在腿部不适症状发生前穿戴气动压缩装置；或使用近红外光照疗法、重复经颅磁刺激、电刺激等。

（3）针灸疗法：取穴主要包括太冲、合谷、三阴交、足三里等位置。

七、快速眼动睡眠行为障碍

快速眼动睡眠行为障碍（rapid eye movement sleep behavior disorder，RBD）是一种以 REM 期间伴随梦境及肢体活动为特征的睡眠疾病，该病多见于老年人，男性患病率明显高于女性。该病与路易体痴呆、多系统萎缩、帕金森病等多种神经系统变性病相关。目前认为 RBD 对于神经系统变性疾病的早期预警有重要意义。

（一）分类

1. 特发性 RBD

RBD 可作为一种独立症状单独存在，无伴随症状，但这类患者在数年或数十年后最终可能发生神经系统变性疾病。

2. 继发性 RBD

（1）药源性 RBD：5-羟色胺再摄取抑制剂、苯二氮䓬类药物、抗精神病药、三环类抗抑郁药、酒精、咖啡因等均会引起 RBD。

（2）症状性 RBD：因炎症、肿瘤、变性、血管病导致脑干相应部位损害会引起 RBD 症状。发作性睡病、癫痫、多发性硬化等也会引起 RBD 症状。

（3）与神经系统变性疾病相关的 RBD：阿尔茨海默病、额颞叶痴呆、帕金森病、路易体痴呆、多系统萎缩等均会引起 RBD 症状。

（二）临床表现

患者在睡眠期间有鲜活或暴力的梦境并出现不同程度的情感反应甚至是暴力行为，发作时的行为表现多样，可以从肌肉抽动到各种剧烈的行为动作，如讲话、喊叫、唱歌、抓取、跳跃或坠床等，可造成患者本人或同床伴侣的伤害，严重者会导致脑出血或骨折等。

（三）辅助检查

（1）神经电生理：多导睡眠图（PSG）监测可发现 RBD 的电生理特征表现为患者上下肢存在 REM 期持续甚至亢进的骨骼肌活动。

（2）筛查量表：包括 RBD 筛查问卷、Mayo 睡眠问卷、RBD 单问卷筛查等。

（四）诊断

RBD 的诊断需同时满足如下 A ～ D：

A. REM 期出现骨骼肌失迟缓现象（REM-sleep without atonia，RWA）。该现象的特点是持续的肌张力明显增高，并呈爆发性。

B. 有明确的梦境演绎，有临床表现或 PSG 监测到明确的发作。

C. REM 期脑电图无癫痫样放电。

D. 症状不能被其他病因解释，包括药物、内科疾病、神经精神疾病等。

（五）鉴别诊断

（1）睡眠期癫痫：表现为癫痫发作，不能回忆梦境，多会出现一些重复活动如解扣、脱衣等伴强直及或振挛样活动。PSG 监测可有癫痫样放电，可发生在任何睡眠期。发作形式较 RBD 单一。

（2）意识模糊性觉醒：指不能从睡梦中很快觉醒，在这个过程中有一段很长的意识模糊期，没有暴力行为。PSG 监测显示从非快速眼动睡眠中觉醒，脑电图有特征改变。

（3）创伤后应激障碍：患者有强烈的创伤经历，症状出现与该经历相关。清醒后会出现高度警觉、回避或其他表现。

（六）治疗

1. 防护措施

首先，RBD 患者需要有规律的作息习惯，避免有精神兴奋作用的药物或食物刺激。有更加安全的睡眠环境，如在靠床近的地板上放置床垫、移去潜在的危险用品，如利器、玻璃、热水瓶等。同时，建议患者与伴侣分床睡，避免伴侣受伤。

2. 药物治疗

（1）氯硝西泮：首选，但 RBD 伴痴呆、OSAS 的患者慎用。老年人建议从小剂量开始服用，一般是 0.25 ～ 2 mg，睡前 15 min 服用。

（2）褪黑素：该药对治疗合并路易体痴呆、帕金森病、多系统萎缩的 RBD 患者有明确疗效。一般是 3 ～ 12 mg，小剂量起始。

（3）其他：包括帕罗西汀、多奈哌齐、多巴胺或多巴受体激动剂、镇静催眠药等。

总之，治疗 RBD 的各种药物的剂量及标准化疗程均未达成共识，应当依据患者的具体发作情况进行调整。

参考文献

［1］中国睡眠研究会. 中国失眠症诊断和治疗指南. 中华医学杂志，2017，97（24）：1844-1856.

［2］中华医学会神经病学分会，中华医学会神经病学分会睡眠障碍学组. 中国成人失眠诊断与治疗指南（2017版）. 中华神经科杂志，2018，51（5）：324-335.

［3］中国医师协会神经内科医师分会睡眠障碍专业委员会，中国睡眠研究会睡眠障碍专业委员会，中华医学会神经病学分会睡眠障碍学组. 中国成人多导睡眠监测技术操作规范及临床应用专家共识. 中华医学杂志，2018，98（47）：3825-3831.

［4］高和.《国际睡眠障碍分类》（第三版）慢性失眠障碍的诊断标准. 世界睡眠医学杂志，2018，5（5）：555-557.

［5］何权瀛，王莞尔. 阻塞性睡眠呼吸暂停低通气综合征诊治指南（基层版）. 中国呼吸与危重监护杂志，2015，14（4）：398-405.

［6］中华医学会，中华医学会杂志社，中华医学会全科医学分会，等. 成人阻塞性睡眠呼吸暂停基层诊疗指南（2018 年）. 中华全科医师杂志，2019，18（1）：21-29.

［7］PRAHARAJ S K, GUPTA R, GAUR N. Clinical Practice Guideline on Management of Sleep Disorders in the Elderly. Indian J Psychiatry, 2018, 60（Suppl 3）：S383-S396.

［8］中国医师协会神经内科医师分会睡眠学组，中华医学会神经病学分会睡眠障碍学组，中国睡眠研究会睡眠障碍专业委员会. 中国不宁腿综合征的诊断与治疗指南（2021版）. 中华医学杂志，2021，101（13）：908-925.

［9］中华医学会神经病学分会睡眠障碍学组. 中国快速眼球运动睡眠期行为障碍诊断与治疗专家共识. 中华神经科杂志，2017，50（8）：567-571.

（李潇颖　张萍　著　董霄松　秦明照　审校）

第五节　老年期抑郁障碍

一、概念

抑郁障碍（depressive disorder）是最常见的精神障碍之一，是指各种原因引起的以显著而持久的心境低落为主要临床特征的一类心境障碍。在美国《精神障碍诊断与统计手册（第五版）》（the Diagnostic and Statistical Manual of Mental Disorders，5th Edition，DSM-5）中，抑郁障碍作为独立分类疾病单元呈现，包括破坏性心境失调障碍、抑郁症、持续性抑郁障碍、经前期心境恶劣障碍、物质/药品导致的抑郁障碍和由其他躯体问题引起的抑郁障碍等亚型。抑郁障碍的严重后果是患者自杀。

老年期抑郁障碍（late life depression，LLD）指年龄 60 岁及以上的老年人中出现的抑郁障碍，其在老年人群中是一种较常见的精神障碍，在伴发躯体疾病的患者中患病率更高，不仅损害老年患者的生活质量和社会功能，而且增加照料者的负担。

二、流行病学

世界卫生组织（WHO）2018 年公布的数据显示，65 岁以上老年人群抑郁症的患病率保守估计在 10% ～ 15%。对 2010—2019 年中国老年人抑郁症患病率的 meta 分析显示老年人抑郁症患病率约为 25.55%。女性抑郁症患病率（26.40%）高于男性（20.47%），北方抑郁症患病率（27.39%）高于南方（19.7%），农村抑郁症患病率（31.02%）高于城市（22.34%）。根据 2018 年 CHARLS 项目的调查结果，农村老年人抑郁症状检出率为 45.3%。

三、病因与发病机制

迄今为止，抑郁障碍的病因和发病机制还不完全清楚。抑郁障碍发病危险因素涉及生物、心理、社会多方面。

（一）生物因素

生物因素包括遗传因素、神经生化和内分泌、脑结构改变、电生理改变等多方面，研究结果提示了相关改变，但是其参与抑郁障碍的机制目前没有定论，还需要深入研究。

遗传研究提示，抑郁症患者的亲属，特别是一级亲属，罹患抑郁障碍的风险明显高于一般人群，患病风险是一般人群的 2 ～ 10 倍。成年女性罹患抑郁症的比例高于男性，男女患病比例约为 1 : 2。神经生化和内分泌研究发现抑郁障碍的神经生化［5- 羟色胺（5-HT）、去甲肾上腺素（NE）、多巴胺（DA）等单胺类递质主导］及神经内分泌系统（下丘脑-垂体-肾上腺轴、下丘脑-垂体-甲状腺轴、下丘脑-垂体-性腺轴等）的功能改变，也观察到某些氨基酸、神经肽与抑郁障碍的发病机制相关。神经影像学研究包括结构性脑影像和功能影像研究，主要发现额叶-丘脑-边缘系统环路结构的异常，内侧前额叶皮质、扣带回前部、杏仁核、海马、丘脑与下丘脑等脑区功能的改变和抑郁障碍相关。此外，神经电生理研究包括脑电图、睡眠脑电图、脑诱发电位等，抑郁障碍的电生理机制仍需深入探讨。

（二）心理-社会因素

应激性生活事件是抑郁障碍的主要危险因素。负性生活事件如丧偶、离异、婚姻不和谐、失业、严重躯体疾病、家庭成员患重病或突然病故均可导致抑郁障碍的发生。丧偶是与抑郁症关系最密切的应激源。经济状况差、社会阶层低下者也易患本病。

老年期抑郁障碍病因更加复杂，常伴有躯体疾病，两者也可能互为因果。患者常常伴有认知损害，这既可能是脑器质性病变的反映，也可能预示着痴呆发生风险的增加。老年期抑郁障碍的易感因素和促发因素包括：脑器质性损害基础，躯体疾病共存，使用药物的影响，回避、依赖和挑剔等人格因素，低文化水平、贫困、独居和服务照料不良等社会因素，心理灵活性下降、负性生活事件、慢性应激和挫折等心理因素，功能损害、活动受限等躯体因素。这一年龄段特有的一些心理社会应激如丧亲、社会角色改变、搬迁等也会诱发或加重抑郁。

四、临床表现

老年期抑郁障碍的核心特征与其他年龄段发病者无差别，主要为心境低落、兴趣丧失以及精力缺乏。在心境低落的基础上还伴有其他认知、生理以及行为症状，如注意力不集中、失眠、反应迟钝、行为活动减少以及疲乏感。但是，老年患者固有的生物、心理、社会因素不可避免地对抑郁障碍的临床表现产生影响。老年患者抑郁发作的核心症状常被其他主诉掩盖，而情感痛苦与动机缺乏等症状常常与抑郁密切相关，并且年龄越大越明显。其临床表现与年轻患者有所不同。老年抑郁患者临床表现常具有以下特点：

1. 躯体不适主诉突出

但否认或表达不清忧郁、低落等情绪体验，因此导致家人不能及时识别情绪问题，有人将这种躯体症状所掩盖的抑郁障碍成为"隐匿性抑郁"。躯体不适多以头晕、头痛、乏力、感觉异常、失眠、胸闷、气短等非特异性症状为主，客观检查结果往往难以充分解释上述不适。严重时可发展为疑病表现，如坚持认为病情在恶化或认为已罹患不治之症，不接受医生无重病倾向的结论。

2. 焦虑和激越症状常见

激越即焦虑激动。老年抑郁患者常伴有明显焦虑症状，如坐立不安、对同一件小事的反复询问、对不愉快经历的反复回忆或诉说等。有时也呈现易激惹状态，对一般性的刺激会表现为强烈的不愉快

情绪，如哭闹，甚至打骂家人。患者常表述为"看什么都心烦、不顺眼"。

3. 睡眠障碍

除躯体不适外，睡眠差是另一个常见的老年抑郁障碍患者就诊的主诉，患者和家属常认为只是单纯的失眠而急切寻求更好的安眠药。但睡眠问题的突然恶化、既往助眠方法或药物的失效、伴有其他抑郁症状等情况，均提示当前睡眠问题属于抑郁障碍的表现，需要系统抗抑郁治疗。

4. 妄想

老年抑郁伴发妄想症状多见。疑病妄想、虚无妄想、被遗弃妄想、贫穷妄想，以及被害妄想等是老年期抑郁障碍患者常见的妄想症状。

5. 自杀风险

与年轻患者相比，老年期抑郁障碍患者自杀观念频发且牢固，自杀计划周密，自杀成功率高。导致自杀的危险因素主要有孤独、绝望感、罪恶感、激越、持续的失眠和抑郁的慢性化等。因此老年抑郁患者一定要充分评估自杀风险，并及时干预。

6. 认知功能障碍

抑郁障碍可导致认知受损，这一临床表现在老年患者中更常见，约80%的老年抑郁患者主诉记忆力下降。有研究发现部分老年抑郁症状可能是痴呆的早期表现。

五、筛查与评估

抑郁障碍与较多躯体疾病相关，同时许多精神疾病也可出现抑郁症状。因此对有抑郁症状的患者进行全面评估是正确诊断的开始。老年期抑郁障碍的筛查、评估和诊断建立在完整的病史采集、精神检查、体格检查与实验室检查的基础上。

（一）症状学评估

1. 抑郁评估

量表评估在筛查或评估老年抑郁症状的严重程度方面发挥重要作用。老年抑郁量表（geriatric depression scale，GDS）是专为老年人设计的抑郁自评筛查表，可用于社区服务中心或养老机构，主要有GDS-30和GDS-15两个版本，还有GDS-4、GDS-5等简版用于社区及养老机构的筛

查。老年抑郁的初筛尤其是门诊或社区的患者可用 GDS-4 或 GDS-5，如果满足 2 项问题阳性，则可做进一步临床评估，尤其是精神检查，必要时建议到专科进一步诊治。Zung 氏抑郁自评量表（self-rating depression scale，SDS）也可用于社区和专业医疗机构中抑郁自评筛查，其中的老年抑郁症状条目易理解，适合我国老年人社会文化特点。此外汉密尔顿抑郁量表（Hamilton depression scale，HAMD）和蒙哥马利–艾森贝格抑郁评定量表（Montgomery–Asberg Depression Rating Scale，MADRS）是常用的评价抑郁严重程度和疗效的他评量表。需注意：量表可用口述或书面回答两种方式检查；量表只能用于筛查或者评估抑郁严重程度，不能单独使用量表进行诊断［见附录 老年抑郁量表（GDS-30，GDS-15，GDS-4，GDS-5）］。

2. 认知功能评估

通过认知功能筛查量表如简易智力状态评估量表（Mini-Cog）、简易精神状态检查量表（mini mental state examination，MMSE）、蒙特利尔认知评估量表（Montreal cognitive assessment，MoCA），可以初步了解患者认知功能，为抑郁与痴呆的鉴别诊断提供线索。

3. 自杀风险评估

每例患者均需评价自杀风险，询问患者的自杀意念、自杀计划、自杀准备、目前及既往的自杀行为、自杀手段的便利性及可及性、自杀的危险因素及保护因素等。

4. 其他精神症状评估

意识状态、焦虑症状、睡眠障碍等与老年期抑郁障碍诊断和治疗措施选择有关，幻觉、妄想、紧张症、木僵等精神病性症状是紧急精神科干预的指征，可以通过精神检查进行评估。

如果筛查出抑郁倾向、痴呆风险或者有自杀风险、精神病性症状，要及时到专科诊治，或转诊至上级医院。

（二）生物学评估

包括共病评估、多重用药、营养评估与实验室及影像学检查。

老年患者合并多种躯体疾病，主要包括心脑血管病、慢性疼痛、自身免疫病、内分泌代谢疾病、肿瘤以及脑血管病、帕金森病等神经系统疾病，需评估其与抑郁发生的关系，以及其对抑郁治疗的影响。

老年患者需筛查多重用药、药物相互作用和药物不良事件的风险，应注意药物的依从性问题并了解精神活性物质使用史。利血平、胍乙啶、甲基多巴、奎尼丁、普萘洛尔、类固醇、非甾体抗炎药、白细胞介素 -2、抗肿瘤药、酒石酸伐尼克兰、托吡酯等均可导致抑郁。

对于老年抑郁患者要进行营养评定，注意患者体重、饮食习惯、胃肠道功能的改变。可以使用简易营养评估量表（mini nutritional assessment，MNA）MNA-SF、营养风险筛查 2002（nutritional risk screening 2002，NRS 2002）评分表等评估。还应注意患者有无水肿及脱水的情况，另外，低白蛋白血症、低胆固醇血症是反映营养不良的非特异性指标。

实验室检查包括全血细胞分析、肝功能、肾功能、血糖、电解质、甲状腺功能、维生素 B_{12} 与叶酸浓度、血清白蛋白等，心电图、脑电图、颅脑 CT 和（或）MRI 等也要进行检查。

（三）心理社会评估

（1）生活事件评估：评估丧偶、生病、搬迁等生活事件对情绪和生活的影响，并需特别关注持续负性生活事件的影响。

（2）日常生活能力和功能状态评估：对患者治疗康复有影响，可以做日常生活活动（ADL）能力评估量表等测定。

（3）家庭状况与社会支持：包括患者的教育文化背景、工作经历、人际关系、人格特征、宗教信仰、丧偶等应激事件、与谁一起居住以及患病后由谁来照顾，注意有无忽视或虐待老人的问题。

六、临床诊断

老年期抑郁障碍在疾病分类学上并非一个独立的疾病单元，国际疾病分类第十版（ICD-10）和 DSM-5 中并未将其单独进行讨论。须遵循 ICD-10，DSM-5 诊断标准及《中国精神障碍分类与诊断标准（第三版）》（Chinese Classification and diagnostic

Criteria of Mental Disorder-3rd Edition，CCMD-3）进行抑郁发作和复发性抑郁障碍的诊断，对于同时患有其他躯体疾病的老年人，在进行抑郁发作诊断时，需要考虑两者之间的潜在关系，包括：①抑郁症状可能是躯体疾病的先兆；②抑郁症患者可能合并潜在的躯体疾病；③抑郁症状可能由躯体疾病导致。老年抑郁障碍的诊断主要根据病史、临床症状、病程特点及体格检查和实验室检查，依照相关的精神疾病诊断分类标准而确定。只根据评估量表结果不能诊断。

ICD-10 关于抑郁发作的诊断标准：

各种形式的典型发作中，患者通常有心境低落、兴趣和愉快感丧失，导致劳累感增加和活动减少的精力降低。常见症状包括稍做事情即觉明显的倦怠。典型抑郁症状：①心境低落；②兴趣与愉快感丧失；③易疲劳。其他常见症状是：①集中注意和注意的能力降低；②自我评价和自信降低；③自罪观念和无价值感（即使在轻度发作中也存在）；④认为前途暗淡悲观；⑤自伤或自杀的观念或行为；⑥睡眠障碍；⑦食欲下降。

抑郁发作按严重程度的不同分为轻度、中度、重度抑郁发作。轻度、中度、重度抑郁之间的区分依靠复杂的临床判断，包括症状的数量、类型及严重度。日常工作和社交活动的表现通常是帮助了解严重程度的有用指标。

七、治疗和干预

（一）治疗目标和基本原则

抑郁缓解可以改善老年人的生活质量，降低自杀风险，对于老年期抑郁障碍的治疗应该更加积极。

1. 老年期抑郁障碍的治疗目标

有效改善症状，减少自杀率，防止复燃复发，促进功能康复，提高生活质量。

2. 治疗的基本原则

（1）准确识别并鉴别不典型症状，对焦虑、失眠、躯体不适等突出症状选择有针对性的治疗措施，坚持个体化治疗原则。抑郁症复发率高达50%～85%，其中50%的患者在疾病发生后2年内复发，目前倡导全病程治疗。

（2）充分考虑年龄增长对药代动力学和药效学产生的影响，调整药物剂量，严密监测不良反应。

（3）老年患者常合并多种躯体疾病，有多种合并用药，治疗时尽可能减少非必需药物的使用，特别关注药物相互作用。

（4）老年患者治疗依从性差，具有较高治疗中断率以及高自杀风险，需加强有关疾病知识的宣教，提前做好风险防范。调动家属力量，协助督促用药及复诊，提升依从性。

（5）药物治疗与心理治疗并重，物理治疗、体育锻炼以及生活方式调整等均可作为治疗选择。

（6）巩固维持期治疗与急性期治疗同等重要，应注重复发预防和整体功能康复。

（二）治疗策略

抗抑郁药特别是选择性5-羟色胺再摄取抑制药（SSRIs）和心理治疗均可作为治疗首选，而物理治疗如改良电休克治疗对部分老年抑郁患者更为适宜。巩固和维持期治疗与急性期治疗同等重要。

1. 基础治疗

保障营养摄入和积极治疗基础躯体疾病，鼓励患者规律起居、参加娱乐活动、增加人际交往等，丰富生活内容。建立和完善由专科医生、基层卫生保健人员、社会工作者及家庭成员共同参与的老年期抑郁障碍多学科团队协同照料模式，从临床症状缓解延伸到全面功能康复。

2. 药物治疗

抗抑郁药治疗是老年期抑郁障碍的主要治疗措施，老年患者接受抗抑郁药治疗可以减轻抑郁症状，缓解抑郁发作，总体疗效与年轻人相当。在选择药物时建议遵循以下原则：尽量单一用药；起始剂量为成人推荐剂量的1/2或更少，在开始治疗2周内复诊了解药物耐受性；老年患者药物应答时间延长，起效时间为4～12周，甚至16周，缓慢加量获得最大缓解率，确保足量足疗程。

治疗过程中检查药物的依从性，整个治疗过程中严密监测药物不良反应；注意药物相互作用，特别是与躯体疾病治疗药物的相互作用。减停或换药应逐渐进行，避免如5-羟色胺综合征等撤药反应。

老年期抑郁障碍患者复发率较年轻患者高，急性期药物治疗后需要更长的巩固维持治疗，巩固维持治疗时间为 12 个月以上。多次复发的老年期抑郁障碍患者建议长期维持治疗。

下面简单介绍以下几类常用抗抑郁药物。

（1）选择性 5- 羟色胺再摄取抑制药（SSRIs）：一线治疗药物，具有良好的耐受性，使用方便，总体安全性较高。包括舍曲林、西酞普兰、艾司西酞普兰等。常见不良反应为恶心、头晕、便秘、低钠血症、静坐不能、震颤、食欲下降、窦性心动过缓等。因剂量依赖性、延长 QT 间期和药物相互作用等安全性问题，FDA 提示 > 60 岁的患者使用 CYP2C19 抑制剂如西酞普兰，应注意药源性 QT 间期延长，可选用舍曲林等心血管方面安全性较高的药物。

（2）选择性 5- 羟色胺和去甲肾上腺素再摄取抑制药（SNRIs）：可作为 SSRIs 的替代治疗，可以较好缓解老年患者焦虑、抑郁症状，并能改善疼痛等躯体症状，较大剂量文拉法辛可以改善患者的低动力状态。代表药物为文拉法辛、度洛西汀。注意该类药物可引起剂量相关的舒张期高血压，高血压老年患者使用时应注意进行监测。少数患者出现胃肠道不良反应、头晕头痛、5- 羟色胺综合征等。

（3）去甲肾上腺素和特异性 5- 羟色胺能抗抑郁药（NaSSAs）：可作为 SSRIs 和 SNRIs 的替代治疗，以米氮平为代表，伴焦虑、失眠、厌食和体重下降老年人可以选用，也可用于药源性帕金森综合征和震颤的抑郁障碍患者。常见不良反应为过度镇静、口干便秘、血压降低、食欲增加、体重增加和高血糖等。

此外还有三环及四环类抗抑郁药（如阿米替林、马普替林）、单胺氧化酶抑制剂（如马吗氯贝胺）、去甲肾上腺素和多巴胺再摄取抑制剂（如安非他酮）、5- 羟色胺受体拮抗剂和再摄取抑制药（如曲唑酮）等。

对于老年人建议个体化调整用药。伴心血管疾病的患者可以酌情选择安全性较高、药物相互作用较少的治疗药物如舍曲林等。伴有明显焦虑、疼痛等躯体症状的患者可以选择有相应治疗作用的抗抑郁药如文拉法辛、度洛西汀等，可考虑短期小剂量合并使用苯二氮䓬类药以及其他抗焦虑药。伴有明显睡眠障碍的患者也可选则具有镇静和睡眠改善作用的抗抑郁药，如米氮平、曲唑酮等。

3. 心理治疗

心理治疗能改善老年期抑郁障碍患者的无助感、无力感、自尊心低下以及负性认知，适用于老年人的心理治疗方法包括支持性心理治疗、认知行为治疗、问题解决治疗、人际关系治疗、行为激活治疗、生命回顾治疗以及正念治疗等，老年期抑郁障碍治疗中可以单独采用心理治疗和（或）药物治疗联合应用。老年期抑郁障碍治疗中更倾向于心理治疗与其他治疗措施联合使用。

4. 生物物理治疗

电休克治疗疗效肯定，起效快并对自杀、拒食、伴有精神病性症状的患者更有优势，而改良电休克治疗安全性更高，更适用于老年期抑郁障碍患者。老年患者电休克治疗前需评估心肺功能，主要的不良反应为认知功能减退和意识障碍，若患者不良反应明显建议终止电休克治疗。

八、预后

老年期抑郁障碍早期识别，以及及时恰当的治疗可以改善老年人的生活质量，降低自杀风险，促进整体健康水平。老年抑郁症患者在中止治疗后复发率比年轻人高。大部分研究者主张，对初次起病的老年抑郁障碍患者，在达到临床缓解后至少应维持治疗 1～2 年，若出现复发或者为重度抑郁，则维持更长时间或终身。"评估检查"要贯穿抑郁症治疗的急性期、巩固期、维持期和停药期，根据检查的结果及时调整治疗方案。并且要加强对患者、家属及其他重要人员的宣传教育。

参考文献

［1］美国精神医学学会. 精神障碍诊断与统计手册. 5 版. 张道龙 译. 北京：北京大学出版社，2014.

［2］中华医学会精神医学分会老年精神医学组. 老年期抑郁障碍诊疗专家共识. 中华精神科杂志，2017，50（5）：329-334.

［3］BARUA A，GHOSH M K，KAR N，el al. Prevalence of depressive disorders in the elderly. Ann Saudi Med，2011，31（6）：620-624.

［4］荣健，戈艳红，孟娜娜，等. 2010～2019年中国老年人抑郁症患病率的Meta分析. 中国循证医学杂志，2020，20（1）：26-31.

［5］李磊，马孟园，彭红叶，等. 中国农村地区老年人抑郁症状发生情况及影响因素研究. 中国全科医学，2021，24（27）：3432-3438.

［6］李凌江. 中国抑郁障碍防治指南.2版. 北京：中华医学电子音像出版社，2015.

［7］陈旭娇，严静，王建业，等. 老年综合评估技术应用中国专家共识. 中华老年医学杂志，2017，36（5）：471-477.

［8］KOK R M，HEEREN T J，NOLEN W A. Continuing treatment of depression in the elderly：a systematic review and meta-analysis of double-blinded randomized controlled trials with antidepressants. Am J Geriatr Psychiatry，2011，19（3）：249-255.

（宋丽清　著　　曲珊　秦明照　审校）

第六节　老年期焦虑障碍

一、概念

焦虑（anxiety）是一种常见情绪，人们会尽量避免引起焦虑的不利情况，这是一种保护性反应。当焦虑的严重程度与客观的事件或处境不相称或持续时间过长时则为病理性焦虑，临床上称为焦虑症状。焦虑障碍（anxiety disorder）又称焦虑症，是人群中最常见的精神障碍，是一组以病理性焦虑症状为主要临床表现的精神障碍的总称。美国精神医学学会《精神障碍诊断与统计手册（第五版）》（Diagnostic and Statistical Manual-5th Edition，DSM-5）将焦虑障碍分为分离焦虑障碍、选择性缄默症、特定恐怖症、社交焦虑障碍（社交恐怖症）、惊恐障碍（panic disorder，PD）、旷场恐惧症、广泛性焦虑症（generalized anxiety disorder，GAD）、物质/药物所致的焦虑障碍、其他躯体疾病所致的焦虑障碍、其他特定的焦虑障碍、未特定的焦虑障碍。

广义而言，将发病于 60 岁以后，以焦虑症状为主要临床表现的一种精神障碍，统称为老年期焦虑障碍。老年焦虑障碍由于衰老而较难识别。衰老导致的功能性缺陷、社会活动减少导致的回避，以及常常与躯体疾病共病等都会使老年人的焦虑症状不易识别。

二、流行病学

由于焦虑障碍的分类、诊断标准、评估方法及文化背景的不同，不同研究报告的老年焦虑障碍的患病率并不相同。国外 meta 分析老年焦虑症的患病率报告在社区样本中为 1.2% ～ 15%，在医疗环境中为 1% ～ 28%；焦虑症状的患病率要高得多，社区样本中为 15% ～ 52.3%，医疗环境中为 15% ～ 56%。中国老年人健康影响因素跟踪调查

（CLHLS）2018 年数据显示老年人中焦虑症状检出率为 12.15%。其中轻度焦虑者 79.95%，中度焦虑者 14.62%，重度焦虑者 5.43%。农村老年人焦虑症状检出率高于城市老年人（13.05% 比 9.03%）。焦虑障碍发病年龄通常较低，80% ～ 90% 在 35 岁以前发病，如治疗不及时，部分患者症状可持续数年。GAD 和旷场恐惧症相对晚发，有几乎一半的 GAD 在 50 岁之后发病。不同分类的老年焦虑患者患病率各有不同，老年 GAD 是老年人中最常见的焦虑障碍，荷兰研究报告 65 岁以上 GAD 患病率为 7.3%。老年 PD 相对少见，欧洲老年人群中 PD 的患病率为 1%。

三、病因和危险因素

焦虑障碍的病因涉及生物学因素及心理社会因素两大方面。

焦虑障碍的危险因素有：①焦虑障碍家族史；②童年期不良经历，如不良的生活环境或父母养育方式；③应激性生活事件或创伤事件，包括受虐；④女性、未婚、离异、丧偶、教育程度低、失业、低收入；⑤合并精神障碍，尤其是抑郁症。

老年期躯体状况的改变和心理压力常常成为焦虑障碍的诱因，退休后生活状态的改变、亲友生病或去世，会增加老年人的失落和无助感，产生焦虑情绪。

四、临床表现

焦虑障碍有多种临床表现形式，不同分类的焦虑障碍各有其临床特征，但主要表现具有共性，即焦虑的情绪体验、自主神经功能失调及运动性不安。总体而言，焦虑障碍的临床症状可分为精神症状和躯体症状两大核心症状群。

（一）惊恐障碍（PD）

又称急性焦虑发作。PD的确切病因尚未阐明。其核心症状为惊恐发作。为无明显原因突然发生的惊恐体验，表现为异常的不安和恐惧，严重的惊恐发作时患者感到窒息感、濒死感和精神失控感，有时可出现非真实感。惊恐发作时伴有严重的自主神经功能失调，主要有胸痛、心悸、呼吸困难、头痛、头昏、眩晕、晕厥和感觉异常，也可以有出汗、腹痛、全身发抖或全身瘫软等症状。惊恐发作时的强烈恐惧感使患者难以忍受，常急切要求救助。常常在发作时去急诊就诊。

发作呈阵发性，每次可持续数分钟至1小时不等，一个月内至少发生3次，或首次发作后继发害怕再发作的焦虑持续一个月以上。发作不可预测，发作时意识清晰，事后能回忆。在发作间歇期，多数患者因担心发作时得不到帮助主动回避一些活动，如不愿单独出门，不愿到人多的场所，不愿乘车旅行等，或出门时要他人陪同。

老年人群中首次出现惊恐发作并诊断为惊恐障碍的并不常见。高龄并不是PD的危险因素，而躯体功能和其他精神疾病共患与PD的发生有关联。典型PD的惊恐发作症状在老年期不突出。老年期惊恐发作时躯体不适的主诉较多，并可能对症状作出合理性的解释。随首发年龄的增加，PD的症状数量和严重程度都有下降趋势。发作间期的预期性焦虑、恐惧性回避以及继发抑郁症状较多见。

（二）广泛性焦虑症（GAD）

GAD是一种常见的焦虑障碍。基本特征为泛化且持续的焦虑，不局限于甚至并不主要见于任何特定的外部环境（即"自由浮动"）。这一障碍在女性更为多见，并常与应激有关。病程不定，但趋于波动并成为慢性。

GAD的临床表现可以分为精神性焦虑、躯体性焦虑、自主神经紊乱以及其他症状。过度担心是精神性焦虑的核心症状。患者长期感到紧张和不安，遇事极易朝坏处想，对困难过分夸大，常为身体的不适感而惶惶不可终日，患者的上述表现并非由于客观存在的实际威胁，而是一种主观过虑，导致注意力难以集中，入睡困难、易醒、易激惹。自主神经功能失调的症状表现可以为心悸、出汗、胸闷、呼吸急促、口干、便秘、腹泻、尿频、尿急、皮肤潮红或苍白等。躯体性焦虑即运动不安，主要包括坐立不安、搓手顿足、肢体发抖、全身肉跳、肌肉紧张性疼痛及舌、唇、指肌震颤等。患者常常因持续存在的躯体不适就诊于综合性医院，进行过多的检查和治疗。

老年GAD包括两种情况：①青中年时期的GAD延续至老年；②老年期初发的GAD。前者具有一般GAD的特点，后者除了具有一般特点外，疾病的发生、发展、转归受患者躯体疾病、家庭支持、认知功能等影响更显著。晚发性GAD的临床共病率增加（如高血压等）、导致更严重的残疾和更差的健康相关生活质量。

老年GAD的一大特点为临床共病率高。主要有精神障碍共病、躯体共病、物质使用障碍。

1. 与其他精神障碍共存

（1）老年焦虑合并抑郁障碍：焦虑与抑郁障碍有共同的症状：易怒、不安、注意力下降、睡眠改变和乏力。随着年龄增加，焦虑与抑郁共患率增加，有一半的老年抑郁患者符合焦虑障碍的诊断标准，老年GAD合并抑郁障碍导致更高的慢性化风险、更低的社会功能和更严重的GAD症状。同样，抑郁的老年人中有GAD症状的有更高的自杀风险、更严重的躯体症状及认知障碍风险。患有抑郁症和并发焦虑症状的老年人更有可能自行停止治疗。焦虑症状通常在抑郁缓解后持续存在，并增加抑郁复发的风险。

（2）老年焦虑合并认知障碍：老年焦虑障碍与痴呆共存的情况很常见。出现焦虑症状的老年人认知功能较差，而患有GAD的老年人在多个认知领域表现出功能受损，包括语言、信息处理速度、即时和延迟记忆以及执行功能。焦虑与认知障碍之间的因果关系可能是双向的；慢性焦虑可能通过各种与压力相关的途径导致认知能力下降，恶化的认知表现又可能引发或加重焦虑症状。

2. 老年焦虑与躯体疾病共存

有慢性躯体疼痛、各种无法解释的躯体主诉的患者通常具有较高的GAD和抑郁症的共患率，而前者常先于躯体化症状出现。由于随着年龄增加，躯体疾病的发生增加，老年GAD与躯体疾病共患率增加。老年 GAD 常常与胃肠道疾病、甲状腺功能减退或亢进、糖尿病、心血管疾病和呼吸系统疾病、紧张性头痛等相关联。在严重的慢性躯体疾病的各个阶段中均可产生焦虑、抑郁情绪，焦虑的核心常常与躯体疾病相关。

3. 老年焦虑与物质使用障碍共存

老年焦虑与物质使用障碍高度共存。老年患者更有可能接受阿片类药物和苯二氮䓬类药物的处方，并且可能产生副作用，如认知功能受损、跌倒风险增加导致骨折发生、机动车事故、全因死亡率增加等。在国外，有报道由于慢性疼痛、失眠和情绪症状等情况的发生频率增加，大麻 / 大麻类似物的使用与老年人尤其相关，然而到目前为止，很少有证据表明它对老年人有效，潜在的副作用和药物相互作用不应低估。

五、筛查与评估

老年人和临床医生都可能错误地将焦虑不安、注意力集中困难、疲劳视为正常衰老过程的一部分，这就要求社区医生及内科医生等在日常接诊过程中，除评估躯体症状外，还应关注患者情绪和行为，就诊过程中的表情、动作、语气、用词等。针对有失眠、慢性胃肠道症状、其他疼痛症状、抑郁情绪或其他原因不明的复发性健康问题的患者，可以询问"你常因小事过度担心 / 紧张吗？"。GAD 患者通常会给出肯定的回答。如果回答为肯定的，可以继续进行相关问诊及评估。在问诊中要注意确认患者的体验，最好由患者提供的症状开始，如"你刚才说容易紧张，可以具体说说吗？"。直接询问时首先选择开放性的问题，如"你这段时间情绪如何？""这些情绪有多严重？"，尽量避免在开始问诊时使用过于封闭和诱导的问题。

总体评估患者情绪体验后，再逐一确认 GAD 诊断相关的症状体验：

（1）担心过度且内容泛化：患者在日常生活中常感惴惴不安，过分担心各种不同的事情，如自己或家人每次出门都担心发生交通意外，化验检查异常或躯体不适时反复担心是否为严重疾病。

（2）不安：患者常表达"心里不踏实""好像有事要发生"。

（3）着急、容易心烦：生活的琐事，如等车，过去可以很平静，现在则无法承受等待；找不到东西就不肯罢休。表现在就医过程中表示难以忍受常有的排队等待或需要克服的躯体不适感，交谈时语速快、语气急切。

（4）紧张：不能放松，感觉头、颈、身体僵硬。有些患者也因反复体验心慌、心悸而认为自己处于紧张状态。交流时可发现患者注意力不集中，不能充分接收外界信息，只是反复倾诉自己的苦恼。

（5）犹豫不决：日常生活中难以做出决定或选择。就医过程中涉及检查、治疗选择时就更为明显，甚至决定后还要改来改去。通常因为患者对所有选择面对的风险都过分担心。

（6）动作多：小动作多，难以静坐或静卧，经常变换姿势或来回走动。有时可见到四肢震颤或抽搐，部分患者有身体抖动感而无客观表现。

（7）自主神经症状：如呼吸变化，焦虑时呼吸会变得短浅，频率变快，因换气不够充分导致患者感到气短、胸闷，从而发生具有补偿性质的"喜长出气"。在惊恐发作时这种呼吸模式会更为突出，从而产生过度通气。也易出现胸闷气短、乏力、出汗、血压不稳、头晕头痛、恶心等自主神经症状。

量表可用于筛查和评估症状严重程度。大多数常用的焦虑测量工具在老年人群中缺乏足够的证据。现有的诊断标准和大多数筛查工具对老年焦虑障碍的敏感性较低，无法有效检测老年人的焦虑症或相关焦虑症状。而一些老龄特有的焦虑状况可能无法通过标准的焦虑筛查工具检测出来。

广泛性焦虑障碍量表（Generalized Anxiety Disorder-7，GAD-7）是一个简短的自评问卷（见附录），只需数分钟就能完成。其得分范围为 0 ～ 21 分，总分 5 ～ 9 分提示轻度、可能在临床水平以下的焦虑，建议加强监测；总分 10 ～ 14 提示中度、可能具有临床意义的焦虑，需进一步评估及治疗（如有需要）；总分 15 ～ 21 分提示严重焦虑，很可能需要治疗。如发现就诊者 GAD-7 评分提示中重度焦虑，建议转诊至精神专科医生。我国《老年综合评估技术应用中国专家共识》推荐焦虑自评量表（self-rating anxiety，SAS）（见附录）用于评估有焦虑症状的老年人。《中国焦虑障碍防治指南》还推荐了汉密尔顿焦虑量表（Hamilton anxiety scale，HAMA）、医院焦虑抑郁量表（Hospital Anxiety and Depression Scale，HADS）。一些专门设计用于评估老年焦虑的焦虑评估量表，如老年焦虑评估量表（Geriatric Anxiety Inventory，GAI）及老年焦虑量表（Geriatric Anxiety Scale，GAS）用于老年人也是可靠的。使用时需注意区分量表是自评量表（如 GAD-7 和 SAS）还是他评量表（如 HAMA）。

六、诊断及鉴别诊断

焦虑障碍的诊断，目前尚无病理生理和实验室的方法，主要根据发病过程、临床表现和专业医生的精神检查，结合诊断标准综合分析进行诊断。如果患者主诉焦虑、紧张或"神经过敏"，诊断和鉴别诊断过程就开始了。现行的精神障碍分类与诊断标准有 ICD-10、DSM-5 和我国的《中国精神障碍分类与诊断标准（第三版）》（CCMD-3）。目前国内外尚无针对老年期焦虑障碍的诊断标准，一般参照相关诊断标准做出临床诊断。

（一）根据 ICD-10，惊恐障碍诊断标准

1. 惊恐障碍（间歇发作性焦虑）诊断要点

惊恐发作诊断依据为 1 个月内至少有 3 次发作，每次不超过 2 h，发作时明显影响日常活动，两次发作的间歇期，除害怕再发作外，没有明显症状，并有以下特点：①发作出现在没有客观危险的环境；②不局限于已知的或可预测的情境；③发作间期基本没有焦虑症状（尽管预期性焦虑常见）。包含：惊恐发作、惊恐状态。

2. 惊恐障碍鉴别诊断

（1）排除其他精神障碍，如恐惧症、抑郁症，或躯体形式障碍等继发的惊恐发作。

（2）排除躯体疾病如癫痫、心脏病发作、嗜铬细胞瘤、甲状腺功能亢进或低血糖等继发的惊恐发作。

（二）根据 ICD-10，GAD 诊断标准

1. GAD 诊断要点

一次发作中，患者必须在至少数周（通常为数月）内的大多数时间存在焦虑的原发症状，这些症

状通常应包含以下要素：①恐慌（为将来的不幸烦恼，感到"忐忑不安"，注意困难等）；②运动性紧张（坐卧不宁、紧张性头痛、颤抖、无法放松）；③自主神经活动亢进（头重脚轻、出汗、心动过速或呼吸急促、上腹不适、头晕、口干等）。出现短暂的（一次几天）其他症状，特别是抑郁，并不排斥广泛性焦虑作为主要诊断，但患者不完全符合抑郁障碍、恐怖性焦虑障碍、惊恐障碍、强迫障碍的标准。

2. GAD 鉴别诊断

（1）躯体疾病：如急性心肌梗死、冠心病、高血压、甲状腺功能亢进症、低血糖、嗜铬细胞瘤等均可诱发焦虑症状。

（2）抑郁症。

（3）其他焦虑障碍。

（4）精神分裂症。

（5）痴呆。

（6）酒和其他精神活性物质戒断。

七、转诊建议

（一）紧急转诊

具有以下情况需立即转诊至精神专科机构：

（1）伴有自杀和自伤风险。

（2）出现精神病性症状。

（3）合并严重的抑郁、双相情感障碍。

（4）伴有物质依赖。

（二）普通转诊

出现焦虑症状，需转诊至精神专科医院或综合医院精神科明确诊断。诊断为 GAD，一般处理后效果不佳，或出现难以耐受的药物不良反应，或治疗依从性差等，应建议至精神专科机构就诊。

八、治疗

（一）治疗目标与治疗原则

我国《焦虑障碍防治指南》中指出焦虑障碍的治疗目标是：①提高临床治愈率；②恢复患者社会功能；③加强长期随访，减少复发率。治疗原则为：①综合治疗：综合药物治疗和心理治疗，有助于全

面改善患者的预后；②长期治疗：应当采取长期治疗的原则，急性期治疗缓解或消除焦虑症状及伴随症状，长期治疗恢复患者社会功能和预防复发；③个体化治疗：全面考虑患者的年龄特点、躯体状况，根据疗效和耐受性，进行个体化治疗。

（二）治疗措施

焦虑障碍的治疗包括心理治疗和药物治疗。

1. 心理治疗

适用于焦虑障碍的心理治疗方法有许多，如精神动力学心理治疗（psychodynamic psychotherapy，PPT）、行为治疗、认知疗法、生物反馈等，但临床应用最广、使用较简便、实用和公认有效的仍属认知行为治疗（cognitive-behavioral therapy，CBT）。绝大多数研究结论是：认知行为治疗对于焦虑相关障碍是有效的，而且与药物治疗联用是焦虑障碍治疗的最佳选择。

2. 药物治疗

荟萃分析显示，药物治疗比心理治疗对老年期焦虑更有效。老年抗焦虑药物治疗原则：根据药理特性和治疗原则合理选药，小剂量起始并缓慢加量，充分监控，重视不良反应，把握治疗时限。

（1）惊恐障碍的药物治疗：各种抗抑郁药对于惊恐障碍均有不同程度的治疗效果。老年人常选用帕罗西汀、舍曲林和艾司西酞普兰等 SSRI 类药物，以常用量的 1/3 ～ 1/2 开始，结合疗效和耐受性等情况缓慢加量。在惊恐障碍发作期或治疗初期常需要合并使用苯二氮䓬类药物，苯二氮䓬类药物的使用不应超过 3 ～ 4 周，并及早减药，直至停药。

（2）广泛性焦虑的药物治疗：治疗 GAD 的主要药物有抗抑郁药、抗焦虑药以及其他药物。老年期患者药物治疗原则是选用不良反应少、药物相互作用少、疗效肯定的药物。鉴于老年患者常常伴有躯体疾病，在服用抗抑郁药或抗焦虑药时常常同时服用其他药物。因此，药物相互作用在老年患者中尤其需要引起医师的重视。

抗抑郁药包括选择性 5- 羟色胺再摄取抑制药（SSRIs，如舍曲林、氟西汀、西酞普兰、艾司西酞普兰等）、5- 羟色胺和去甲肾上腺素再摄取抑制药（SNRIs，如度洛西汀、文拉法辛）被认为是老年 GAD 的一线治疗用药。随机对照试验表明，SSRIs

在治疗老年焦虑症方面是有效的，主要是 GAD。已发现文拉法辛和度洛西汀对老年人同样有效，其副作用与年轻人相似。重要的是，SSRI 和 SNRI 的耐受性相对传统抗抑郁药较好。SSRI 和 SNRI 应从常用量的 1/3 ～ 1/2 起始，结合疗效和耐受性等情况缓慢加量。SSRIs 引起低钠血症的风险在老年患者中更高。合并高血压的患者需慎用文拉法辛，对于更高剂量的 SNRIs（尤其是文拉法辛），建议密切监测血压。

去甲肾上腺素和特异性 5- 羟色胺能抗抑郁药（noradrenergic and specific serotonergic antidepressants，NaSSAs）如米氮平是治疗老年焦虑症的常用药物，主要是因为其对睡眠和食欲的影响，但其疗效的证据有限且不一致。使用米氮平时需注意过度镇静、防止跌倒。长期用药撤药时应注意撤药节奏。

三环类和四环类抗抑郁药因不良反应多，尤其对心血管的影响大，不作为老年期患者的首选药物。

阿扎哌隆类抗焦虑药物：丁螺环酮和坦度螺酮是治疗 GAD 的常用药物，老年人用低剂量也能达到很好的效果。但这类药物起效慢，耐受程度不一，一般也不作为一线药物，主要不良反应有头痛、头晕、恶心和坐立不安。

苯二氮䓬类药物仍然是治疗老年焦虑症的常用药物。苯二氮䓬类药物能有效减轻老年人的焦虑症状。然而，苯二氮䓬类药物具有增加跌倒风险、呼吸抑制、过度镇静、认知功能损害和成瘾性等副作用，不宜长期使用。其中长半衰期的苯二氮䓬类药物更容易导致跌倒，尤其是与其他药物合用时更为严重。在使用此类药物时应评估获益-风险比，并且在用药过程中严密监测相关情况。

急性期治疗 12 周，如果有效，继续巩固和维持治疗 6 ～ 12 个月。治疗过程中，监测疗效、耐受性，评估患者的治疗依从性。

九、预后

经系统治疗后，多数焦虑障碍患者可以临床改善。老年焦虑障碍的复发风险很高，3 ～ 6 年后复发率和慢性化率高达 39 ～ 52%，因此需全程治疗。

十、焦虑障碍的人群防治

焦虑障碍患病率高，复发率高，易形成慢性病程，严重损害患者的社会功能，给家庭和社会带来负担。如何控制焦虑障碍的发病率及致残率是全社会面临的挑战，开展防治结合，增强精神卫生专业机构的预防和社区康复功能尤为重要。有必要对社区人群进行健康教育，加强专业医疗团队的介入、加强综合医疗机构医师对于焦虑障碍的识别、加强家属的预防参与度、加强社会对疾病的理解度、减少歧视，不仅能早期识别疾病，使患者得到及时有效的治疗，降低患病率及复发率，更有助于节约医疗成本，减轻个人及社会医疗负担。

参考文献

［1］吴文源. 焦虑障碍防治指南. 北京：人民卫生出版社，2010.

［2］美国精神医学学会. 精神障碍诊断与统计手册. 5 版. 张道龙 译. 北京：北京大学出版社，2014.

［3］ANDREESCU C，LEE S. Anxiety Disorders in the Elderly. Adv Exp Med Biol，2020，1191：561-576.

［4］OLFSON M，KING M，SCHOENBAUM M. Benzodiazepine use in the United States. JAMA Psychiatry，2015，72（2）：136-142.

［5］陈旭娇，严静，王建业等. 老年综合评估技术应用中国专家共识. 中华老年医学杂志，2017，36（5）：471-477.

［6］BALSAMO M，CATALDI F，CARLUCCI L，et al. Assessment of anxiety in older adults：a review of self-report measures. Clin Interv Aging，2018，6（13）：573-593.

［7］中华医学会，中华医学会杂志社，中华医学会全科医学分会，等. 广泛性焦虑障碍基层诊疗指南（2021 年）. 中华全科医师杂志，2021，20（12）：1232-1240.

［8］Díaz-Gutiérrez M J，Martínez-Cengotitabengoa M，Sáez de Adana E，et al. Relationship between the use of benzodiazepines and falls in older adults：a systematic review. Maturitas，2017，101：17-22.

（宋丽清　著　曲珊　秦明照　审校）

第七节　老年谵妄

谵妄（delirium）是由多种原因引起的一种暂时性的急性发作的意识混乱，伴注意力不集中、思维混乱、不连贯以及感知功能异常。症状具有波动性，一般持续几天，也可能延续几周甚至数月，大多数可恢复。谵妄可发生在任何年龄，但常见于老年人群。老年人由于大脑的储备功能随年龄下降、身患多种疾病、多重用药等，是易感人群。谵妄的发生导致照护老年人困难增加，治疗成本增高，并且对疾病预后具有不良影响。然而，目前谵妄尚未被医护人员充分认识和重视。因此，提高对老年谵妄的认知并及时给予综合管理是十分必要的。

一、老年谵妄的流行病学特点

老年人为谵妄的易感人群，随着年龄增加，谵妄的发病风险逐渐增加。环境改变也会影响老年人谵妄的发生。在社区中谵妄的患病率很低，而在病房和急诊中的老年患者谵妄的总体发病率显著升高。谵妄的发生还与疾病类型和病情相关。手术后、重症监护病房（ICU）的老年患者谵妄发生率较高，尤其是需要机械通气的患者谵妄发病率可高达80%。认知功能障碍患者谵妄的发病率为33%～86%，而疾病终末期患者谵妄的发病率甚至高达83%～85%。在社区老年人中，谵妄发病率1%～2%，其中绝大部分为近期出院的老年人。

尽管谵妄是一种常见综合征，但由于其临床表现隐匿，且常叠加于其他疾病，如痴呆、抑郁之中，导致老年人谵妄在临床中常易被漏诊和误诊，尤其是轻度谵妄，因在短期内自行好转而易被忽视；又因为痴呆患者中谵妄的发病率较高，若对患者认知功能基线水平不了解，部分住院或急性症状期间，一些尚未确诊的痴呆患者常被误诊为谵妄。另外，缺乏系统的筛查和诊断方法也与漏诊有关。因此，一方面应加强医护人员对该病的识别能力；另一方面，医护人员应加强对患者的关注，注意观察患者的表情、言语等，及时发现患者的谵妄先兆症状，以尽早采取必要的措施。

二、老年谵妄的危险因素

虽然单一诱因可以导致谵妄，但老年的谵妄通常是多因素的。谵妄的危险因素分为两大类：易患因素，即患者的基础情况，多为不可逆转的；诱发因素，指引发谵妄的急性情况或事件，常见的可逆性诱因可总结为"DELIRIUM（谵妄）"（表3-7-1）。谵妄风险由易患因素和与诱发因素共同决定，易患因素越多，导致谵妄所需的诱发因素就越少。

表 3-7-1　老年谵妄的危险因素

1. 易患因素
- 高龄
- 先前已存在的认知功能障碍
- 共病
- 多重用药
- 感觉功能受损（例如：视力、听力障碍）
- 日常生活能力受损
- 酗酒
- 营养不良、衰弱状态

2. 诱发因素
- 药物（Drugs）：新添加或调整剂量的可能具有精神活性的药物
- 电解质（Electrolyte disturbances）：脱水、血钠失衡、甲状腺功能异常、血糖异常
- 用药不足（Lack of drugs）：酒精或催眠药物戒断，疼痛控制不满意
- 严重感染（Infection）：泌尿系统、呼吸系统感染等
- 感官功能（Reduce sensory input）：听力视力损失患者未佩戴眼镜、助听器
- 颅内病变（Intracranial）：颅内感染、出血、卒中、肿瘤等
- 尿便（Urinary，fecal）：尿潴留、粪便嵌塞
- 心肺（Myocardial，pulmonary）：心肌梗死、心律失常、慢性肺疾病加重、缺氧

药物在可逆性诱因中占重要地位。除了关注任何新添加药品、剂量调整的药物以及突然撤药和酒精依赖外，还要关注重点药物，主要是神经介质类和镇静催眠药品，特别是抗胆碱能药、苯二氮䓬类镇静催眠药、阿片类镇痛药等会诱发谵妄。另外长时间睡眠剥夺、情感应激、留置导管（如导尿管）、制动及物理约束以及手术麻醉等因素都可能诱发谵妄。

三、老年谵妄的临床表现及诊断

（一）临床表现

谵妄的临床特点是急性起病，症状具有波动性。核心症状是注意障碍和意识障碍，表现为广泛的认知过程受损，并可伴有复杂多变的异常精神行为症状。老年谵妄多具有日轻夜重的波动特点，即所谓的"日落现象"，给临床管理带来极大难度。

（1）注意受损和意识状态改变：患者的注意力指向、集中、维持、转换困难，检查时可以发现注意涣散或注意唤起困难。可伴有意识状态改变，表现为淡漠、嗜睡及浅昏迷等意识水平降低，亦可表现为警醒、易激惹、烦躁有攻击性等意识状态过度增强。

（2）思维不连贯：表现为语言不连贯或者容易中断，想法不明确、不合理，不易被人理解，理解和判断力异常。

（3）认知损害：出现时间、地点、人物定向力障碍；记忆损害因谵妄程度不同而存在差异，即刻和短时记忆受损明显，可能与注意损害关系较为密切；可以出现包括命名性失语、言语错乱、理解力受损、书写和找词困难等语言障碍，极端病例中可出现言语不连贯。

（4）其他精神行为症状：谵妄患者可有幻视、妄想，情绪波动明显，可有焦虑、淡漠、愤怒、烦躁不安、恐惧、激越等多种情绪反应，能自控，无理由地拒绝常规医疗护理。部分患者错觉及幻觉不突出，表现为行为抑制、茫然淡漠、主动活动减少；睡眠周期紊乱，睡眠倒错。

（二）分型

根据谵妄精神运动症状的不同可分为以下三类：

（1）抑制型（hypoactive）：在三种类型中该型患者的病死率最高，也是老年谵妄的主要类型，超过总数的50%。表现为嗜睡、表情淡漠、麻醉苏醒延迟、语速或动作异常缓慢。因症状不易被察觉，常被漏诊。该类型患者常由于卧床不起，导致深静脉血栓、肺栓塞、肺部感染甚至死亡。

（2）兴奋型（hyperactive）：患者表现为高度警觉、烦躁不安、易激惹，可有幻觉或妄想，有攻击性精神行为异常。是谵妄最容易被发现的一种类型。

（3）混合型（mixed）：表现为上述两种谵妄类型交替出现，反复波动。

（三）谵妄的诊断与评估

1. 病历资料采集

由于谵妄的漏诊率高、对预后影响大，有效识别高风险患者，并进行系统的评估及管理是十分必要的。谵妄的诊断基于病史和体格检查。

（1）病史采集：谵妄相关病史问诊的特殊性在于主要是从照料者而不是患者处获取。病史追

踪中一个关键因素是明确精神状态变化的时间线。急性发作是谵妄重要的特点，同时精神状态的波动情况也是一个基本要素，例如患者有时看起来正常，而其他时间则表现得非常困惑、意识混乱。

（2）体格检查：重点是对精神状态的评估，其中最重要是确定意识和注意力水平。任何不正常的意识水平，以及注意力不集中，都支持谵妄。对于意识水平正常的患者，评估其思维，特别是是否存在思维混乱的证据，如漫无边际和语无伦次，也很重要。问诊和体格检查的重要关注点是针对病因和诱因的评估，包括用药史、生命体征和患者一般情况的检查。谵妄问诊和体格检查关键点见表3-7-2。

表 3-7-2　谵妄问诊和体格检查要点

项目	需关注的情况
问诊	
● 注意力、认知功能及精神行为症状变化的起病形式	通常从照料者处获得，而不是从患者处获得新发、波动的病情变化可能有抑郁或痴呆的症状，但存在急性变化
● 症状与其他因素的关联，包括治疗方案变化和疾病症状的发展	从既往病历或患者照料者处获得
● 用药史，包括非处方药	仔细审查所有服用的药物，以确保获得准确的药物清单
● 感觉剥夺的评估	患者是否应佩戴助听器或眼镜
● 疼痛评估	谵妄与剧烈疼痛有关尤其关注无法有效沟通的患者中疼痛可能仅表现为激动
体格检查	
● 全身体格检查，重点检查心脏、肺和神经系统	为明确谵妄的原因提供线索注意寻找透皮贴片
● 认知检查，包括注意力测试	注意力不集中是谵妄的标志性认知缺陷路易体痴呆患者在基线检查时可能出现与谵妄相似的症状（精神行为异常、波动性过程）；即使在这类患者中出现的急性变化也应被当作谵妄进行评估和管理

（3）辅助检查：实验室检查、影像学检查和脑电图（EEG）不能替代病史和体格检查。但根据病史和体格检查，谨慎选择相应的辅助检查手段，有助于确定谵妄的可能原因和可纠正的危险因素。例如，当病史有癫痫发作史或颅脑损伤的证据时（例如头部外伤后出现的精神状态的变化），或者如果在体格检查中发现局灶性神经系统体征或癫痫发作的证据，影像学和脑电图对于明确病因有肯定的意义。值得注意的是，谵妄有时可能与卒中相关。因此如果危险因素、病史和体格检查有相应提示，则可能需要进一步影像学的检查。评估谵妄的相关辅助检查见表3-7-3。

2. 谵妄的筛查及评估

（1）谵妄的筛查：谵妄诊断的金标准是依照DSM-5的5条标准进行诊断。该诊断标准需要有经验的专科医生，通过床旁详细的神经精神评估做出诊断。在临床工作中，为了快速识别谵妄，常使用意识模糊评估法（confusion assessment method，CAM）进行谵妄的筛查。CAM为目前全球使用最广泛公认的谵妄筛查工具，适合非精神科医师使用（见附录）。

CAM诊断谵妄主要依靠四个方面的特征：①急性波动性病程；②注意力不集中；③思维紊乱；④意识状态改变。同时具备①和②，以及具备③或④其中一项即可诊断谵妄。

表 3-7-3　谵妄相关辅助检查

检查项目	需关注的情况
基础实验室评估	
● 全血细胞计数	感染和严重贫血
● 血清电解质	电解质紊乱，尤其是高钠血症和低钠血症
● 血尿素氮、肌酐	脱水和隐匿性肾衰竭（罕见）
● 葡萄糖	低血糖、严重高血糖、高渗状态
● 肝功能检查	隐匿性胆管炎、胆总管结石、肝损伤
感染相关检测	
● 胸部影像学	发热伴有影像学肺部感染表现
● 尿液分析、培养	与发热有关时考虑尿路感染或其他泌尿生殖系统症状
● 腰椎穿刺	基于病史和体格检查高度怀疑脑膜炎或蛛网膜下腔出血；或者谵妄持续存在或无法解释或发生于相对年轻患者
心电图	心肌梗死和心律失常
血气分析	低氧血症，高碳酸血症
头颅影像学检查	根据病史和体格检查高度怀疑急性脑血管病，或者谵妄持续存在、出乎意料或原因不明或发生于相对年轻患者
脑电图	如果怀疑有隐匿性癫痫发作

（2）病情评估：可应用 CAM- 严重程度量表（CAM-severity，CAM-S）评价谵妄的严重程度。CAM-S 有长表（共 10 项，0～19 分）和短表（共 4 项，0～7 分）。后者是与诊断相关的 4 项严重程度评估（总分 0 分为正常，1 分为轻度谵妄，2 分为中度谵妄，3～7 分为重度谵妄），见附录。在患者起病初期及后续治疗过程中定期评估 CAM-S 得分，有利于观察病情。

3. 老年谵妄的鉴别诊断

老年谵妄的主要鉴别诊断是痴呆、抑郁症和其他急性精神病综合征。但在许多情况下这些综合征可以共存，在某些情况下是彼此的危险因素。明确鉴别诊断及症状的波动过程，常常需要进行多次、连续的评估。

（1）认知障碍：出现意识模糊的老年患者最常见的问题是"该患者应诊断认知障碍、谵妄或两者兼有？"，为了确定这一点，必须从先前的病历资料或照料者提供的信息中了解患者的基线状态。精神状态与基线相比急剧变化与痴呆表现不符，则提示谵妄。快速波动的病程（几分钟到几小时）和意识水平异常高度提示谵妄。需要注意的是，在谵妄

期间不能诊断新的认知障碍。另外，痴呆症患者患谵妄的风险增加 2～5 倍（即，痴呆叠加谵妄）。因此，对先前存在痴呆诊断的患者不能排除且更易叠加谵妄。

（2）精神疾病：抑郁症也可能与抑制型谵妄相混淆。某些急性精神病综合征，例如躁狂状态，具有类似于兴奋型谵妄的表现。最好将这些患者视为谵妄进行评估和管理，而不是单纯将表现归因于精神疾病，忽略背后潜在的异常情况。

谵妄与痴呆、抑郁的鉴别要点见表 3-7-4。

（3）亚谵妄综合征（subsyndromal delirium）：部分患者表现出意识水平波动、注意力不集中、感知觉障碍、思维紊乱中的部分症状，称为亚谵妄综合征，也称部分性谵妄综合征。亚谵妄综合征的患者虽达不到完全谵妄的诊断标准，却严重影响临床预后。这种情况应与谵妄同等对待。

基于每种疾病的可逆性和可治疗性以及漏诊的短期后果，对于认知改变的老年患者，建议临床医生应首先评估谵妄，其次是亚谵妄综合征，之后是抑郁症、其他急性精神病综合征和痴呆。

表 3-7-4　谵妄与痴呆、抑郁的鉴别

特点	谵妄	痴呆	抑郁
发作	急性，数小时至数日	逐渐进展，数月至数年	情绪改变至少持续 2 周
病程	可逆性、波动性（昼轻夜重）	不可逆，缓慢进展	经治疗后可逆，晨起明显
特征	突发突止，注意力、思维、认知呈波动性	认知功能下降表现为记忆力下降合并以下一种或多种情况：失语、失用、失认、执行力下降	动力/热情减退，悲观和自卑，有时伴有记忆力、注意力、思维能力下降
精神病性症状	错觉、幻觉	妄想、幻觉	内疚、躯体症状
睡眠	睡眠紊乱，无规律	睡眠紊乱较有规律	失眠或嗜睡
情绪	波动性、突发性、愤怒、哭泣、害怕	抑郁情绪可在早期出现，冷漠是常见症状，可能与抑郁混淆	持续低落、兴趣减退、食欲下降、自杀意念、无望感

四、老年谵妄的综合管理

老年谵妄原因复杂，临床预防和治疗需要多学科团队合作，需老年科专科医师和护士、临床药理师、营养师、康复师共同参与，照护人员及家属的配合也至关重要。医务人员应熟悉诊治流程，同时需充分了解患者基线精神状态，便于早期识别和干预。

（一）预防及非药物治疗

在所有谵妄干预措施中，对危险因素的提前干预可将谵妄的发生率降低 40%。对于高危患者，或已出现谵妄以及谵妄的前驱期症状（如静坐不能、焦虑、易激惹、注意力不集中或白天睡眠紊乱等）

的患者，及时发现危险因素并尽快去除可逆诱因对快速缓解谵妄和争取最佳远期预后非常重要。

谵妄的防治强调多方面的综合干预。非药物性干预为首选方案。医务人员首先全面评估患者，针对患者存在的具体的危险因素，个体化地提供相应的干预方案。谵妄的综合性预防和干预措施见表 3-7-5。

药物是导致谵妄最常见的原因之一，尤其是精神类药物，因此需要特别注意。相关药物主要包括苯二氮䓬类、镇静催眠药、具有抗胆碱能特性的药物、阿片类和多巴胺前体药物等。在许多情况下，存在良好的替代方案（表 3-7-6），如果情况允许可考虑予以替代。

表 3-7-5　谵妄的综合性预防和干预措施

危险因素	干预措施
认知障碍 定向力障碍	● 与患者进行频繁的有益的沟通和活动，维持人际交往 ● 鼓励家人陪伴 ● 明亮的环境，放置大号数字的时钟、日历
多重用药	● 在临床药师参与下评估药物 ● 合理减少用药种类 ● 避免可能导致谵妄加重的药物
感觉功能障碍	● 解决可逆的视觉和听觉障碍 ● 鼓励患者应用眼镜、助听器、声音放大器等
营养不良	● 在营养师的参与下改善营养不良 ● 鼓励患者坐起进餐，提供相应的帮助，保证营养同时减少误吸风险 ● 解决口腔问题，保证患者义齿正常
感染	● 积极寻找感染源，及时治疗 ● 避免不必要的导管 ● 严格执行院感控制措施

危险因素	干预措施
低氧血症	● 及时发现和评估低氧血症 ● 检测患者血氧浓度，保持氧饱和度 > 90%
疼痛	● 正确评估患者疼痛水平，对于不能言语沟通的患者使用身体特征、表情等进行评估 ● 对于任何怀疑有疼痛的患者都要控制疼痛，避免治疗不足以及过度治疗
脱水和电解质紊乱	● 鼓励患者多饮水，必要时考虑静脉输液 ● 如患者需要限制入量，需根据专科情况，保证重要脏器灌注
尿潴留 / 便秘	● 检测尿量及排便情况 ● 鼓励进食高纤维素食物，定时排便 ● 必要时给予通便治疗
环境刺激	● 避免环境过度刺激引起激越，使患者放松
活动受限	● 鼓励患者走动，手术患者术后尽早下床活动 ● 不能行走的患者鼓励被动运动 ● 康复科介入干预
睡眠剥夺	● 避免打扰睡眠 ● 睡眠时间减少环境噪声

表 3-7-6　可能导致谵妄的药物

药物	导致谵妄的机制	替代方案
苯二氮草类	中枢镇静作用	非药物睡眠管理 如果需要，使用最小有效剂量短效药物
三环类抗抑郁药	抗胆碱能毒性	选择性 5- 羟色胺再摄取抑制药或其他药物
抗组胺药 （尤其是第一代，如苯海拉明）	抗胆碱能毒性	非药物睡眠管理 伪麻黄碱治疗感冒
抗胆碱能药物	抗胆碱能毒性	行为干预 低剂量用药
阿片类镇痛药	抗胆碱能毒性、中枢神经系统镇静、便秘	选择不含阿片类药物的镇痛方案 使用最低有效剂量（阿片类药物代谢物可在肾功能损害时蓄积） 提供支持性措施（例如，预防便秘）
抗精神病药	抗胆碱能毒性、中枢神经系统镇静	如果为了患者安全和护理服务有必要使用，则应权衡利弊，使用最低有效剂量 必要时联系专科指导用药
抗生素 （尤其是氟喹诺酮类）	γ- 氨基丁酸和 N- 甲基 -D- 天冬氨酸（NMDA）受体效应	尽可能选择其他抗菌剂

此外需注意保证患者的安全，谨慎给予束缚。保护性约束的适应证为仅在患者有暴力活动时，要预防治疗管路脱出时，如气管插管等。应用束缚后，应反复再评估，尽早撤除。谵妄患者跌倒风险高，利用防跌报警装置，或低床加床旁保护垫防止坠床。增加看护和陪伴，积极安抚。另外，要管理好门、窗，避免患者走失或因为幻觉坠楼等。

（二）药物治疗

目前尚无任何一种药物批准用于治疗谵妄。有些药物可能产生镇静作用，将兴奋型谵妄转化为抑制型，给人一种治疗有效的错觉。而实际上，抑制型谵妄可能预示着更加不良的预后。抑制型症状可能增加跌倒或误吸的风险，进而增加并发症的发生率。另外，多种抗精神病药物、镇静药物均有诱发谵妄的可能，并且增加患者死亡和痴呆患者卒中的风险。所以，必须谨慎使用药物干预，只有当患者出现激越行为，阻碍治疗或危及自身及照料者安全时才考虑用药。

1. 药物治疗原则

（1）单药治疗比联合药物治疗好。

（2）小剂量起始，警惕镇静作用，增加剂量之前重新评估。

（3）选择抗胆碱能活性低的药物。

（4）及时停药。

（5）持续应用非药物干预措施，主要纠正引起谵妄的潜在原因。

2. 常用的控制谵妄患者激越行为的治疗药物

（1）氟哌啶醇：小剂量口服或肌内注射 0.5 ～ 2.0 mg/2 ～ 12 h，氟哌啶醇是一种非选择性的多巴胺受体激动剂，经常导致心律不齐和锥体外系症状。静脉使用会引起 QT 间期延长，因此应慎用，用药期间注意监测心电图变化。

（2）奥氮平：锥体外系不良反应小于氟哌啶醇，口服或舌下含服，起始剂量 1.25 ～ 2.50 mg/d 口服。建议小剂量短期使用。

需要注意的是，苯二氮䓬类药物可能使其他原因导致的谵妄症状延长或恶化。只有酒精或苯二氮䓬类药物戒断症状引起的谵妄，可以使用此类药物治疗患者的激越行为。如果既往患者未服用胆碱酯酶抑制剂，不建议采用该药物治疗谵妄。部分较为严重的谵妄，可以使用稍高的起始剂量。用药期间，临床医生必须仔细评估有无新出现的静坐不能（运动性躁动），这是一种可能与谵妄恶化相混淆的抗精神病药物的潜在不良反应。患有帕金森综合征和路易体痴呆的老年人应避免使用氟哌啶醇，而应使用锥体外系效应较少的非典型抗精神病药。

五、谵妄对患者预后的影响

越来越多的证据表明谵妄与患者的不良预后密切相关。在医院中，谵妄导致死亡风险增加 10 倍，医院并发症风险增加 3 ～ 5 倍，住院时间延长。即使出院后，在住院期间出现谵妄的患者可能出现日常生活能力下降，这可能与部分患者自发性活动减少，出现失用性肌肉萎缩，从而影响活动功能有关。谵妄的严重程度、持续时间可能与出院后认知功能下降程度相关且可能具有更高焦虑和抑郁风险。另外，其再入院率要比未发生谵妄的患者高出 2.6 倍。谵妄患者发作后可能不留下任何后遗症，也有可能发展成永久性的神经性后遗症，谵妄发作可作为大脑脆弱及认知储备下降的信号，也可能增加未来痴呆发生的风险。

老年人谵妄的发病率高，且谵妄与患者不良预后密切相关。而谵妄的早期识别和及时处理可逆转老年患者的负性结局。因此，医护人员在临床工作中应重视老年患者谵妄的筛查、评估、预防和治疗，尽早采取有针对性且综合的管理措施，改善患者的预后。

参考文献

［1］MOSSELLO E, TESI F, DI SANTO S G, et al. Recognition of Delirium Features in Clinical Practice: Data from the "Delirium Day 2015" National Survey. J Am Geriatr Soc, 2018, 66（2）: 302-308.

［2］王秋梅，刘晓红. 老年人谵妄的识别与处理. 中华老年医学杂志, 2012, 5（31）: 445-446.

［3］中华医学会老年医学分会. 老年患者术后谵妄防治中国专家共识. 中华老年医学杂志, 2016, 35（12）: 1257-1262.

［4］MATTISON M L P. Delirium. Ann Intern Med, 2020, 173（7）: ITC49-ITC64.

［5］FONG T G, DAVIS D, GROWDON M E, et al. The interface between delirium and dementia in elderly adults. Lancet Neurol, 2015, 14（8）: 823-832.

［6］SOLOMON C G, MARCANTONIO E R. Delirium in Hospitalized Older Adults. N Engl J Med, 2017, 377（15）: 1456-1466.

［7］LAHUE S C, DOUGLAS V C, KUO T, et al. Association between Inpatient Delirium and Hospital Readmission in Patients ≥ 65 Years of Age: A Retrospective Cohort Study. J Hosp Med, 2019, 14（4）: 201-206.

（纪笑娟　张萍　著　王晶桐　秦明照　审校）

第八节 头晕、眩晕与晕厥

一、头晕 / 眩晕

（一）概述

头晕（dizziness）/ 眩晕（vertigo）是临床常见的平衡失调主观症状，二者可以依次出现或共存。

头晕是指空间定向能力受损或障碍的感觉。通常是指头重脚轻、头昏脑涨、头昏沉、视物模糊、虚弱乏力、身体漂浮、站立或行走不稳感等，不伴自身或外界物体运动或旋转感。

眩晕是指因空间定向障碍从而对躯体自身或外界环境产生的运动性错觉。在没有自身运动或正常头部运动时，主观感觉自身或外界物体呈旋转、翻滚、倾斜、升降、摇摆、浮动、弹跳、滑动或直线运动。

头晕 / 眩晕可发生于各年龄阶段，发病率随增龄而增加，女性多见。65 岁以上人群中头晕 / 眩晕发生率为 4% ～ 30%，85 岁以上人群可达 50%。头晕 / 眩晕通常在数天到数月内缓解，但大约 1/4 的患者会出现慢性或复发性头晕。慢性头晕（时间大于 1 ～ 2 个月）往往伴随一系列症状，包括抑郁、焦虑、跌倒、晕厥等。长期慢性头晕的老年人自我健康评价变差、社会活动减少，会对生活质量造成严重影响。

（二）发病机制

人体平衡有赖于中枢神经系统控制下的感觉和运动系统的相互作用及配合，需要本体感觉、视听觉和前庭系统共同参与。前庭系统是维持平衡、感知机体与周围环境之间关系的最重要器官，大部分头晕 / 眩晕是由该系统通路病变或受刺激后导致。老年人群中，前庭功能障碍十分常见，60 岁以上人群中约 50% 存在前庭功能下降，从而导致姿势不稳、步态异常及跌倒。

平衡系统中前庭觉、视觉及本体觉其中一项发生障碍，如果其他两项代偿则仍能维持平衡，当出现两个系统障碍就难以维持平衡。例如：前庭功能受损后，在黑暗中（视觉障碍）、水中（本体觉障碍）就很难维持平衡；当本体感觉功能障碍时，只要视觉正常，睁眼时可无症状，闭眼或进入暗处可出现平衡障碍、头晕。

（三）病因、分类及临床表现

基于平衡维持机制的复杂性，头晕 / 眩晕的病因繁多，除年龄、基因、遗传等因素外，可涉及多个临床科室疾病（表 3-8-1），药物也是常见原因（表 3-8-2）。老年人头晕 / 眩晕可能是多种因素综合作用的结果。

根据病因的解剖部位和疾病性质，头晕 / 眩晕可分为前庭系统性头晕 / 眩晕（前庭周围性、前庭中枢性）和非前庭系统性头晕 / 眩晕（眼源性、颈源性、本体感觉性、全身疾病性和精神心理性）。前庭系统性头晕 / 眩晕大部分为周围性头晕 / 眩晕，占 50% ～ 70%，预后较好；小部分为中枢性头晕 / 眩晕，占 20% ～ 30%，预后较差，严重时危及生命。

1. 前庭周围性头晕 / 眩晕

主要为前庭周围器官（球囊、椭圆囊、半规管）、前庭神经或前庭神经节病变引起，患者眩晕程度常较重，但平衡障碍程度轻，常急性起病，持续时间短为数分钟至数小时，有明显的缓解期，常伴明显的耳鸣、听力下降，以及面色苍白、出冷汗、恶心等自主神经症状，不伴其他中枢神经症状和体征，无意识障碍。

2. 前庭中枢性头晕 / 眩晕

主要为前庭中枢结构病变引起，包括脑桥延髓部脑干前庭神经核及其以上传导通路（脑干、小脑、丘脑或前庭皮层及皮层下白质），见于中枢神

表 3-8-1　引起头晕 / 眩晕的常见疾病

疾病分类	疾病名称
耳鼻喉科疾病	良性阵发性位置性眩晕（benign paroxysmal positional vertigo，BPPV）、梅尼埃病、突发性聋伴眩晕、前庭阵发症、老年性前庭病、双侧前庭病、前庭神经炎、迷路炎、中耳炎、听神经瘤、耳硬化症、外淋巴瘘、上半规管裂综合征、耳带状疱疹等
神经科疾病	后循环短暂性脑缺血发作（transient ischemic attack，TIA）、脑梗死、脑出血、脑肿瘤、颅脑外伤、中毒、脑炎、脱髓鞘疾病、神经变性病、前庭性偏头痛、癫痫性眩晕等
内科疾病	高血压、冠心病、心力衰竭、心律失常、低血压、糖尿病、低血糖、甲状腺功能亢进或减退、贫血、维生素 B_{12} 缺乏症、睡眠呼吸暂停综合征、慢性肾病、水电解质酸碱紊乱、晕动病、药物中毒等
眼科疾病	白内障、青光眼、黄斑变性、眼肌麻痹、屈光不正等
骨科疾病	颈椎退行性病变、颈椎间盘突出等
精神疾病	焦虑、抑郁、惊恐障碍、强迫症、精神分裂症等

表 3-8-2　引起头晕 / 眩晕的常见药物

作用机制	药物分类
影响心脏导致低血压、直立性低血压、尖端扭转型室性心动过速	抗高血压药物、利尿剂、Ⅰa 类抗心律失常药物、洋地黄类药物、双嘧达莫、硝酸盐、磷酸二酯酶 5 型抑制剂、抗感染药物（抗流感病毒药物、抗真菌药物、喹诺酮类药物）、抗帕金森病药、抗痴呆药物、抗癫痫药物、抗组胺药（镇静剂）、治疗注意力缺陷 / 多动症的药物、骨骼肌松弛剂、钠-葡萄糖协同转运蛋白 -2 抑制剂、酒精、毒品、抗胆碱能药物等
中枢性抗胆碱能作用	骨骼肌松弛剂、泌尿道和胃肠道解痉剂
小脑毒性	抗癫痫药物、苯二氮䓬类药物、锂剂
引发低血糖	降糖药物、β 受体阻滞剂
耳毒性	氨基糖苷类药物、抗风湿药物

经系统血管病、炎症、肿瘤、神经变性病、外伤、中毒等。患者眩晕症状相对较轻，但平衡障碍明显。如为占位性或神经系统退行性疾病，多起病缓慢，持续时间长，可持续数日、数月或数年，多无明显的缓解期，恶心、呕吐、耳鸣和听力下降少见，病情进展可伴脑干、小脑症状和（或）体征，如共济失调、锥体束征、吞咽困难、构音障碍及复视等。如为急性脑血管病（如后循环梗死或脑干小脑出血），常为急性起病，伴随前述症状体征，严重者可迅速出现意识障碍。

3. 非前庭系统性头晕 / 眩晕

由于各种原因损伤维持平衡的其他系统，如眼部、颈部本体感觉系统以及全身疾病、精神心理异常，表现多为头晕、失衡、站立不稳等，以及基础病因的相应临床表现。

（四）评估和转诊

1. 病史采集

详细全面的病史采集能够为头晕 / 眩晕的诊断提供重要依据。根据病史可使 70% ～ 80% 的患者明确诊断方向。

（1）起病形式及发作频率：①急性单次持续性：常见于前庭神经炎、突发性聋伴眩晕、后循环卒中等。②反复发作性：应考虑 BPPV、梅尼埃病、TIA、前庭性偏头痛、惊恐发作等。③慢性持续性：慢性进行性加重常见于颅内占位性疾病、中枢神经系统退行性疾病等，慢性稳定性常见于精神心理性头晕如持续性姿势知觉性头晕、双侧前庭病、慢性中毒等。此外，许多全身系统性疾病，如低血压、贫血、睡眠呼吸暂停综合征等，以及药物也是老年人慢性持续性头晕的常见原因。

（2）表现形式：是否感觉头重脚轻、头昏脑涨、视物模糊、虚弱乏力、站立或行走不稳，有无自身或外界物体的运动错觉，如旋转、翻滚、倾斜、升降、摇摆、浮动、弹跳、滑动或直线运动等。

（3）持续时间：①数秒钟：常见于BPPV、梅尼埃病晚期、前庭性偏头痛、心律失常等。②数分钟：常见于TIA、前庭性偏头痛、惊恐发作等。③数十分钟至数小时：常见于梅尼埃病、前庭性偏头痛、TIA等。④数天：常见于前庭神经炎、迷路炎、突发性聋伴眩晕、前庭性偏头痛、脑血管病或脱髓鞘病等。⑤数月至数年：常见于双侧前庭病、中枢神经系统退行性疾病、精神心理性头晕、慢性中毒等。

（4）诱发因素：①BPPV常与头位或体位变化有关，如起床、翻身、低头、仰头时出现。②前庭性偏头痛发作期也可出现与头位或体位变化有关的头晕。③梅尼埃病可由工作紧张、过度劳累、紧张焦虑、烟酒过度等诱发。④前庭神经炎多在发作前1～2周有上呼吸道或胃肠道感染。⑤直立性低血压、严重椎基底动脉狭窄可在站立体位时诱发。⑥低血糖性头晕常在饥饿或进食前发生。⑦颈源性眩晕多在颈部运动尤其是突然转头时发生。⑧情绪不稳、睡眠障碍、劳累常是前庭性偏头痛或姿势知觉性头晕的诱发因素。

（5）伴随症状：①自主神经症状：血压变化（升高或降低）、心动过缓、恶心、呕吐、肠蠕动亢进、便意频繁，因前庭迷走神经反射功能亢进所致，常见于前庭周围性眩晕和部分前庭中枢性眩晕疾病。②耳部症状：耳鸣、耳闷胀感、听力下降或听觉过敏可见于梅尼埃病；眩晕伴听力下降及耳或乳突疼痛可见于突发性聋、迷路炎、中耳炎等。③中枢神经系统症状：复视、构音障碍、面部及肢体感觉、运动障碍或共济失调提示脑干小脑病变；如急性枕部疼痛持续存在需警惕椎基底动脉夹层；上述症状急性发作并持续存在提示可能后循环梗死或出血。④心血管症状：心悸、胸闷、胸痛、晕厥提示心脏病变可能，如急性冠脉综合征或心律失常、肺栓塞。⑤精神情绪症状：紧张、担心、坐立不安、情绪低落、恐惧、睡眠障碍如入睡困难、易醒、早醒等提示可能合并或并发焦虑、抑郁状态，或姿势

知觉性头晕。⑥眼部症状：双眼复视提示脑干、眼动神经、眼外肌或神经肌肉接头病变；单眼复视、单眼黑矇、单眼视力下降、斜视等提示眼球、眼内肌或视神经病变。⑦颈部症状：颈肩痛、与颈部活动相关的头晕/眩晕、上肢或手指麻木，可能提示颈椎关节不稳、颈椎病、颅颈部发育异常。

（6）既往史及家族史：①既往高血压病、糖尿病、高脂血症、吸烟饮酒、心脑血管病史的急性头晕/眩晕患者需先鉴别是否存在脑血管病。②既往有耳部疾病史，如慢性中耳炎的患者，后期易并发迷路炎等。③颞骨骨折、外淋巴瘘常有头部外伤手术史。④晕动病患者常有晕车、晕船史。⑤前庭性偏头痛患者常有头痛、眩晕家族史或晕车史。⑥梅尼埃病、BPPV、遗传性小脑性共济失调患者可有家族史。

（7）用药筛查：老年人由于新增药物的不良反应引起的头晕值得重视，见表3-8-2。

2. 初步体格检查

（1）全身性检查：①生命体征：血压、脉搏、呼吸、体温，注意双上肢血压有无差异及卧立位血压变化。②心血管系统：心律、心率、有无心脏及血管杂音。③其他：如有无贫血、出血点、发绀，颈部活动度，有无局部压痛等。

（2）其他专科体格检查：包括常规神经系统检查、姿势-平衡-步态检查、耳部眼部检查、位置性检查，必要时转诊至专科进行。

头晕/眩晕初步体格检查常见的阳性体征及临床意义见表3-8-3。

3. 辅助检查

应根据病史和体格检查所指诊断方向，针对性地合理选择必要的辅助检查。

（1）实验室检查：临床上大多数眩晕患者不需要实验室检查，怀疑全身性疾病所致头晕/眩晕时按需检测血常规、肝肾功能、血糖、血脂、电解质、心肌酶学、甲状腺功能、免疫学指标、维生素B_{12}水平等，怀疑中毒可行毒物筛查。

（2）怀疑心脏病、高血压、直立性低血压、心律失常的患者选择心电图、动态心电图、超声心动图、动态血压等。

（3）精神心理评估：如老年抑郁量表、Zung氏抑郁自评量表、Zung氏焦虑自评量表。

表 3-8-3　头晕/眩晕体格检查的阳性体征及临床意义

检查项目	阳性体征	临床意义
体温	发热伴突发眩晕	注意中枢性发热疾病如脑出血、脑炎等
呼吸	异常呼吸节律	可见于中枢神经系统疾病
脉搏	异常如脉搏减弱、脉搏短绌、交替脉等	见于心血管疾病
血压	卧、立位血压测量若收缩压下降 > 20 mmHg 和（或）舒张压下降 10 mmHg	提示存在直立性低血压
	双上肢收缩压差超过 20 mmHg 并伴随脉搏的延迟，椎动脉-锁骨下动脉区可闻及杂音	提示锁骨下动脉盗血综合征
心脏	心率过快/过慢/节律不规整	心律失常
	心脏扩大、心脏杂音	心脏病
意识	意识模糊、谵妄、嗜睡、昏睡或昏迷	中枢损伤
颅神经	面瘫、构音障碍、吞咽困难、饮水呛咳、视野缺损、霍纳征	中枢损伤
感觉	偏身或交叉性感觉障碍	多见于颅内病变/脑干病变
肌力	偏瘫/交叉性偏瘫	多见于颅内病变/脑干病变
肌张力	升高/下降	多见于颅内病变/脑干病变
共济运动	指鼻、跟膝胫、快复轮替试验欠稳准	常提示小脑半球病变
	反击征阳性	提示小脑半球病变
	龙贝格征：睁眼能站稳而闭眼站不稳	提示本体感觉受损或前庭外周病变
	龙贝格征：睁闭目均不稳，闭目明显	提示小脑病变
姿势-平衡-步态	原地踏步试验：倾斜 > 30° 或侧移 > 1 m	偏斜侧常为前庭功能减弱侧
	跨阈步态	提示本体感觉障碍
	步基宽，醉汉步态	提示小脑病变
病理反射	病理征阳性	提示锥体束病损
脑膜刺激征	颈强直，脑膜刺激征阳性	提示脑膜炎、蛛网膜下腔出血、颅内压升高
耳部	粗测听力、音叉听力检查（韦伯试验和林纳试验）	初步判断传导性聋或感音神经性聋
眼部	双侧瞳孔大小不等，对光反射迟钝或消失	提示颅内病变如肿瘤、出血、脑疝等
	眼偏斜反应	阳性提示多为前庭中枢性损害，有时为外周性损害
	凝视方向不变的自发性水平眼震，固视抑制成功	提示前庭周围性损害
	方向多变的自发性眼震，固视抑制失败，改变凝视方向眼震类型或方向发生改变	提示前庭中枢性损害
	头脉冲试验出现矫正性扫视	常提示前庭周围性损害
	视跟踪或扫视障碍	提示前庭中枢性损害
位置试验	Dix-Hallpike 试验，Supine Roll 试验	阳性大多数为 BPPV

（4）影像学检查：不建议常规进行影像学检查，必要时专科就诊后进行。

4. 诊断流程

诊断流程如图 3-8-1 所示。

5. 转诊

基层医生经过初步病史采集、体格检查及初步检查，判断诊断方向，必要时转诊至耳鼻喉科、神经内科、眼科等专科，请临床药师协助判断有无药物因素。

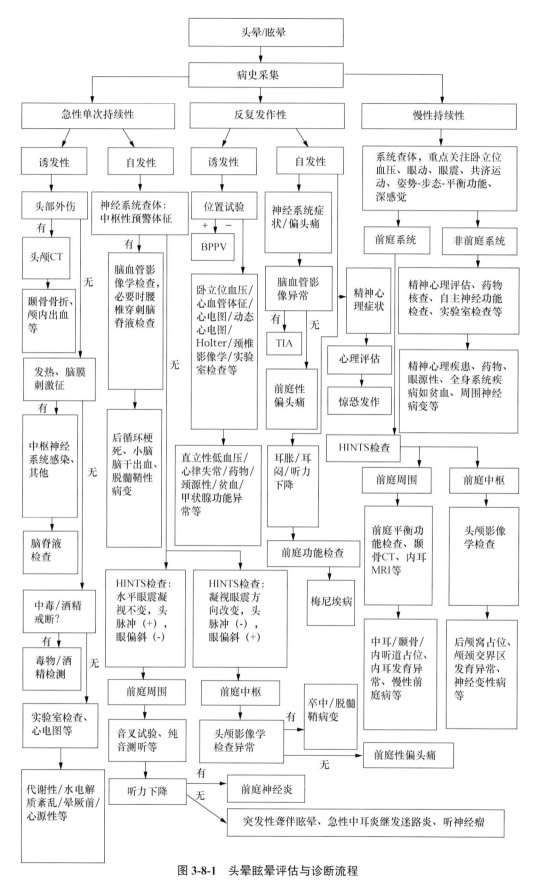

图 3-8-1 头晕眩晕评估与诊断流程

中枢性预警体征：意识障碍、复视、视野缺损、眼动异常、言语障碍、吞咽困难、饮水呛咳、中枢性面舌瘫、交叉性或偏身感觉障碍、偏瘫或四肢无力、共济失调或严重平衡障碍；BPPV：良性发作性位置性眩晕

如头晕/眩晕患者出现以下情况时建议基层医生将患者转诊至综合医院或上级医疗机构。

（1）起病急骤，在几秒内出现头晕/眩晕并呈持续性。

（2）急性眩晕且出现头痛，尤其是位于单侧后枕部的新发头痛。

（3）急性眩晕，出现意识障碍，或合并任何中枢神经系统损害体征。

（4）急性眩晕，出现明显听力下降。

（5）急性眩晕，体格检查头脉冲试验正常。

（6）怀疑有器质性疾病，需要较为复杂的专业检查设备、诊断评估及治疗。

（7）慢性持续性头晕，需要进行连续个体化的前庭康复治疗。

（五）预防及治疗

1. 预防

老年头晕/眩晕症状涉及多个学科、多种疾病，往往眩晕的发作并无先兆，有些诱因尚不确切，在疾病预防方面比较困难，发病前期并无良好的干预手段。

改善生活方式、规律作息、控制血压血糖等心脑血管疾病危险因素、补充维生素D、改善骨代谢、避免脱水、避免颈部大范围活动或突然站起、定期进行药物核查、避免耳毒性药物等，可能有利于减少头晕/眩晕的发生。

2. 治疗

以治疗原发病为原则，如未找到可治疾病，则以改善症状、预防跌倒等并发症为治疗目标。

（1）健康宣教：让患者了解头晕基本特点，可以缓解对头晕的焦虑和恐惧。应告知患者站起后如有头晕切勿行走，选择最舒适体位，避免声光刺激，必要时使用拐杖、助步器或其他辅助措施防止跌倒。

（2）对症治疗：前庭抑制剂可有效控制眩晕急性发作，包括抗组胺药（如苯海拉明、异丙嗪）、苯二氮䓬类药物（如地西泮、劳拉西泮），原则上应用时间小于72 h。急性期的症状控制后应及时停药，否则会抑制中枢代偿机制的建立。眩晕急性发作持续时间较长且伴有严重恶心呕吐者，应予镇吐药等药物（如甲氧氯普胺、多潘立酮），并给予补

液支持治疗。

（3）病因治疗：① BPPV应重视手法复位。②前庭神经炎或突发性聋伴眩晕急性发作期、梅尼埃病发作期眩晕症状严重或听力下降明显、中枢神经系统脱髓鞘疾病，可酌情予口服或静脉糖皮质激素治疗。③突发性聋伴眩晕急性发作期、梅尼埃病发作期可给予银杏叶制剂、倍他司汀等改善微循环药物。④脑缺血发作时应予抗血小板/抗凝剂稳定斑块治疗，如出现急性脑梗死如条件允许应溶栓或抗栓治疗；脑出血时应注意脱水减轻脑水肿。⑤其他：如纠正异常血压、心律失常、贫血、代谢紊乱、甲状腺功能异常，停用或减量可能造成头晕的药物，心理干预及药物治疗焦虑抑郁，纠正视力障碍等。

（4）手术治疗：适用于听神经瘤、规范药物治疗无效的中耳炎和乳突炎、药物治疗或前庭康复失败的梅尼埃病、大量小脑出血及脑干小脑占位性疾病等。

（5）前庭康复训练：结合眼、头部和身体运动练习，加强中枢适应和代偿机制，提高患者前庭功能，减轻前庭损伤导致的后遗症，是头晕/眩晕的重要或辅助治疗方式。可作为BPPV耳石复位无效以及复位后仍有头晕或平衡障碍患者的辅助治疗，如果患者拒绝或不耐受复位治疗，则前庭康复训练可以作为替代治疗。也可用于前庭神经炎、梅尼埃病稳定期、突发性聋伴眩晕患者的辅助治疗。对于各种原因造成的前庭功能低下的慢性眩晕/头晕患者，前庭康复训练均可能使其受益。

二、晕厥

（一）定义及发病机制

晕厥（syncope）是指由于一过性全脑血流灌注不足导致的短暂性意识丧失（transient loss of consciousness，TLOC）。其特点是起病迅速、持续时间短和自行完全恢复。发作时因肌张力降低，不能维持正常体位而跌倒。

其发病机制是短暂性脑缺血。任何原因引起脑血流突然中断6～8 s，导致全脑血流量减少至正常的40%以下或脑组织毛细血管内氧浓度降低

20% 以上，不能维持觉醒状态，即可发生晕厥。发生晕厥后，若引起脑血流灌注降低的因素通过某些代偿机制得以迅速纠正，脑组织恢复正常血流，则意识随之恢复。老年人更容易发生晕厥，与增龄导致的生理功能改变、心血管和自主神经系统调节功能减退、衰弱、肌肉减少、认知功能减退、老年共病、多重用药等多种因素有关。

（二）流行病学

晕厥可以出现在任何年龄的人群，研究表明，整体人群的晕厥发生率约为 19%，女性多于男性，发生率随增龄而增加，且在 70 岁以后急剧增长，其中 70 ~ 79 岁的老年人占总晕厥患病人数的 25%，为年轻人的 3 ~ 4 倍。大于 75 岁的老年人晕厥的年发病率为 7%，总患病率为 23%，2 年复发率为 30%。与中青年人相比，老年人晕厥相关的住院和死亡风险更大，大于 80 岁患者中，58% 的患者需要住院治疗。

（三）临床表现

典型的晕厥一般意识完全丧失的时间不超过 30 s，也有些发作时间可达数分钟，随即自行完全恢复。典型的晕厥分为三期：晕厥前期，晕厥期和晕厥后期。老年人增龄可引起各器官功能的减退，认知功能的下降致使其临床表现多不典型，常常无明显的前期先兆症状，但晕厥后可出现逆行性遗忘、明显乏力等。

1. 晕厥前期

出现短暂的、显著的自主神经和脑功能低下的症状，如头晕、心悸、面色苍白、出汗、恶心、神志恍惚、视物模糊、注意力不集中、耳鸣、全身无力、打哈欠、上腹部不适和肢端发冷等，持续数秒至数十秒，多发生在站立过久后。

2. 晕厥期

感觉眼前发黑，站立不稳，随即意识丧失而倒地，意识丧失的程度和持续时间不尽相同，常在数秒至数十秒后迅速苏醒。发作时可伴有血压下降，收缩压常常下降至 60 mmHg 或以下，心率减慢（40 ~ 50 次 / 分），可有肌张力降低，意识丧失持续 15 ~ 20 s 可有轻微的肌肉抖动，腱反射消失，一般无括约肌功能障碍，偶有尿失禁。

3. 晕厥后期

一旦脑血流恢复则意识很快恢复，脉搏、呼吸、血压等亦逐渐恢复，但仍可有面色苍白、恶心、出汗、周身无力或不适等，并可有头痛，经数分钟或数十分钟休息可缓解，不遗留任何后遗症，较重者可有轻度遗忘和精神恍惚，需 1 ~ 2 天恢复。

（四）病因和分类

虽然晕厥是一个常见的临床表现，但引起晕厥的病因繁多，既可能是良性的，也可能是致命性的。按病因及病理生理特征可将晕厥分为三大类：神经介导性（反射性）晕厥、直立性低血压（orthostatic hypotension，OH）性晕厥和心源性晕厥。神经介导性晕厥和直立性低血压晕厥是所有年龄人群最常见的类型，但是与其他类型相比，心源性晕厥在老年人群也比较常见。老年人晕厥最常见的病因依次为直立性低血压性晕厥、神经介导性（反射性）晕厥（特别是颈动脉窦性晕厥）以及心律失常。与其他原因的晕厥相比，心源性晕厥危险性大、预后较差。但应注意的是，老年患者晕厥可有多种病因 / 诱因并存。

1. 神经介导性（反射性）晕厥

是由交感或迷走神经反射异常引起周围血管扩张（血管抑制）和（或）心动过缓造成的晕厥。

（1）血管迷走性晕厥（vasovagal syncope，VVS）：一般无心脏病史，多因精神紧张、悲伤、恐惧、疼痛、长时间站立或处于拥挤、闷热环境中、"晕血、晕针"等医疗操作诱发，常伴有面色苍白、恶心、呕吐、出汗、心悸、疲劳等晕厥前期或后期症状，可反复发作。根据血压与心率的反应可分为血管抑制型、心脏抑制型和混合型。老年患者多表现为血压下降，前驱症状短或无，诱因不明确，容易出现跌倒。同时，合并服用利尿剂和降压扩血管药物会增加 VVS 的发生率。

（2）颈动脉窦性晕厥（carotid sinus syncope，CSS）：也称颈动脉窦综合征，因颈动脉窦反射高敏引起心率减慢和血压降低所致。颈动脉窦及邻近病变如动脉粥样硬化、动脉炎、肿瘤、淋巴结肿大等以及转头、低头、剃须、穿高领衣服、领口过紧等刺激或压迫颈动脉窦可导致发作。通常为突发、意识丧失一般不超过 30 s，无前驱症状。

（3）情境性晕厥（situational syncope）：由压力和（或）机械感受器受刺激后引起迷走神经反射所致。与特定的动作有关，如咳嗽、打喷嚏、胃肠道刺激（吞咽、餐后、腹痛、排便）、排尿、运动后、劳力后、大笑、吹奏管乐器等。

（4）不典型性晕厥：无明显的前驱症状、诱因，表现不典型。

2. 直立性低血压性晕厥（orthostatic hypotension syncope）

症状发生在由卧位或坐位突然直立时，立即平卧症状可缓解，晕厥前期和后期症状不明显。经典 OH 可记录到直立 3 min 内收缩压降低 ≥ 20 mmHg 和（或）舒张压降低 ≥ 10 mmHg［存在卧位高血压时收缩压下降 ≥ 30 mmHg 和（或）舒张压降低 ≥ 15 mmHg］，或收缩压降至 < 90 mmHg，早发 OH 可于立位 15 s 内即出现收缩压 / 舒张压分别下降 ≥ 40/20 mmHg，延迟性 OH 可能发生于立位 3 min 后。

（1）药物：是 OH 的最常见诱因，主要包括血管扩张剂、利尿剂、抗高血压药物、三环类抗抑郁药、吩噻嗪类药物、酒精等，尤其是在开始使用或改变剂量时。

（2）血容量减少：如出血、腹泻、呕吐等。

（3）原发性自主神经功能障碍：如单纯自主神经功能障碍、多系统萎缩、伴有自主神经功能障碍的帕金森病、路易体痴呆。

（4）继发性自主神经功能障碍：如糖尿病性神经病变、自身免疫性自主神经病变、副肿瘤综合征、淀粉样变、尿毒症、脊髓损伤。

3. 心源性晕厥（cardiogenic syncope）

因心律失常或器质性心血管疾病引起心输出量不能满足脑供血的需求而发生晕厥。通常在劳力中或仰卧时发生，可伴随或之前有心悸、胸痛、气短等症状，有明确器质性心脏病或心脏猝死家族史。

（1）心律失常性晕厥：①心动过缓：窦房结功能障碍（包括快慢综合征）、房室传导系统疾病、植入抗心律失常器械如起搏器、植入型心律转复除颤器（implantable cardioverter defibrillator，ICD）功能障碍。②心动过速：阵发性室上性和室性心动过速（原发或继发于结构性心脏病或离子通道病）。

（2）器质性心肺血管疾病性晕厥：①心脏性：心脏瓣膜病如严重的主动脉瓣狭窄、急性心肌缺血 / 梗死、肥厚型梗阻性心肌病、心脏肿物（心房黏液瘤、肿瘤）、左心房球形血栓、心包疾病 / 心脏压塞、先天性冠状动脉异常、人工瓣膜异常。②其他：肺栓塞、急性主动脉夹层、肺动脉高压。心源性与非心源性晕厥的特点见表 3-8-4。

表 3-8-4　心源性与非心源性晕厥的临床特征

临床特征	心源性晕厥	非心源性晕厥
年龄	高龄（> 60 岁）	年轻
性别	男性多见	女性多见
心脏疾病病史	有	无
诱因	身体或精神压力增加	有特定诱因，如疼痛、痛苦刺激、医疗操作、脱水等
前驱症状	前驱症状短暂（如心悸）或无	常有前驱症状如恶心、呕吐、出汗等
与运动的关系	运动中发生	运动后发生
与体位的关系	无关，卧位可发生	仅发生在站立位，或从卧位、坐位到站立位的体位改变时发生
频率	发作次数少（1 或 2 次）	发作频繁，有长期晕厥发作史且临床特征相似
情绪因素	无	有，如咳嗽、大笑、排尿、排便、吞咽等
遗传性疾病或早发（< 50 岁）心脏性猝死家族史	有	无
心脏体格检查	异常	正常

（五）评估与诊断（流程参考图3-8-2）

老年晕厥一般是多种原因导致的，应进行全面评估并适时转诊。初步评估时，应该回答以下关键问题：①是否为TLOC？②如果是TLOC，是晕厥还是非晕厥？③如果怀疑晕厥，病因诊断明确吗？④是否有证据提示发生心血管事件或死亡的高风险？根据评估结果确定是否需要及时转诊。老年人尤其是认知功能受损者往往不能准确叙述发病过程，有时会以主诉意外性跌倒而非TLOC就诊，因而对于反复跌倒的老年人需警惕晕厥发作。

1. 初步评估

包括病史采集、体格检查（尤其应测量卧立位血压）和心电图。

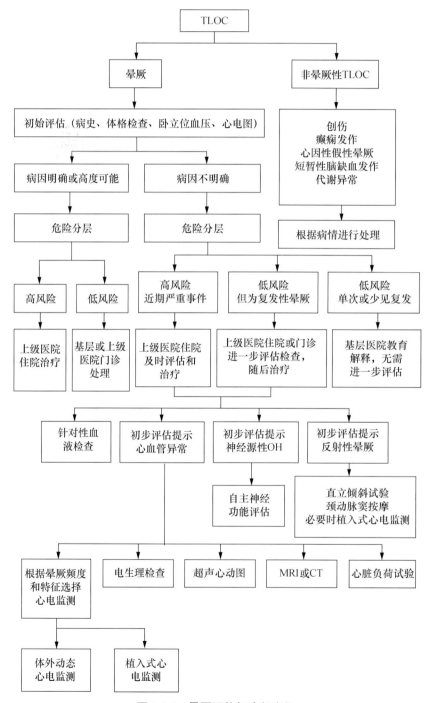

图 3-8-2　晕厥评估与诊断流程

TLOC，短暂性意识丧失；OH，直立性低血压

（1）病史采集包括：①发作时的情境，诱因；②前驱症状；③发作时异常表现、持续时间及生命体征；④晕厥后症状；⑤既往有无类似发作；⑥既往有无心律失常、心血管疾病、糖尿病、神经系统疾病及精神疾病；⑦用药情况：有无使用降压药、利尿剂、抗心律失常药、三环类抗抑郁药等；⑧家族史：有无家族成员猝死史。

晕厥是一种发作性症状，往往患者来医院时已恢复意识，但老年人往往很难准确回忆发作当时的状况，还有一些患者由于认知能力受损，从而影响所提供病史的价值，这时应当向其家庭成员或其他目击者进行询问。另外，在智能化时代，目击者录制的视频可提供帮助。

（2）体格检查：包括卧位及直立 3 min 内血压、心率以及基本的神经系统检查。不同体位血压的测量为耐受性较好的检查，也适合于认知功能障碍的老年患者。直立性低血压在老年患者常不易被诱发，特别是与药物相关的直立性低血压，有条件可行连续无创血压检测（怀疑早发 OH）、适当延长检测时间（怀疑延迟 OH）及反复进行检查。注意心率和节律，以及心脏杂音、额外心音、奔马律、心包摩擦音、动脉杂音等提示器质性心血管疾病的体征。注意有无失血表现以及晕厥相关的继发性损伤如头部外伤、骨折及脏器损伤等，应用抗栓治疗药物的老年人尤其注意有无出血。对于不典型晕厥表现的老年人必要时进行认知功能、视力、身体协调性、步速检查。

（3）心电图：应对所有晕厥患者行心电图检查，可发现具体或潜在的晕厥原因（如缓慢性心律失常、室性心律失常等），以及可能引起心脏性猝死（sudden cardiac death，SCD）的疾病。

心电图具有下列征象之一可诊断心律失常性晕厥：①在清醒无体力活动状态下持续窦性心动过缓（＜40 次／分）、反复窦房传导阻滞或者窦性停搏＞3 s；②二度 II 型或三度房室传导阻滞；③交替性左、右束支传导阻滞；④室性心动过速或快速的阵发性室上性心动过速；⑤非持续性多形性室性心动过速合并长或短 QT 间期；⑥起搏器或植入式心脏复律除颤器故障伴有心脏停搏。

正常心电图可基本排除心肌缺血，但不能排除心律失常。如发现异常应警惕心源性晕厥，需进一步行心血管方面检查。

2. 危险分层

无论初始评估病因是否明确，都需对患者的主要心血管事件及 SCD 风险进行评估，判断其预后（参考表 3-8-5）。短期预后主要与造成晕厥的原因和潜在疾病的急性期可逆性有关；而远期预后则可能更多由潜在的合并症决定（参考表 3-8-6）。低风

表 3-8-5　晕厥患者的危险分层

高危患者（符合任意一条）

- 病史提示为心律失常性晕厥（例如：运动中出现晕厥、心悸以及无任何预警或前驱症状出现晕厥）
- 心电图提示为心律失常性晕厥（例如：双束支阻滞，其他室内传导阻滞（QRS 时限 ≥ 0.12 s），二度 I 型房室传导阻滞，在没有窦房结阻滞或使用药物情况下窦性心动过缓＜40 次／分、≥3 s 的窦房阻滞或窦性停搏，QRS 预激波，病理性 Q 波，QT 间期延长，V_1-V_3 导联 ST 段抬高（Brugada 波），右胸导联 T 波倒置及 QRS 波时限＞110 ms，QRS 波群终末部分可见一直立的尖波（epsilon 波）（致心律失常性右心室发育不良／心肌病）
- 猝死家族史
- 严重器质性心血管疾病、充血性心力衰竭、冠状动脉疾病
- 合并疾病（例如：出血、严重贫血、晕厥导致明显的躯体损伤）
- 低血压（收缩压＜90 mmHg）
- 老年人

低危患者（符合以下所有条件）

- 年龄＜50 岁
- 无心血管病史
- 心电图正常
- 一般的心血管异常表现
- 与神经介导性或直立性低血压晕厥一致的症状

表 3-8-6　晕厥预后不良的短期和长期危险因素

项目	短期危险因素（≤ 30 天）	长期危险因素（> 30 天）
病史	男性	男性
	年老（> 60 岁）	年老（> 60 岁）
	无前驱症状	晕厥前无恶心呕吐
	意识丧失前有心悸	室性心律失常
	劳力性晕厥	器质性心血管疾病
	器质性心血管疾病	心力衰竭
	心力衰竭	脑血管疾病
	心脏性猝死家族史	糖尿病
	脑血管疾病	肿瘤
	外伤	CHADS2 评分高
体格检查和实验室检查	出血迹象	异常心电图
	持续的生命体征异常	肾小球滤过率下降
	异常心电图	
	肌钙蛋白阳性	

险单次或极少复发的患者可于基层医疗机构继续诊治，必要时转诊；对于低风险但为复发性晕厥和高风险患者需转诊至上级医院。

3. 进一步评估及诊断

当初始评估不能明确病因时，需根据患者的临床表现和风险分层，在深入理解各种进一步检查措施的诊断和预后价值的基础上，选择特定的诊断性检查。心源性晕厥危害大，致死性高，且有复发性，应首先评估。其次对直立性低血压、颈动脉窦综合征和血管迷走性晕厥等进行评估。年龄本身不是检查和干预的禁忌证。对活动不受限、能独立生活及认知功能正常的老年晕厥患者诊断检查和年轻患者相同。对于认知功能障碍、衰弱患者的检查取决于其对检查的耐受性和病情的预后。

（1）针对性血液检查：如怀疑有出血时检测血细胞比容和血红蛋白，怀疑有心肌缺血 / 梗死时检测心肌损伤标记物，怀疑有肺栓塞时检测 D- 二聚体、血氧饱和度、血气分析，B 型脑钠肽水平增高对诊断心力衰竭有帮助。

（2）心电监测：心电监测特别是长时程心电监测是诊断心律失常性晕厥的主要方法，金标准为症状与所记录到的心律失常明确相关。监测设备的选择需根据患者的发作频度和特征：①对高危患者立即行院内心电监测；②频繁发作晕厥或先兆晕厥的患者行动态心电图（24 h 或长时程动态心电图）检查；③有适应证的患者转诊至有条件的医院行植入式心电记录仪，适应证包括：反复发作不明原因晕厥、经评估不属高危患者；器械植入术后症状再发，电池还未耗竭；高危患者但未达到 ICD 或起搏器一级预防的指征，经评估不能明确病因；有反复发作、导致创伤病史，怀疑或明确为反射性晕厥；疑似癫痫，但抗癫痫治疗无效及不明原因的跌倒。

远程（家庭）监护系统及智能手机相关心电监测适用于长期随访，也有助于提高诊断阳性率，减少诊断时间。

（3）电生理检查：对以下患者，如陈旧性心肌梗死、双束支传导阻滞、无症状性窦性心动过缓、不能排除与心动过缓相关的晕厥、发作前有突发短阵心悸，经无创检查不能明确病因但高度怀疑为心律失常性晕厥的患者可转诊进行电生理检查。

（4）超声心动图和其他影像学技术：超声心动图是发现心脏瓣膜病、心肌病、心肌梗死、心脏收缩功能下降、心房黏液瘤、心包疾病 / 心脏压塞等器质性心脏病的有效方法，还能发现肺动脉高压和右心室扩大等提示肺栓塞的表现。如果发现中重度器质性心脏病应首先考虑心源性晕厥，如果仅为轻微心脏结构病变，不支持器质性心脏病所致的晕厥，不能排除心律失常性晕厥，仍需做心电方面检查。某些患者（如主动脉夹层和血肿、肺栓塞、冠状动脉疾病、心脏肿瘤）可按病情需要转诊进一步行经食管超声心动图、肺通气灌注扫描、心肌核素显像、动脉 CTA、动脉造影和 MRI。

（5）运动负荷试验：适于劳力/运动中或其后立即发生晕厥的患者，包括怀疑与交感神经兴奋相关的遗传性心律失常如长 QT 综合征（LQTS）1 型和儿茶酚胺敏感性多形性室性心动过速的患者。应在严密监护下进行。运动中出现二度或三度房室传导阻滞，不论有无症状，可诊断房室传导阻滞引起的晕厥；运动后即刻出现晕厥伴有与心动过缓或心脏停搏有关的严重低血压可诊断反射性晕厥。运动中出现室性心律失常有助于病因诊断。老年晕厥患者多不适宜此项检查。

（6）颈动脉窦按摩：对于 40 岁以上怀疑神经介导性（反射性）晕厥的患者可进行颈动脉窦按摩。检查时分别在卧位和立位顺次按摩右侧和左侧颈动脉窦，10 s 内出现心脏停搏 ≥ 3 s 或房室传导阻滞，和（或）收缩压下降 ≥ 50 mmHg 时，可诊断为颈动脉窦高敏，当伴有晕厥时则诊断为颈动脉窦综合征。既往 3 个月内发生过 TIA 或卒中的患者（除非颈动脉超声检查排除了严重狭窄）或有颈动脉杂音者不宜进行颈动脉窦按摩。老年人行颈动脉窦按摩应严格掌握适应证和禁忌证，谨慎应用。

（7）卧立位试验：对可疑直立性低血压者，在平卧位和站立 3 min 用常规血压计分别测上臂血压。阳性标准：直立位血压进行性降低，收缩压降低 ≥ 20 mmHg 或舒张压降低 > 10 mmHg，或收缩压降至 90 mmHg 以下，有晕厥发作时诊断为 OH 性晕厥；不伴晕厥发作者诊断为疑似 OH 性晕厥；站立时心率增加幅度 > 30 次/分，或在主动站立 10 min 内增至 > 120 次/分，收缩压下降 < 20 mmHg 及出现相关症状，应考虑体位性心动过速综合征。

（8）直立倾斜试验：适用于疑似 VVS、延迟性 OH 或体位性心动过速综合征，对假性晕厥的诊断亦有帮助。出现阳性结果时，需结合临床做出相应诊断。根据检查时血压下降程度、心率减慢的程度和持续时间，分为混合型、心脏抑制型和血管抑制型。直立倾斜试验对老年患者是相对安全的。需注意严重二尖瓣狭窄、主动脉瓣狭窄、心室流出道梗阻、严重冠状动脉或脑血管疾病患者禁止进行，帕金森患者及衰弱老年人也不适宜选择此试验。

（9）心血管自主神经功能评估：评估心血管自主神经功能有助于鉴别自主神经功能障碍在晕厥发生中的作用。除了直立倾斜试验外，还可以选择以下检查：①深呼吸试验：在连续心率监测下平卧位进行频率为 6 次/分的 1 min 深呼吸。正常人吸气时抑制迷走神经、心率增快，呼气时则相反，一般深吸气和深呼气时的心率变化 ≥ 15 次/分，迷走神经功能异常者心率变化的幅度减小或缺失。②瓦尔萨尔瓦（Valsalva）动作：深吸气后屏气 15 s，然后放松自然呼气 10 s，同时记录心电图，测定此期间最长 RR 间期与最短 RR 间期的比值，正常人 Valsalva 比值 ≥ 1.21，若 ≤ 1.10 提示迷走神经功能障碍。神经源性 OH 患者瓦尔萨尔瓦动作后血压无明显升高、心率不增快；原发性和继发性自主神经功能障碍程度严重者，用力呼气时低血压明显，恢复缓慢。③ 24 h 动态血压监测：此检查有助于了解患者的血压升高程度、节律、变异度、是否合并低血压等。

（10）神经系统检查：晕厥患者脑电图正常，但癫痫发作间期脑电图也可正常，因此不推荐常规性脑电图检查。缺乏局灶性神经系统表现或无头部损伤者，不推荐常规进行头部 MRI 或 CT。

4. 转诊

如果基层医院门急诊及住院条件有限，不能满足初步评估后进一步检查或高危患者特异性治疗时，应及时转诊至上级医院或晕厥中心，低危患者及经住院治疗病情稳定的患者可在基层或社区医院随访。

（六）治疗

晕厥的治疗主要目标是减少复发及降低死亡率；次要目标是防止晕厥发作导致的创伤和意外，提高生活质量。治疗方法主要取决于病因及危险分层，但在晕厥发作当时处理方法基本相似。

1. 晕厥发作时的处理

患者发生晕厥时，应立即将其平卧放置于空气流通处，抬高双腿，松开紧身衣扣，以增加脑部血液供应，同时将头转向一侧，以防舌后坠，避免吸入呕吐物。患者意识恢复前不要经口服用任何食水或药物，体力恢复前不要站立。

2. 病因治疗

（1）心源性晕厥：确保所有心源性晕厥患者接受特定的心律失常和（或）潜在疾病的治疗，减少SCD风险。

缓慢性心律失常相关晕厥：停用或不用可能加重或引起缓慢心律失常的药物，但应考虑停药的时机、停药的风险及获益。缓慢性心律失常起搏器治疗适用于：①病态窦房结综合征引起的晕厥；②房室传导阻滞包括心室传导缓慢的房颤引起的晕厥；③晕厥患者存在束支传导阻滞伴电生理检查阳性或植入式心电记录仪发现房室传导阻滞。

快速性心律失常相关晕厥：导管射频消融术是阵发性室上性快速性心律失常的首选治疗方法。药物治疗适用于消融前过渡期、未能进行消融或消融失败者。对阵发性室性心动过速，推荐导管消融或药物治疗；对治疗失败或不能实施者，植入ICD。快慢综合征患者可先消融治疗快速性心律失常，再根据缓慢性心律失常情况确定是否行起搏治疗。

（2）神经介导性（反射性）/OH性晕厥：①反射性晕厥及OH性晕厥相对预后良好，但反复发作且无法预测，可能致残，应对患者进行健康教育、安抚及解释诊断和复发风险，建议改变生活方式，避免诱因如闷热、拥挤环境、排尿排便过度用力、领口过紧、快速转头、脱水、饮酒等，起立时动作要慢，站起前先活动双腿、足踝背屈。避免从事高危作业。②减少或停服可降低血压的药物，调整目标收缩压为 140～150 mmHg。③在心肾功能可耐受情况下，保证充足的水和盐摄入。④肢体加压动作：双腿或双上肢肌肉做等长收缩（双腿交叉、双手紧握和上肢紧绷），可能增加心输出量并升高血压，避免或延迟意识的丧失。适用于有先兆和有能力完成动作者。⑤倾斜训练：在直立位诱发血管迷走神经兴奋症状时，强迫直立，逐渐延长时间，倾斜训练有可能减少晕厥复发，适用于相对年轻且躯体功能良好的患者。⑥OH患者穿合适的弹力袜并使用腹带，睡眠时抬高床头 > 10°。⑦药物治疗：适用于非药物治疗后仍反复发作者，OH和VVS患者应用小剂量 α 受体激动剂米多君（2.5～10 mg，

2～3次/日）或氟氢可的松（0.1～0.3 mg/d）可能有效，但需注意禁用于持续性卧位高血压或过高的卧位高血压患者，另外严重器质性心脏病、急性肾病、嗜铬细胞瘤、甲状腺功能亢进禁用米多君。β 受体阻滞剂可试用于基础心率快、晕厥前有明显心率增快的反射性晕厥患者。⑧40 岁以上反复发作、难以预测的晕厥患者，颈动脉窦按摩、直立倾斜试验等提示严重心动过缓或心脏停搏者，建议植入双腔起搏器，颈动脉窦综合征患者推荐频率应答功能的双腔起搏器。

老年患者发生晕厥不一定是单一病因所致，因此需全面评估，根据患者的疾病和功能状态，采取个体化的干预方案。

参考文献

［1］刘晓红，陈彪. 老年医学. 3 版. 北京：人民卫生出版社，2020.

［2］中华医学会神经病学分会，中华神经科杂志编辑委员会. 眩晕诊治多学科专家共识. 中华神经科杂志，2017，50（11）：805-812.

［3］中华医学会全科医学分会，中华全科医师杂志编辑委员会. 头晕/眩晕基层诊疗指南（2019 年）. 中华全科医师杂志，2020，19（3）：201-216.

［4］中国医药教育协会眩晕专业委员会，中国医师协会急诊医师学会. 眩晕急诊诊断与治疗指南（2021 年）. 中华急诊医学杂志，2021，30（4）：402-406.

［5］AGRAWAL Y，VAN DE BERG R，WUYTS F，et al. Presbyvestibulopathy：Diagnostic criteria consensus document of the classification committee of the Barany Society. J Vestib Res，2019，29（4）：161-170.

［6］中华心血管病杂志编辑委员会，中国生物医学工程学会心律分会，中国老年学和老年医学学会心血管病专业委员会，等. 晕厥诊断与治疗中国专家共识（2018）. 中华心血管病杂志，2019，47（2）：96-107.

［7］BRIGNOLE M，MOYA A，DE LANGE F J，et al. 2018 ESC Guidelines for the diagnosis and management of syncope. Eur Heart J，2018，39（21）：1883-1948.

［8］SHEN W K，SHELDON R S，BENDITT D G，et al. 2017 ACC/AHA/HRS Guideline for the Evaluation and Management of Patients with Syncope. J Am Coll Cardiol，2017，70（5）：620-663.

（梁颖慧　著　刘谦　秦明照　审校）

第九节　吞咽障碍

一、概述

吞咽是一个重要而复杂的生理过程。因受正常衰老过程和老年人常见疾病的影响，吞咽障碍在老年人群中非常常见，但因早期表现隐匿、症状不典型而被忽略。吞咽障碍（dysphagia）是指不能发起吞咽动作或感觉到食物或水不容易从口腔入胃内。从咀嚼到食团进入胃这一过程中任何一环节出现功能异常都可能引起吞咽障碍。吞咽障碍在老年人不少见。需要照护的老年人吞咽障碍发病率为30%～40%，因急性医疗住院老年人吞咽障碍发病率约为44%，长照机构老年人发病率可高达60%。老年吞咽障碍最常见的后果是吸入/误吸。吞咽障碍也可以造成脱水、营养不良、吸入性肺炎。当不得不放弃经口腔进食时，将影响患者的人际关系、社会功能和生活质量，甚至危及生命。

二、衰老与吞咽

在解剖学上吞咽可分为三期。第一期是准备期或口腔期，包括咀嚼和将食团推向口腔后部到达咽部，这一期是自主控制。第二期为咽期，非自主控制，包括启动吞咽反射，推动食团经过喉前庭进入食管。完成口腔期和咽期的吞咽动作，需要5对颅神经和大量头颈部小肌肉的复杂协调参与，受到大脑皮层进入延髓吞咽中心的信号调节，所有这些动作都是有序进行的，通常在10秒内完成。第三期是食管期，期间食团经过松弛的上食管括约肌（之后括约肌恢复收缩状态），食管近端的骨骼肌和远端平滑肌顺序推进性蠕动收缩将食团通过松弛的下食管括约肌（非吞咽时为收缩状态）推入胃内。此期受食管自主神经肌肉调节。

正常的衰老过程中机体的生理性变化会影响吞咽功能。随着年龄增加，味觉和嗅觉会出现减退、口腔唾液分泌减少和药物所致的口腔干燥，牙齿脱落，肌肉减少或年龄相关的肌肉萎缩，咀嚼肌无力等均可以影响吞咽功能。即便是无症状的老年人，通过电视X线透视吞咽功能检查（videofluoroscopic deglutition examination，VDE）也能发现上述变化。单纯性衰老也会造成食管运动功能下降。因此，衰老相关的变化会导致每一次吞咽时间延长，另外，造成吞咽障碍的许多疾病在老年人中也非常常见。

三、吞咽障碍分型及临床表现

能影响到吞咽任何阶段的疾病都会导致吞咽障碍。吞咽障碍可按病因进行分型，分为动力异常和结构异常。老年人更多见于动力异常。也可以按解剖部位进行分型，在临床诊治中更倾向于采用此分型，通常可以分为口腔部吞咽障碍、咽部吞咽障碍和食管性吞咽障碍。

1. 口腔部吞咽障碍

定义为当食物从口腔自主运动传送至咽腔的过程发生困难。常见的情况如牙齿缺失不能有效切割食物；舌肌、颊肌无力，口腔干燥（老年最常见的原因要考虑药物性），不能充分搅拌食物、将食物推送到咽后壁；神经性退行病变，如帕金森病、系统性硬化等。临床主要表现为讲话含糊、流涎、口腔内食物潴留。如果发现老年人在进餐前口腔内双颊部仍存留较多前次餐的食物，就可以诊断为口腔部吞咽障碍，常见于重度痴呆的患者。

2. 咽部吞咽障碍

定义为食团反射性地从口腔转运至咽部，从而启动非自主的食管期吞咽的同时，很难保护气道，造成吸入/误吸。最常见的病因是脑卒中，30%～65%急性卒中患者可检出吞咽障碍。其他任何能够造成脑干吞咽中枢或与吞咽相关的颅神经功能障碍的疾病（如帕金森病、中枢神经系统肿瘤），口咽部横纹肌受累（如重症肌无力、无肌萎缩侧索硬化），局部结构受累（咽、颈部病变）均可导致吞咽障碍。与衰老相关的因素还包括缺齿、牙周疾病、不合适义齿、口腔干燥、某些药物引起的口腔分泌失调，肌肉骨骼因素如咀嚼肌无力、颞下颌关节炎、下颚骨骨质疏松、舌强度和口咽活动协调性的变化、喉的高度降低、环咽肌功能下降等会使吞咽效率降低。多数老年人的味觉、温度觉和触觉发生退变，这种对感官皮质运动反馈环的破坏会妨碍食团恰当地成形，干扰吞咽肌肉运动顺序的及时反应。表现为进食障碍、饮水后呛咳、鼻反流、声嘶、吞咽即感卡食、口腔内食物潴留，不愿吃某种类 / 稠度的食物。

3. 食管性吞咽障碍

指食团通过食管进入胃发生障碍。除了年龄因素之外，常见病因为食管器质性或动力性疾病如狭窄（肿瘤、炎症）、憩室、痉挛、贲门失弛缓症、胃食管反流病、酒精中毒等，以及糖尿病、药物、系统性疾病累及食管等。食管占位性病变多表现为进行性吞咽障碍，而食管动力性疾病则表现为间断性进食液体或固体食物吞咽障碍。临床上表现为进餐时胸骨后哽噎感、胸痛或餐后反食等。

值得注意的是，很多药物可通过不同机制对老年人吞咽造成不利影响：①引起口腔干燥的药物，如抗胆碱能药（三环类抗抑郁药、抗精神病药、抗组胺药、抗平滑肌痉挛药、抗帕金森病药）和降压药（利尿剂、钙离子拮抗剂）；②减弱咽、食管运动和引起下食管括约肌舒张的药物，如钙离子拮抗剂和硝酸酯类药物；③引起神经肌肉反应延迟的药物，如抗胆碱能药、阿片类制剂、苯二氮䓬类、抗精神病药。

四、吞咽障碍与吸入 / 误吸

吞咽障碍最常见的后果就是吸入 / 误吸，吸入是指吞咽中或吞咽后出现食物经过声门水平，进入声门下及气管内。根据患者发生吸入时是否咳嗽和呛咳症状分为显性吸入和隐性吸入。吸入的主要内容有两种：口咽部菌群或胃内容物。当大量咽部菌群进入肺部，其数量超过了人体的抵抗力时出现吸入性肺炎，此时为细菌或真菌性肺炎；当胃内容物吸入肺部，通常会导致化学性肺炎。临床上出现吸入性肺炎很难区分是感染性还是化学性肺炎，往往表现为混合性。长期卧床的老年人或需要管饲的老年人也可以出现误吸。普遍认为鼻胃管是造成误吸的危险因素，有些患者是因为放置鼻胃管而出现误吸。

五、吞咽障碍评估方法及诊断

吞咽障碍可造成营养和水摄入不足，长此以往可导致营养不良、水电解质紊乱，加重原有疾病，吸入 / 误吸会引发吸入性肺炎，给患者及家庭带来沉重的负担，甚至危及患者生命。对于有吞咽障碍风险的患者应给予充分评估，以便及时给予干预和指导。在临床工作中对于吞咽障碍的评估包括日常筛查，如 EAT-10、洼田饮水试验、反复唾液吞咽测试；口咽吞咽功能评估，如口颜面功能评估、吞咽反射功能评价、喉功能评价、摄食功能评估；吞咽功能仪器评估，如吞咽造影检查、吞咽内镜检查、食管内压力测定等。

1. EAT-10 吞咽筛查工具（见附录）

对于有吞咽障碍风险的患者首先应选择简便、快速、有效、无风险的方法筛查是否有吞咽问题。EAT-10 吞咽筛查工具具有上述特点，具有普适性，适用于初级保健医生、全科医生、护士、照护者。该量表为患者自评量表，共有 10 个问题，每个问题分为 5 个等级，最高分为 40 分，超过 3 分提示有吞咽障碍，敏感性为 89%，特异性为 82%。

2. 洼田饮水试验（Kubota drinking test，见附录）

用于评估是否有吞咽障碍，适用于神志清楚、检查合作的患者。患者坐位，饮 30 ml 温水，观察患者饮水经过、耗时和是否呛咳，根据情况分为5 个级别。正常无吞咽障碍为 1 级，5 s 之内饮完；可疑吞咽障碍为 1 级，超过 5 s 饮完或 2 级；明确吞咽障碍为 3 ~ 5 级。对 2 ~ 3 级患者应进行进食方法指导，对于 4 ~ 5 级的患者需要康复训练。

3. 反复唾液吞咽测试

患者取坐位或半卧位。观察 30 秒钟内患者反复吞咽的次数和喉上抬的幅度。如果 30 秒内吞咽的次数小于 3 次提示吞咽障碍可能；喉上抬幅度的评估具体方法为：检查者将食指、中指、环指、小指分别放置于下颌骨下方、舌骨、甲状软骨（喉结）和环状软骨，环指触及喉结上下移动小于 2 cm 提示吞咽障碍可能。本试验适用于意识清楚的患者。

4. 电视 X 线透视吞咽功能检查

电视 X 线透视吞咽功能检查（videofluoroscopic deglutition examination，VDE）能直接观察到受检者吞咽器官的活动状态，是吞咽评估的金标准。常规 VDE 是通过进食一定量混有钡剂的不同黏稠度的食物或液体，同时进行侧位和前后位 X 线透视，显示吞咽的动态过程。从而了解患者口咽期的吞咽功能和解剖结构有无异常，也可以测定咽部通过时间。判断有无吸入及其原因；有助于判断是否存在隐性吸入；预测吸入性肺炎的风险。有的医院将造影剂改为泛影葡胺，增加了检查的安全性。

VDE 虽然是评估吞咽功能的金标准，但也有其局限性，检查过程中老年人配合困难，且吞钡过程中存在误吸风险；检查环境不利于有认知障碍的患者，影响检查时注意力；咽下的物质是造影剂，并非食物，当吞咽真正的食物时，可能由于食物的口味和质地，使吞咽结果出现偏倚。

5. 食管内压力测定

目前普遍应用高分辨食管内压力测定，采用芝加哥评价标准，该检查可以客观评估食管上下括约肌功能以及食管推进性蠕动收缩功能。在临床中广泛应用于评估食管动力障碍性疾病。因检测方法的局限性很少用于评估咽部吞咽障碍。

6. 其他检查手段

随着医疗技术的不断进步用于客观检查的手段也在不断涌现。喉镜检查可观察咽喉部形态与运动正常与否，如软腭关闭情况、咽腔形态、会厌形态、声带形态及开闭情况、观察梨状窝有无潴留等；结合亚甲蓝等染色剂还可以观察有无显性误吸、渗漏等；结合一定压力的空气刺激还能评估咽喉部的感觉功能。可以进行误吸评分等；食管测压可以用于评估食管上、下括约肌功能以及食管体部蠕动收缩功能，结合食管 pH 监测或 pH- 阻抗监测有助于判断是否有酸反流或非酸反流，有助发现反流、吸入的潜在因素。

7. 诊断步骤

（1）筛查：首先通过提问："你感到吞咽有问题吗？有无呛咳？"来筛查；也可采用 EAT-10、评价是否存在药物影响（如抗胆碱能药、抗组胺药、降压药及利尿剂）、体格检查及老年综合评估。

（2）病因诊断性检查：根据指征，可采取以下几种方法排除结构性病变。①胃镜：首选检查，排除器质性病变；②上消化道造影：有助于检出食管动力异常和憩室，但注意有吸入风险；③喉镜：排除咽喉部器质性疾病，也可观察口咽-喉咽有无食物潴留、声门开合情况。

（3）吞咽功能评估：见前述。

六、吞咽障碍不良后果

吞咽障碍严重影响老年人生活质量、营养、功能状态，甚至危及生命。因吞咽障碍摄入不足导致营养不良、脱水；吞咽障碍伴吸入 / 误吸易导致吸入性肺炎、反复住院，增加医疗费用；反复误吸、肺炎、住院进一步加重衰弱，增加死亡风险。

1. 营养不良和脱水

吞咽障碍引起营养不良和脱水非常常见。吞咽障碍不但限制了食物的摄入，同时因吸入 / 误吸、咳嗽等也限制了液体摄入。调查显示生活能自理的吞咽障碍老年人发生营养不良比例达 21.7%，住院老年人这一比例可高达 61.5%。调查还显示仅有 22% 吞咽障碍的老年人被推荐饮用稠的饮料。因此对于吞咽障碍的老年人，不仅关注营养问题，同时也要关注液体的摄入，保证机体能量和水电解质平衡。吞咽障碍相关的营养问题常见于以下 3 种情况：①饥饿相关营养不良，常见如衰弱和肌少症患者，其特征是能量和蛋白质摄入不足，肌肉量和皮下脂肪减少，无炎症表现；②慢性病相关营养不良，常见于神经系统疾病或神经退行性病变、头颈部疾病，其特征为慢性疾病所致的厌食和慢性炎症造成的食物摄入不足；③急性疾病如肺部感染等相关营养不良，其特征为急性重症炎症限制了营养的摄入，此时往往需要及时静脉补充营养和液体。

2. 吸入和吸入性肺炎

据统计，有吞咽障碍的老年人每年肺炎的发病率明显高于无吞咽障碍的老年人（40% vs.

21.8%）。随着年龄增长，吸入性肺炎比例明显升高，90 岁以后吸入性肺炎高达 90%。引发吸入性肺炎的病理生理机制包括：①口腔健康和卫生问题，口腔内大量细菌是吸入性肺炎的致病菌；②吞咽障碍导致口腔和咽部内容物吸入（包括胃内容物）；③营养不良、衰弱、功能障碍、免疫力低下。因此对老年人要做好口腔卫生管理，及时处理牙齿问题。

3. 影响生活质量

吞咽障碍给老年人带来沉重的精神、心理负担。针对长期照护机构老年人的一项进食方面的调查显示，84% 的老年人认为进食应该是一种享受，但仅有 45% 有这种感觉，41% 的老年人进餐时感到焦虑、恐惧，36% 的老年人避免与其他人共同进餐。焦虑和抑郁在吞咽障碍的老年人中比例也比较高，分别达 37% 和 32%。吞咽障碍伴发其他如神经系统疾病、头颈部器质性疾病、衰弱、失能、反复住院等，不但给个人和家庭带来沉重的负担，而且给全社会增加沉重的医疗负担。

七、吞咽障碍处理

老年人吞咽障碍绝大多数是干预治疗。在干预治疗之前一定要进行病因方面的筛查，如口腔牙齿问题、药物因素等。吞咽障碍的干预治疗包括补偿性干预、康复训练和其他。

（一）补偿性干预

1. 体位调整

患者容易接受体位调整干预，根据不同的患者可以采取不同的体位调整，或若干种姿势相结合：①吞咽时低头：从后向前推压咽前壁，舌根紧贴咽前壁；气道入口面积缩小，防止吸入；减慢食团从口腔进入咽部的传导速度；增加会厌谷的宽度。②吞咽时转头：适用于单侧咽或喉麻痹患者，吞咽时将头转向麻痹一侧；也适用于上食管括约肌易松弛的患者。③吞咽时仰头：可以通过重力作用帮助清空口腔内容物，适用于运动神经元病或口腔部分手术患者，吞咽时注意屏住呼吸。④吞咽时卧位：可以仰卧位或侧卧位，用枕头支撑，保持头和脊柱在同一水平，防止吸入。

2. 进食速度、量

老年人进食时间延长，可以通过减少每次吞咽食物量降低吸入 / 误吸，但口腔和喉咙感觉丧失的患者不建议采用。可以遵循如下法则：①放慢进餐速度；②不要在赶时间或疲倦时进食，吞咽时集中注意力，不要做分心之事，如聊天、看电视等；③一口抿入少量食物或饮料，适用小茶勺；④如一侧无力，可以用较有力的一侧咀嚼。

3. 辅助设备

饮食的辅助设备能帮助放置、定位和控制食团和液体并在进食时保持适当的姿势，例如，把杯沿改良为带一个缺口（搁在鼻梁上）、窄浅的勺子将食物放置在舌根部，对于需要把食物放在口中特定位置的患者来说非常重要。

4. 食物性状

不饮用水、茶或咖啡等容易造成老年人吸入 / 误吸的稀薄饮料。使用增稠剂、进食浓浆或将干燥食物搅碎混以酱汁或肉汁，使其更加柔软、黏合，有效保持食物的营养和水分，最大限度降低吸入 / 误吸风险，防止吸入性肺炎发生。

（二）康复训练

循序渐进的肌肉训练对于老年人较为安全，可改善吞咽功能。包括自主吞咽训练、咽部敏感性刺激等。

1. 自主吞咽训练

①用力吞咽：吞咽时口腔和咽部肌肉用力收缩。②声门上吞咽：在声带水平吞咽前和吞咽时关闭气道。吞咽时屏住气，吞咽后咳嗽。③超声门上吞咽：吸气-屏气-用力吞咽-吞咽后咳嗽。④门德尔松手法：这是最难的吞咽训练，吞咽时让喉部移动，该训练男性较女性容易些，反复吞咽数次，感知吞咽时颈前肌肉上下移动。⑤舌肌训练：保持舌紧张，轻轻地、稳稳地将舌前 1/4 部分从上下切齿之间伸出。保持舌这个动作。

2. 增加咽部敏感性刺激

①可采用酸性、碳酸食团、冷热刺激，如冰块或干冰棉签刺激咽部，增加咽部吞咽时敏感性。②电刺激：神经肌肉电刺激治疗可以刺激吞咽神经和肌肉吞咽反射。

（三）食管性吞咽障碍

对于食管性吞咽障碍的老年人，首先除外食管占位性病变，并给予相应治疗。对于食管动力障碍性疾病，常见的如贲门失弛缓或胃食管反流可给予相应治疗，如抗反流药物治疗。

（四）其他干预

注意口腔卫生，不良的口腔卫生是造成吸入性肺炎的危险因素。对于卧床的患者建议尽量进餐后保持坐位 30 ～ 45 min，防止胃食管反流。卧位时尽量保持侧卧位。必须改变进食通路时，尽量选择经皮内镜空肠造口术（percutaneous endoscopic jejunostomy，PEJ）或鼻空肠营养。长期卧床的患者要注意有无粪嵌塞、便秘，需要处理时，尽量避免口服矿物油通便。

吞咽障碍在老年人中非常常见，吞咽障碍导致营养、水分摄入不足，吸入 / 误吸以及吸入性肺炎等造成严重不良后果，极大地影响老年人生活质量，对家庭和社会也将带来沉重医疗和经济负担。及时识别和干预老年人吞咽障碍应引起家庭、医护人员和全社会的关注。

参考文献

［1］LIN L C，WU S C，CHEN H S，et al. Prevalence of impaired swallowing in institutionalized older people in Taiwan. J Am Geriatr Soc，2002，50（6）：1118-1123.

［2］美国老年医学会. 现代老年医学概要. 6 版. 田新平，谢海雁，沈悌，译. 北京：中国协和医科大学出版社，2012.

［3］BELAFSKY P C，MOUADEB D A，REES C J，et al. Validity and reliability of the Eating Assessment Tool（EAT-10）. Ann Otol Rhinol Laryngol，2008，117（12）：919-924.

［4］DEPIPPO K L，HOLAS M A，REDING M J. Validation of the 3-oz water swallow test for aspiration following stroke. Arch Neurol，1992，49（12）：1259-1261.

［5］LAURA W B，PERE C，PATRICK C，et al. European Society for Swallowing Disorders- European Union Geriatric Medicine Society white paper：oropharyngeal dysphagia as a geriatric syndrome. Clin Interv Aging，2016，7（10）：1403-1428.

（孙晓红　著　刘晓红　王晶桐　秦明照　审校）

第十节　营养不良

一、营养不良概述

营养不良是指营养物质摄入不足、过量或比例异常，与机体的营养需求不协调，从而对机体功能和临床结局造成不良影响的综合征，包括营养不足和营养过剩，是常见的老年综合征之一。老年人随着增龄，具有特殊的病理生理变化特点，如口腔牙齿咀嚼功能、胃肠消化吸收功能以及认知功能的减退，同时也伴随着多种慢性病共存、多重用药以及社会隔离等因素导致老年人营养不良高发。据统计，高达 15% 的社区老年人、35% ～ 65% 的住院老年患者以及 21% ～ 60% 的长期照护机构中的老年人存在营养不良。营养不良涉及摄入失衡、利用障碍、消耗增加三个环节，在高龄老人和住院老年患者中，营养不良多属于营养不足，表现为蛋白质 - 能量营养不良。营养不良与衰弱和功能减退、急性病康复密切相关。营养不良临床不良结局包括住院时间延长，急性疾病后恢复期延长，术后并发症增加，30 天再入院率增加，感染、压疮、跌倒、骨质疏松、肌少症风险及死亡率升高。因此，有必要及时对老年人进行营养筛查、评估和合理营养支持。

二、营养不良危险因素及原因

（一）生理功能下降

1. 口腔咀嚼功能减退

龋齿、牙周病、唾液腺功能不良会引起牙齿脱落、缺失，口腔干燥及黏膜炎症，舌肌萎缩，舌体运动能力减弱，影响食物咀嚼、搅拌等。

2. 味觉、嗅觉功能减退

随着增龄，嗅觉及味觉减退，50 岁以后嗅觉快速衰退，80 岁老年人的嗅觉将降至最佳期的一半。导致老年人食欲下降、厌食、摄食减少。

3. 摄食相关激素减少

随着增龄，生理功能下降，中枢及胃肠道调控食欲的激素、神经介质和饱腹中枢也随之发生变化，从而导致老年人食欲下降、摄食量减少。随着年龄增加，老年人胃肠动力功能及各种消化酶分泌减少，导致消化系统消化吸收能力逐渐减退。

（二）疾病和药物因素

老年人往往患有多种慢性病，以及合并老年综合征等，因多种慢性病共存，往往需要服用多种药物。许多药物（如 SSRIs、NSAIDs、地高辛、阿片类、抗生素、二甲双胍等）可能导致老年人口干、消化道副反应、抑制食欲等，限制营养摄入。老年人在急性疾病如骨折、急性肺部感染等代谢需求增加、医源性禁食、营养支持不及时，营养被忽视，极易造成医源性营养不良。

（三）其他因素

（1）对饮食认识的误区：老年人缺乏、误解饮食知识，一味追求素食、粗粮等，蛋白质摄入不足，导致营养不均衡，引发营养不良。

（2）心理因素：老年人往往存在焦虑、抑郁、丧亲、偏执、认知功能障碍等导致老年性厌食症等。

（3）社会环境、经济因素：由于经济因素不能获得足够食物；社会隔离如独居、空巢加之老年人自身躯体功能下降导致食物储备不足、获得食物、烹饪食物的能力下降，也可导致营养不良。

三、营养不良的筛查与评估

老年人的营养状态受多种因素影响，凭借单一指标不足以有效评价复杂的营养状态，因此常需要使用营养筛查工具。常用营养筛查工具包括主观全面评定、微型营养评定简表、微型营养评定、营养风险筛查 2002、营养不良通用筛查工具等。现将常用量表简述如下：

1. 主观全面评定（SGA）

评估内容包含了体重变化、进食量、胃肠道症状、功能状态、应激反应（急性疾病）、三头肌皮褶厚度、水肿程度，各项评估指标分为 A、B、C 三个等级，总体判断为 C 级，视为营养不良。该评估量表适合住院老年人营养状态的评估。

2. 微型营养评定简表（MNA-SF）

该评估包含近期进食量、体重、活动能力、急性疾病、心理认知、体重指数，满分为 14 分，评分小于 7 分视为营养不良，评分 7 ～ 12 分提示存在营养不良风险。该量表简单、易于操作，适合社区、养老机构、门诊及住院患者（见附录）。微型营养评定（MNA）包含 18 个方面，总分是 30 分，小于 17 分为营养不良，17 ～ 23.5 分提示存在营养不良风险。该量表评估费时，与 MNA-SF 具有较好的一致性，因此较少应用。

3. 营养风险筛查 2002（NRS 2002）

包括三个方面内容：疾病对营养的需要、营养受损程度及年龄。根据疾病状态对营养的需要成分分为 0 ～ 3 分，如因慢性疾病并发症住院治疗，对营养需求是轻度增加，评分为 1 分，而如果是因急重症需要入住 ICU 进行治疗的老年人，对营养需求明显增加，评分为 3 分；根据近期体重、进食量、体重指数评估营养受损程度，分为 0 ～ 3 分；年龄大于 70 岁为 1 分，小于 70 岁为 0 分。如果营养风险评估大于 3 分，需要及早制定营养干预方案。该评估量表适用于住院的老年人（见附录）。

4. 营养不良通用筛查工具（MUST）

包括三个方面：近期体重指数、体重减轻的程度及因疾病需要住院天数（≥ 5 天为 2 分），分别为 0 ～ 2 分，总分为 6 分。根据三个方面总分将营养分为低、中、高风险，根据不同风险制订营养干预方案及定期随访评估和再干预方案。该评估可预测老年住院患者的病死率和住院时间（包括卧床老年患者），适用于住院患者及长期照护机构老年人。

四、老年人营养需求

1. 能量

不同的情况下，人对能量的需求是不同的。通常，轻体力活动或者在小的应激状态下推荐的能量摄入是 25 kcal/(kg·d)。在严重应激状态下（如脓毒血症或严重压疮），推荐摄入的能量增加到 40 kcal/(kg·d)。欧洲肠内肠外营养学会（ESPEN）2019 年推荐老年人能量摄入应为 30 kcal/(kg·d)。推荐总能量 20% ～ 30% 来源于脂肪，45% ～ 60% 来源于碳水化合物，15% ～ 20% 来源于蛋白质。

2. 蛋白质

在衰老过程中，氨基酸转化速度明显变慢，研究显示老年人蛋白质合成率仅为青壮年时期的 60% ～ 70%。老年人往往表现为蛋白质合成代谢减弱，而分解代谢增加，容易发生负氮平衡。因此推荐的蛋白质摄入量是 1.0 ～ 1.2 g/(kg·d)，在严重应激（如外伤或感染）情况下，蛋白质摄入量可提高至 1.5 ～ 2.0 g/(kg·d)。慢性肾病（肾小球滤过率 < 30 ml/min）的老年人适当限制蛋白质摄入量。

3. 脂肪

由于老年人体内脂肪代谢酶的水平及活性下降，使脂肪分解代谢和脂肪廓清能力降低，老年机体内的抗氧化酶活性降低，使自由基对脂质的过氧化增加，对机体造成损伤。老年人不宜摄入过多脂肪，推荐以富含多不饱和脂肪酸的植物油为主。

4. 碳水化合物

老年人的胰岛素受体敏感性下降，糖耐量降低，对碳水化合物的代谢能力下降，易患 2 型糖尿病。因此应减少单糖和甜食的摄入量，应以复合碳水化合物为主。为增加肠道蠕动、防止便秘，应添加膳食纤维 25 ～ 30 g/d。

5. 矿物质和维生素

老年人维生素、矿物质和微量元素的代谢水平随着年龄而变化。推荐老年人维生素 D 摄取量为 800 ～ 1000 IU/d，钙摄入量为 1000 ～ 1500 mg/d。

6. 液体量

因为增龄导致的渴觉减退、水分摄入不足及水分丢失过多，老年人容易出现脱水。处于脱水高风险的老年人群包括：护理院的老年居民，以及痴呆、衰弱和多重用药的老年患者。推荐的每日液体（水）摄入量是 30 ml/（kg·d）。

五、老年营养不良诊断

根据 2019 年全球领导层倡议营养不良诊断标准共识（Global Leadership Initiative on Malnutrition diagnosis criteria consensus，GLIM），对营养不良的诊断包括两个方面诊断评估，一方面是表型诊断，另一方面是病因诊断。对于营养不良的诊断必须包括一项表型诊断和一项病因诊断。

（一）营养不良表型诊断标准

包括体重、体重指数和肌肉组织含量：①非自愿性体重下降：6 个月内体重下降 > 5%，6 个月以上体重下降 > 10%；②低体重指数（BMI），东西方人种不同，采用的标准略有不同：亚洲人年龄低于 70 岁，BMI < 18.5 kg/m²，年龄高于 70 岁，BMI < 20 kg/m²；③肌肉组织含量减少，其测量方法如双能 X 射线吸收法（DXA）、生物电阻抗法（BIA）、CT 或 MRI 等测量四肢肌肉含量。如无上述检测条件可测量臂中肌臂围或小腿围。

（二）营养不良的病因诊断

1. 吸收障碍致摄入减少

能量需求 1 周减少 > 50%，或者任何慢性胃肠道疾病导致吸收障碍。常见导致吸收障碍的胃肠道症状如吞咽困难、恶心、呕吐、腹泻、便秘或腹痛。减少食物 / 营养吸收相关的疾病如短肠综合征、胰腺分泌不足等。

2. 急慢性炎症

与急慢性炎症性疾病相关炎症所致营养需求增加导致营养不良。急性炎症如感染、烧伤，与慢性炎症相关如肿瘤、慢性阻塞性肺疾病、充血性心力衰竭、慢性肾病等。

六、老年人营养不良干预

根据营养筛查、评估、营养不良程度，结合老年病理生理状态等制订全面的营养干预计划。根据评估结果多采取营养干预的五阶梯法，第一阶梯是饮食＋营养教育，第二阶梯是饮食＋肠内营养剂补充（ONS），第三阶梯是管饲肠内营养，第四阶梯是部分肠内和部分肠外，第五阶梯是完全肠内营养。

（一）饮食＋营养教育

首先纠正老年人饮食的错误观念。针对老年人病理生理特点及多病共存等特点，制订老年饮食方案时应注重粗细搭配、易于消化吸收、在适合老年人咀嚼功能的前提下，兼顾食物的色、香、味、形。食物的选择应符合老人对食物的偏好和饮食文化。避免摄入过多的盐和糖，对于味觉和嗅觉减退的老年人，可使用香料或调味剂增加味觉和嗅觉刺激。增加餐间零食，提供的零食包装易打开。老年人在进餐时应选择舒适的进餐环境和足够的进餐时间。对于有吞咽障碍的老年人应评估吞咽功能，根据吞咽功能分级给予相应级别的软食或流食，可以使用增稠剂，减少吸入。

（二）肠内营养

不能经口饮食或经口饮食总量不能满足一日营养需求 80% 时，可在医生的指导下进行肠内营养制剂的补充。在给予肠内营养支持时注意适应证、禁忌证和给予途径。

1. 适应证

①经口摄食不能或不足，而胃肠道具备功能者，如老年性厌食、头颈部术后等；②短肠综合征，如胃大部切除术或部分小肠切除术后；③胃、肠瘘；④重症胰腺炎；⑤围手术期营养干预。

2. 禁忌证

主要是胃肠功能障碍者：①严重应激状态；②严重弥漫性腹膜炎；③严重消化道功能障碍，如重度短肠综合征、严重腹泻呕吐；④完全性肠梗阻，严重营养不良，酸碱平衡和（或）电解质紊乱。

3. 肠内营养途径

①能经口进食者首选经口进食，了解患者既往病史，选择适宜不同疾病种类的肠内营养制剂，如糖尿病、COPD、慢性肾病及要素肠内营养制剂。②管饲，根据患者个体的评估情况，可选择鼻胃管饲、鼻空肠营养管饲、经皮内镜胃造口术（PEG）或经皮内镜空肠造口术（PEJ）。

4. 肠内营养途径选择

①口服是最安全、最符合生理的，但如果经口进食量达不到目标量的50%，则需管饲；②鼻胃管饲适合短期营养（<4周），优点是胃容量大，能耐受各种营养制剂或高渗营养制剂及药物，但对于卧床、活动受限者易导致反流和吸入；③鼻空肠营养管适宜>4周营养管饲，如急性胰腺炎、胃轻瘫（尤其是胃肠术后）、吸入；④胃肠造口术适宜长期管饲者，特别是严重认知障碍、严重咽部吞咽障碍者、存在较高吸入风险的老年人，如重度痴呆、帕金森重度吞咽障碍者。

5. 管饲输注方式

包括持续性、顿服性和周期性的输注方式。方法选择主要取决于管饲所在部位、患者病情、对肠内营养的耐受情况及总体情况。

6. 肠内营养制剂类型

①家庭自制匀浆膳食，根据患者需要调配，简便、易得、经济实惠，但因含膳食纤维等容易堵管。适合口咽部吞咽障碍、胃肠造口术和鼻胃管饲的老年人；②标准肠内营养制剂，整蛋白型制剂营养全面，是标准肠内营养制剂；③要素制剂，氨基酸及水解蛋白型，营养全面，不需要消化酶即可在小肠上皮吸收；④特殊疾病类型制剂，如肝病型、糖尿病、肾病型、肿瘤型等。

7. 肠内营养注意事项

①长期使用肠内营养制剂要注意并发症，消化道方面并发症如恶心、呕吐、腹胀、腹泻等，代谢方面并发症如血糖、水电解质、酸碱平衡紊乱等，心理因素如焦虑、抑郁等；②肠内管饲应考虑老年人消化道耐受情况，应由低张（稀释）逐步过渡到等张（1 kcal/ml）或高张，由慢到快逐步过渡。

（三）肠外营养

随着增龄，老年人生理调节能力下降或失衡，导致机体组织成分和代谢发生一系列变化。因此，老年人肠外营养支持，应该严格监测生化检查指标，防止电解质、酸碱平衡紊乱以及肝肾功能下降、血脂异常等并发症的发生。

1. 适应证

①胃肠功能丧失，如重度短肠综合征；②胃肠道不能利用，如消化道梗阻、急腹症等；③高位、高流量肠瘘，管饲无法通过肠瘘段；④急性应激，胃肠道需要休息，如急性胃肠炎、炎症性肠病等；⑤各种原因导致顽固性呕吐，如放化疗所致呕吐；⑥各种原因所致预计5～7天不能通过肠内营养达到需求量。

2. 禁忌证

①滥用肠外营养；②终末期患者，应充分与家属和医疗代理人沟通，不推荐实施肠外营养；③胃肠道功能正常或经口或管饲能达到摄入足够营养的老年人；④预计发生肠外营养并发症弊大于利者。

3. 肠外营养的应用

根据患者的代谢情况、疾病情况和治疗目标制定个体化的配方：①糖、脂肪、蛋白质的配比可根据老年人能量需求按比例配制，根据疾病情况适当调整蛋白质补充量；②液体补充，按基础需求量25～30 ml/（kg·d），同时要考虑到患者心脏功能以及是否存在大量体表蒸发量，记录24 h出入量，适时进行调整；③电解质补充，老年人容易出现电解质紊乱、低钠血症或高钠血症、低钾血症或高钾血症，定期监测离子变化动态实时调整；④微量元素补充，肠外营养补充一定注意脂溶性和水溶性微量元素的补充。

4. 肠外营养注意事项

①警惕再喂养综合征，纠正老年人营养不良不可急于补充至足够能量，尤其是严重营养不良者。在营养支持开始最初的几天，钾离子和磷离子需求量较高，因为随着营养素的利用，这些电解质从细胞外移入细胞内，导致再喂养综合征。方法是先给予所需营养量的1/3或1/2，逐步过渡至正常所需量；②尽早纠正低血容量、电解质和酸碱平衡紊乱；③根据年龄、BMI、是否禁食、原发疾病或同一疾病不同病程、出入量和是否伴随心、肺、肾疾病，选择合适的营养支持；④根据病情变化及消化道功能的恢复情况，尽可能将肠外逐步过渡至肠内营养；⑤肠外营养通路选择，如果预计肠外营养超过7天，应选择中心静脉营养或输液港，否则容易导致静脉炎；⑥初始输液速度应设置在50～100 ml/h，代谢状况允许每8～12 h逐步增加，直至满足液体和能量需求；⑦长期肠外营养会导致多种并发症，如导管相关性、代谢性和胃肠道并发症等。

七、小结

由于增龄、疾病、老年综合征等多种因素导致老年人是营养不良的高发群体，而营养不良或营养风险会造成机体免疫力低下、躯体功能下降、住院时间延长甚至失能、增加死亡率等不良临床结局。对于高龄有营养风险的老年人应进行营养筛查、营养评估，其目的是给予恰当的营养干预，并做出营养再评估、干预方案。营养干预包括饮食宣教、肠内外营养支持，营养干预不仅要关注住院和长期照护机构的老年人，还要关注门诊就诊和社区的老年人。

参考文献

［1］JENSEN G L，CEDERHOLM T，CORREIA M I T D，et al.GLIM Criteria for the Diagnosis of Malnutrition：A Consensus Report From the Global Clinical Nutrition Community. JPEN J Parenter Enteral Nutr, 2019, 43（1）：32-40.

［2］BECK A M，VOLKERT D，CEDERHOLM T，et al. ESPEN guideline on clinical nutrition and hydration in geriatrics. Clin Nutr，2019，38（1）：10-47.

［3］刘晓红，康琳. 协和老年医学. 北京：人民卫生出版社，2016.

［4］刘晓红，陈彪. 老年医学. 3 版. 北京：人民卫生出版社，2020.

［5］中国吞咽障碍膳食营养管理专家共识组. 吞咽障碍膳食营养管理中国专家共识（2019 版）. 中华物理医学与康复杂志，2019，41（12）：881-888.

（孙晓红　著　刘晓红　王晶桐　秦明照　审校）

第十一节　疼痛

疼痛是一种与实际或潜在组织损伤相关的不愉快的感觉与情绪体验，是一种主观感受，会受到生理、心理、个人经历和社会文化等多方面因素的影响；个体对疼痛的理解和认知也存在差异。疼痛是老年患者最常见且严重影响日常生活活动能力的主诉之一。多项研究表明老年人中疼痛发生率可高达 25%～60%。另有统计显示 25%～40% 的社区老年人、27%～80% 的居家老年人以及 40%～50% 的住院老年患者都曾经或正在经历慢性疼痛。疼痛可能会导致老年人日常生活能力受损、抑郁、焦虑、睡眠障碍甚至功能障碍造成的残疾等，严重影响老年人生活质量，增加其医疗费用负担。为此世界卫生组织将疼痛确定为血压、呼吸、脉搏、体温之后的第五大生命体征。

一、疼痛的分类

（一）按持续时间分类

根据疼痛持续的时间，疼痛可分为急性疼痛和慢性疼痛。

1. 急性疼痛

急性疼痛一般急性起病，有明确病因，且持续时间短。老年人常见的急性疼痛多由于手术、创伤、急性炎症（如急性胰腺炎、急性胆囊炎、急性阑尾炎）、急性缺血性病变（如急性心肌梗死、急性缺血性肠病）、急性脏器梗阻（如肠梗阻、肾绞痛）等引起。急性疼痛常伴有自主神经系统的表现，包括心跳加快、出汗和血压升高。

2. 慢性疼痛

慢性疼痛是指持续或间歇性持续 3 个月以上的疼痛。慢性疼痛是一种疾病过程，是神经学、心理学和生理学失调的持续性症状。临床上慢性疼痛患者常伴有焦虑、失眠、抑郁等精神改变。

老年人常见的慢性疼痛包括以下几类：

（1）癌性疼痛：癌性疼痛即癌痛，是由于癌症本身以及在癌症治疗过程中产生的疼痛。

（2）慢性骨骼肌肉痛：老年慢性肌肉骨骼疼痛（chronic musculoskeletal pain of the elderly，CMPE）是指病程超过 3 个月，以肌肉骨骼系统疼痛为主要表现的慢性疼痛综合征，不包括恶性肿瘤引起的疼痛。

（3）神经病理性疼痛：神经病理性疼痛是指由躯体感觉系统的损伤或者疾病而导致的疼痛。可分为周围性和中枢性两种类型，周围神经病理性疼痛主要包括带状疱疹后神经痛、痛性糖尿病性周围神经病变、三叉神经痛、根性神经病变、化疗诱发的周围神经病变等。中枢神经病理性疼痛主要包括脑卒中后疼痛、脊髓空洞症疼痛、压迫性脊髓病疼痛、脊髓损伤性疼痛等。

（二）按疼痛部位分类

根据发病部位的不同，疼痛可分为躯体痛、内脏痛及非特异性疼痛。

1. 躯体痛

躯体痛是由浅表或深部组织的疼痛感受器受到各种伤害性刺激所引起的，可分为浅表躯体痛和深部躯体痛。

2. 内脏痛

内脏痛是由内脏牵拉、压迫、扭转或肠管的扩张、组织渗漏所引起，不仅涉及一定的体表部位还存在牵涉痛。

3. 非特异性疼痛

除躯体痛和内脏痛外，所有原因不明的疼痛可归为非特异性疼痛。这种疼痛多与心理社会因素有关，患者常无明显阳性体征。

（三）按疼痛性质分类

根据疼痛性质不同，疼痛可分为伤害性疼痛和神经病理性疼痛。

1. 伤害性疼痛

伤害性疼痛是有害刺激作用于伤害感受器而导致的疼痛，与实际的损伤或潜在的组织损伤直接相关。

2. 神经病理性疼痛

神经病理性疼痛通常无组织损伤，是在中枢或外周神经系统损伤后发生的神经系统功能紊乱所引起的疼痛。

3. 混合性疼痛

兼具伤害性疼痛及神经病理性疼痛，老年患者中混合性疼痛比较常见。

二、老年疼痛的特点

老年疼痛多数是慢性的，比年轻人更容易表现为持续性疼痛，疼痛程度持续增加。随着年龄增长，疼痛发生率也相应增加，女性多于男性，退休、丧偶的老年人发生率较高。

老年疼痛部位常不局限于一处，可以是多部位的，常见部位包括背部、下肢、头面部、肩部。老年人群常对疼痛的敏感性下降，伴随的其他疾病以及认知功能下降、视听觉障碍等可能会掩盖疼痛的症状，并且老年慢性疼痛常与焦虑、抑郁情绪存在多元性相互交叉的表现。

三、疼痛的评估

疼痛的评估是疼痛治疗的基石，在整个疼痛治疗过程应进行全程、动态、多次、重复评估。同时疼痛的评估应是一个多维度的评估，包括病因评估、疼痛性质及强度评估等，此外老年患者还应考虑认知功能下降、沟通困难、痛阈降低等对疼痛评估所带来的影响。

（一）疼痛病因评估

详细询问患者病史、体格检查、化验及相关辅助检查等明确疼痛的病因。首先要区分急性痛与慢性痛，其次要区分癌痛和非癌痛。

1. 急性痛

急性痛一般提示存在需要及时处理的严重损伤如骨折、急性冠脉综合征、急性胆囊炎、急性阑尾炎等。需要详细询问疼痛发作的诱因、疼痛部位、合并症状等，由此进行相应辅助检查明确病因并给予下一步治疗。

2. 慢性痛

老年人群是癌症的高发人群，对于慢性痛患者应首先区分癌痛与非癌痛。应重视肿瘤的报警症状如消瘦、食欲缺乏、乏力、黑便、咳嗽、血尿等，如有相应报警症状应安排相应检查协助明确诊断。对于已确诊的肿瘤患者，如出现新发疼痛应警惕肿瘤进展、转移，同时手术、放化疗等因素也可能导致疼痛。

老年非癌痛患者中最常见为慢性骨骼肌肉痛，对于此类患者应关注有无跌倒、外伤以及基础骨骼肌肉系统疾病，并对骨骼肌肉系统以及神经系统进行详细体格检查。

（二）疼痛强度评估

常用的疼痛评估量表包括：视觉模拟评分法（visual analogue scale，VAS）、数字评定量表（numeric rating scale，NRS）、修订版 Wong-Baker 面部表情疼痛评估法（Wong-Baker faces pain scale-Revision，FPS-R）以及简明疼痛量表（brief pain inventory，BPI）等。

1. 视觉模拟评分法

VAS 是最常用的一种疼痛强度的单维度测量评估工具。量表主要由一条 100 mm 的直线组成，该直线的一端表示"完全无痛"，另一端表示"能够想象到的最剧烈的疼痛"或"疼痛到极点"等。患者会被要求在这条线上相应位置做标记以代表他们当时体会到的疼痛强烈程度（图 3-11-1）。

请您用"×"或垂直的"|"标出您的感受。

完全无痛　　　　　　　　　　　疼痛到极点

图 3-11-1 视觉模拟评分法（visual analogue scale，VAS）

VAS 具有准确、简便易行、灵敏度高等特点。但 VAS 需要患者具有一定的抽象思维能力，对于存在认知功能下降的老年患者可考虑使用面孔视觉模拟评分法（facial visual analogue scale，F-VAS）。F-VAS 是在上述线性 VAS 直线上加上若干卡通标签，从而使评分更直观、形象（图 3-11-2）。

请您用"×"或垂直的"｜"，在下面的横线上标出您的疼痛感受

完全无痛 ———————————————————— 疼痛到极点

图 3-11-2 面孔视觉模拟评分法
（facial visual analogue scale，F-VAS）

2. 数字评定量表

NRS 评分准确简明，曾被美国疼痛学会视为疼痛评估的金标准。患者要在 4 种大类别，共 11 种评分（0～10）中选择：即无疼痛（0）、轻度疼痛（1～3）、中度疼痛（4～6）、重度疼痛（7～10）（图 3-11-3）。

NRS 的分类比较清晰客观，可以帮助患者进行更准确的评估，但需要患者有抽象的刻度理解能力，还有一定的文字阅读理解能力。慢性疼痛患者更倾向于使用 NRS。

3. 修订版 Wong-Baker 面部表情疼痛评估法

FPS-R 要求患者对整体疼痛程度进行从 0（无痛）到 10（最严重）的评分，同时 FPS-R 提供了 6 种面部表情的卡通图片（从微笑、悲伤至痛苦的哭泣等）来形象表达分值区域所代表的疼痛程度。评估时，患者指向表示与其疼痛程度相符的刻度或卡通面孔即可（图 3-11-4）。

FPS-R 适用于表达困难、意识不清或有认知功能障碍的老年患者，但易受情绪、环境等因素的影响。

（三）疼痛特征评估

包括疼痛发作时间，加重和缓解的因素，疼痛的性质如烧灼痛、刺痛、钝痛等，疼痛对躯体功能、睡眠、饮食、心理、社会因素以及生活质量的影响，有无爆发痛和事件性疼痛，患者对疼痛的治疗目标，既往治疗用药及疗效等。简明疼痛量表（brief pain inventory，BPI）是最常用的多维度疼痛评估工具之一。主要用于评估过去 24 h 或过去 1 周内的疼痛。评估的主要内容包括疼痛的程度［0（无痛）到 10（非常疼痛）］、疼痛性质（如刀割痛和闪电痛）和疼痛对日常生活功能的影响［0（无影响）到 10（严重影响）］。同时 BPI 还要求患者对疼痛的位置进行描述，即在一张人体轮廓图上通过涂色的方法表示所有疼痛的位置（图 3-11-5）。

（四）老年综合评估

对于老年患者除疼痛评估外还应纳入老年综合评估，包括认知和交流能力评估、衰弱评估、多重用药评估、焦虑及抑郁情绪评估等。

（五）认知障碍患者疼痛评估

对于轻中度认知障碍患者的疼痛评估可采用常规工具。重度认知障碍和无法交流的老年患者是疼痛评估的困难人群，国内通常采用中文版晚期老年痴呆症疼痛评估量表（Chinese pain assessment in advanced dementia scale，C-PAINAD）（表 3-11-1）进行疼痛评估。

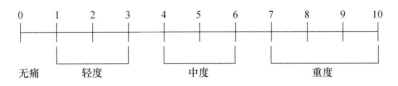

图 3-11-3 数字评定量表（numeric rating scale，NRS）

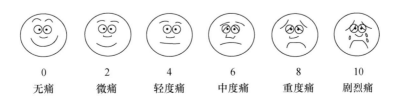

图 3-11-4 修订版 Wong-Baker 面部表情疼痛评估法（Wong-Baker faces pain scale revision，FPS-R）

1. 大多数人一生中都有过疼痛经历（如轻微头痛、扭伤后痛、牙痛）。除这些常见的疼痛外，现在您是否还感到有别的类型的疼痛？
   （1）是　　（2）否
2. 请您在下图中标出您的疼痛部位，并在疼痛最剧烈的部位以"X"标出。

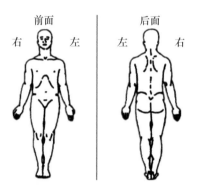

3. 请选择下面的一个数字，以表示过去 24 小时内您疼痛最剧烈的程度。
   （不痛）0　1　2　3　4　5　6　7　8　9　10（最剧烈）
4. 请选择下面的一个数字，以表示过去 24 小时内您疼痛最轻微的程度。
   （不痛）0　1　2　3　4　5　6　7　8　9　10（最剧烈）
5. 请选择下面的一个数字，以表示过去 24 小时内您疼痛的平均程度。
   （不痛）0　1　2　3　4　5　6　7　8　9　10（最剧烈）
6. 请选择下面的一个数字，以表示您目前的疼痛程度。
   （不痛）0　1　2　3　4　5　6　7　8　9　10（最剧烈）
7. 您希望接受何种药物或治疗控制您的疼痛？

   _____

8. 在过去的 24 小时，由于药物或治疗的作用，您的疼痛缓解了多少？
   请选择下面的一个百分数，以表示疼痛缓解的程度。
   （无缓解）0 10% 20% 30% 40% 50% 60% 70% 80% 90% 100%（完全缓解）
9. 请选择下面的一个数字，以表示过去 24 小时内疼痛对您的影响。
   （1）对日常生活的影响
   （无影响）0　1　2　3　4　5　6　7　8　9　10（完全影响）
   （2）对情绪的影响
   （无影响）0　1　2　3　4　5　6　7　8　9　10（完全影响）
   （3）对行走能力的影响
   （无影响）0　1　2　3　4　5　6　7　8　9　10（完全影响）
   （4）对日常工作的影响（包括外出工作和家务劳动）
   （无影响）0　1　2　3　4　5　6　7　8　9　10（完全影响）
   （5）对与他人关系的影响
   （无影响）0　1　2　3　4　5　6　7　8　9　10（完全影响）
   （6）对睡眠的影响
   （无影响）0　1　2　3　4　5　6　7　8　9　10（完全影响）
   （7）对生活兴趣的影响
   （无影响）0　1　2　3　4　5　6　7　8　9　10（完全影响）

图 3-11-5　简明疼痛量表（brief pain inventory，BPI）

表 3-11-1　中文版晚期老年痴呆症疼痛评估量表

	0	1	2	评分
呼吸	正常	偶尔呼吸困难 / 短时间换气过度	呼吸困难并发出吵闹声响 / 长时期过度换气 / 陈-施呼吸	
负面声音表达	无	偶尔呻吟 / 低沉的声音，带有负面的语气	重复性的叫嚷 / 大声呻吟 / 哭泣	
面部表情	微笑或无表情	难过 / 恐惧 / 皱眉	愁眉苦脸	
身体语言	轻松	绷紧 / 紧张步伐 / 坐立不安	僵硬 / 紧握拳头 / 膝盖提起 / 拉扯或推开 / 推撞	
可安抚程度	无需安抚	通过分散注意力或抚触、安慰，可安抚患者	通过分散注意力或抚触、安慰，也不可安抚患者	
观察时间约 5 min，总分				/10

四、疼痛的治疗原则

（一）急性疼痛的治疗原则

对于急性疼痛，明确病因、排除急症疼痛是镇痛治疗前需要考虑的重点。结石性疼痛如胆绞痛、肾绞痛在取石或碎石后疼痛可完全缓解。急性冠脉综合征、肺动脉栓塞、急性肠系膜动脉缺血等急症疼痛应给予积极抗凝、溶栓、血管支架等治疗，若仅给予镇痛治疗容易掩盖病情。

明确病因并给予积极对症处理后，可根据疼痛程度按照 WHO 三阶梯镇痛原则给予适当的镇痛药物。轻度疼痛给予非阿片类镇痛药 ± 非药物治疗手段，如对乙酰氨基酚或 NSAIDs 联合理疗、针灸、经皮电刺激等。重度疼痛可使用弱阿片类镇痛药或低剂量强阿片类镇痛药 ± 对乙酰氨基酚或 NSAIDs。剧烈疼痛需要使用强阿片类镇痛药。急性疼痛的患者在预期的疼痛病程中应鼓励持续使用镇痛药，当出现爆发痛时应及时使用即释药物以缓解疼痛。

（二）慢性疼痛的治疗原则

老年患者的疼痛多为慢性疼痛，病因多无法逆转，治疗目标应着眼于通过减轻疼痛来维持躯体功能和生活质量。治疗应遵循以下原则：

（1）明确诊断，积极对因治疗。许多情况下疼痛常常是疾病的一种临床表现，因此治疗前排除肿瘤和器质性疾病是非常重要的。

（2）病理治疗和心理调节同步进行。老年患者常存在不同程度的心理问题。治疗前应进行适当的心理状况评估并予以适当的治疗。

（3）多种方法综合治疗。老年慢性疼痛多持续时间较长且影响因素多，使用单一方法往往难以奏效，可考虑联合使用不同疗法以获得疗效相加或降低副作用的目的。

五、疼痛的治疗方法

疼痛的治疗可分为非药物治疗、药物治疗、介入治疗、手术治疗、物理治疗、心理干预治疗等。老年疼痛的治疗通常是在一个多学科团队的协同下，联合使用多种方法实现。

（一）非药物治疗

主要包括基础治疗及对因治疗，可有助于降低药物治疗的风险和不良反应，改善疼痛治疗的效果，可单独或结合镇痛药物应用。

1. 基础治疗

包括适当休息、避免负重，保持功能活动和康复锻炼，减少不合理运动、改善不良工作姿势、合理利用辅助工具等。

2. 对因治疗

部分疾病应注重对因治疗，不仅有利于镇痛，还有助于延缓疾病发展。如糖尿病神经病变的血糖控制、痛风患者控制高尿酸血症、肿瘤患者的放化疗或靶向治疗等。对因治疗需要各专科医生的参与。

（二）药物治疗

90% 以上的慢性疼痛可经药物治疗达到满意疗效，但应用药物治疗时应根据老年患者的特点选用合适的药物、并注意药物相关不良反应。

1. 常用镇痛药物

临床常用的镇痛药物包括非阿片类药物、阿片类药物、镇痛辅助药物及外用药物等。

（1）非阿片类药物：主要包括对乙酰氨基酚和非甾体抗炎药（nonsteroid anti-inflammatory drugs, NSAIDs）。

对乙酰氨基酚是最常用的口服镇痛药，常用于轻至中度疼痛。对于髋关节和膝关节骨关节炎的治疗，多个指南推荐使用对乙酰氨基酚进行镇痛。对乙酰氨基酚过量可导致严重肝毒性，即使对乙酰氨基酚处于治疗剂量时也存在肝毒性的可能。严重肝病或大量饮酒是对乙酰氨基酚的一个相对禁忌证。其他可能与对乙酰氨基酚有关的不良反应包括慢性肾病、高血压、消化性溃疡。此外给患者处方对乙酰氨基酚时还应注意患者是否同时服用含有对乙酰氨基酚的复方制剂，避免超量。

NSAIDs 主要适用于轻至中度疼痛，尤其是躯体性疼痛。当与阿片类药物联合使用时，这些药物也可产生协同作用。非选择性 NSAIDs 由于同时抑制 COX-1 与 COX-2，长期使用可能出现消化道出血、肾功能损害、血小板减少、血压升高、心脏毒性及加重心力衰竭等副作用。常见药物包括布洛芬、阿司匹林、吲哚美辛、萘普生等。选择性 COX-2 抑制剂虽胃肠道副作用更小，但心血管事件风险增加。常见药物包括塞来昔布、依托考昔等。老年患者使用吲哚美辛、阿司匹林的毒副作用明显，因此不建议用于镇痛。

合并以下因素应慎用 NSAIDs：≥ 60 岁，心血管疾病史，糖尿病，间质性肾病，肾乳头坏死，既往消化性溃疡病史；同时使用以下药物如华法林、肝素、阿司匹林、糖皮质激素；长期大剂量使用 NSAIDs。

出现以下情况应停用 NSAIDs：充血性心力衰竭，原有高血压加重，肾功能恶化，肝功能指标超过正常上限 1.5 倍，用药期间出现的胃肠不适如恶心、消化道出血、溃疡等。

NSAIDs 使用过程中应注意以下问题：尽量短期应用，如预期需要长期服用需根据个体情况决定是否同时服用质子泵抑制剂抑酸或米索前列醇保护胃肠黏膜。应避免同时联合使用两种 NSAIDs。NSAIDs 具有天花板效应，达到一定剂量后增量不增效，反而增加副作用风险，老年人使用该类药物应从最低推荐剂量开始，注意剂量限制。具体用法用量参见表 3-11-2。

表 3-11-2 常用非阿片类药物的药动学参数和用法用量

药物	达峰时间（h）	半衰期（h）	用法用量
对乙酰氨基酚	0.5 ～ 2	1 ～ 3	片剂：每次 0.3 ～ 0.6 g，每 24 h 不超过 4 次；缓释制剂每次 0.65 ～ 1.3 g，每 24 h 不超过 3 次（日剂量不超过 2 g）
布洛芬	1 ～ 2	2	片剂：每次 0.2 ～ 0.4 g，每 24 h 不超过 4 次；缓释制剂每次 0.3 g，一日 2 次
塞来昔布	3	11	每次 100 ～ 200 mg，一日 2 次

（2）阿片类药物：阿片类药物仅用于中到重度持续性疼痛，且对功能或生活质量产生不利影响的患者。在开始长期阿片类药物治疗前，应根据患者病史、体格检查，以及对药物滥用、误用或成瘾风险，对个体患者的治疗风险和获益进行评估。当开始阿片类药物治疗时，我们首选先用短效药物，然后转换为一种缓释剂定期给药。老年患者阿片类药物的起始剂量为年轻患者的 30% ～ 50%，增量宜缓慢，每日增量为前日的 50% ～ 100%，缓慢增加至疼痛缓解而没有不能耐受的副作用的剂量。除了阿片类药物常见的副作用如便秘、恶心、头晕、皮疹、瘙痒，老年人出现嗜睡、过度镇静、尿潴留、眩晕、呼吸抑制的风险高于年轻患者，尤其是在阿片类滴定阶段。此外还应关注镇痛药物增加老年人

跌倒和骨折的风险。

常用阿片类药物可分为弱阿片类和强阿片类。前者包括曲马多、可待因及复方制剂。后者包括盐酸羟考酮、吗啡、芬太尼透皮贴、丁丙诺啡贴剂和美沙酮等。爆发痛需备有即释镇痛药，事件性疼痛患者在进行可能诱发疼痛的操作前需提前 30 min 预防性给予即释型镇痛药物。具体用法用量参见表 3-11-3。

（3）镇痛辅助药物：镇痛辅助药物指有特定适应证，又可有效治疗某些类型疼痛的药物。治疗目标是最大限度镇痛并缓解精神痛苦。可单独使用或与镇痛药及非药物治疗联合使用。包括抗抑郁药、离子通道阻滞剂、糖皮质激素、二磷酸盐制剂、抗骨质疏松药、肌肉松弛药等。具体用法用量参见表 3-11-4。

表 3-11-3　常用阿片类药物的用法用量

药物	用法	最大剂量	剂量增加	备注
轻-中度疼痛				
氢可酮	5 mg，q4～6 h	30 mg	3～4 剂后	治疗急性反复发作的发作性疼痛或爆发痛；与对乙酰氨基酚或 NSAIDs 合并制成复方制剂时由于对乙酰氨基酚或 NSAIDs 有剂量上限，使得氢可酮的每日剂量受到限制
氢吗啡酮	2 mg，q3～4 h	不定	3～4 剂后	用于治疗突破痛或维持 24 h 镇痛效果
中-重度疼痛				
吗啡，即释剂型	2.5～10 mg q4h	不定	1～2 剂后	口服液体推荐用于治疗爆发痛
缓释吗啡	15 mg q12h	不定	3～5 天后	吗啡的毒性代谢产物使其对于肾功能不全患者或需要大剂量用药时受到限制。如果经常出现剂末效应，需要更频繁地使用持续释放剂型
即释羟考酮	5 mg q4～6 h	不定	3～4 剂后	治疗急性反复发作的发作性疼痛或爆发痛，与对乙酰氨基酚或 NSAIDs 合并制成复方制剂时，由于对乙酰氨基酚或 NSAIDs 有剂量上限，使得该药的每日剂量受到限制
缓释羟考酮	10 mg q12h	不定	3～5 天后	通常根据速释阿片类药物的作用决定初始剂量后再开始使用
曲马多	25 mg q4～6 h	50～100 mg（300 mg/24 h）	4～6 剂后	阿片样作用和中枢神经系统神经递质的双重作用机制；监测阿片类药物的不良反应，包括嗜睡和恶心。与其他 5-羟色胺能药物合用时应谨慎。注意观察 5-羟色胺综合征，会降低癫痫发作阈值
芬太尼透皮贴	一般初始剂量 25 μg/h 贴剂 q72h	不定	更换 2～3 贴后	初始剂量应根据患者目前使用的阿片类药物剂量而定，建议用于阿片耐受患者，每 72 h 更换一次

表 3-11-4　常用辅助镇痛药物的用法用量及不良反应

种类	代表药物	初始剂量和滴定	常用维持剂量	常见不良反应
三环类抗抑郁药	阿米替林	初始剂量 10～25 mg，以一周为间隔，每周增加 10～25 mg，睡前服用	10～100 mg/d 最大剂量不超过 120 mg/d	多汗、口干、视物模糊、排尿困难、便秘、嗜睡、震颤、眩晕
5-羟色胺与去甲肾上腺素再摄取抑制剂	度洛西汀	初始剂量 20～30 mg，以一周为间隔，每周增加 20～30 mg	60 mg/d 最大剂量不超过 120 mg/d	镇静、恶心、便秘、共济失调、口干

续表

种类	代表药物	初始剂量和滴定	常用维持剂量	常见不良反应
离子通道阻滞剂	加巴喷丁	初始剂量 100～300 mg，分 2～3 次给药。可每天增加 100～300 mg	900～1800 mg/d，分 3 次服用 最大剂量不超过 3600 mg/d	嗜睡、眩晕、外周水肿、视觉模糊、共济失调、头痛、恶心、皮疹
	普瑞巴林	初始剂量 150 mg，每日 2 次。可每 3～7 天增加 25～150 mg	150～300 mg，每日 2 次。最大剂量不超过 600 mg/d	嗜睡、眩晕、视觉模糊、共济失调、头痛、恶心、皮疹
二磷酸盐类药物	唑来膦酸		每次 4 mg，每 3～4 周重复一次	发热、流感样症状、头痛、结膜炎、恶心、呕吐、食欲减退、肾功能损害

1）抗抑郁药：常用药物包括 5- 羟色胺和去甲肾上腺素再摄取抑制剂（SNRI）如度洛西汀、文拉法辛以及三环类抗抑郁药如阿米替林等。度洛西汀、文拉法辛治疗痛性糖尿病神经病和纤维肌痛有效，同时度洛西汀已被批准应用于老年慢性骨骼肌肉疼痛。抗抑郁药常见不良反应包括口干、便秘、视物模糊以及心血管反应等。因副作用发生风险高，老年人群应避免使用三环类抗抑郁药。抗抑郁药往往需要 2～3 周时间才能完全发挥其镇痛效果，老年人用药推荐从小剂量开始，缓慢增量，逐渐增加到有效剂量并维持，肝肾功能不全患者需要减量。

2）离子通道阻滞剂：多用于神经病理性疼痛如带状疱疹后遗神经痛和痛性糖尿病神经病的治疗。常见药物包括加巴喷丁、普瑞巴林、卡马西平、奥卡西平以及拉莫三嗪。应从低剂量开始，逐渐加量至疼痛缓解或出现剂量限制不良反应。

3）糖皮质激素：可用于疼痛相关的炎症性疾病、神经和脊髓受压水肿导致的疼痛。

4）抗骨质疏松药：各种原因的骨痛可考虑使用降钙素，对肿瘤转移性骨痛，二磷酸盐类药物也有镇痛作用。

5）肌肉松弛药：常用药物如乙哌立松，可用于缓解骨骼肌痉挛、改善血液微循环，常用于慢性腰背痛。

（4）外用药物：外用药物全身性不良反应较少，适用于局部的周围神经病理性疼痛或骨骼肌肉疼痛。常用的外用药物包括：利多卡因贴剂、氟比洛芬、双氯芬酸、酮洛芬、布洛芬、洛索洛芬、辣椒素等。

2. 药物治疗的原则

在对老年患者进行镇痛药物治疗时，应遵循以下原则：

（1）注意给药途径：药物应通过最有效和最舒适的途径给予，使患者可最大限度地掌控给药。

（2）按疗程：对于中重度疼痛的患者，应采用按时固定剂量方案给予镇痛药物，以获得更持续的疼痛缓解。

（3）按阶梯：根据世界卫生组织三阶梯镇痛原则，应根据患者的疼痛程度，有针对性地选用不同强度的镇痛药物。采用数字评分法（NRS）评分，对于轻度疼痛（NRS ≤ 3 分）可选用非甾体抗炎药，如果存在使用非甾体抗炎药的禁忌证，也可考虑使用低剂量阿片类药物；中度疼痛（3 分 < NRS < 7 分）可使用弱阿片类药物，也可使用低剂量强阿片类药物，并可联合应用非甾体抗炎药以及辅助镇痛药物（镇静剂、抗惊厥药和抗抑郁药）；重度疼痛（NRS ≥ 7 分）首选强阿片类药，并可合用非甾体抗炎药及辅助镇痛药物。

（4）个体化：关于缓解疼痛所需的阿片类药物的剂量，存在很大的患者间变异性。最大剂量因患者而异，在不产生无法耐受的副作用的情况下，缓解疼痛所需的剂量即为最大剂量。

（5）注意具体细节：对使用镇痛药物的患者，要密切观察疼痛缓解程度和机体反应情况，注意药物联合应用的相互作用，并及时采取必要措施以尽可能减少药物的不良反应，提高患者生活质量。

3. 药物治疗注意事项及常见副作用

老年癌性疼痛患者往往伴有其他慢性疾病，如高血压、糖尿病、心脏病等，为治疗共存疾病常需同时服用多种药物，而老年人基础肝肾代谢能力下降，易发生药物相互作用及药物不良反应。肝肾功能不全时的镇痛药物选择详见表3-11-5。此外，在应用镇痛药物时应注意以下几点：

（1）对长期大量服用非甾体抗炎药的患者，告知如有胃肠道不适或症状加重时及时通知医护人员；密切观察有无出血征象、有无黑便或柏油样便、进行性乏力、黑矇等；监测肝肾功能；指导患者按医嘱使用，不可自行加量。

（2）便秘是阿片类药物最常见的不良反应之一，患者在服用阿片类药物期间可按时服用缓泻剂预防便秘，同时鼓励患者进食粗纤维食物，多饮水，养成规律排便习惯，并适量活动等，注意评估患者的排便情况，警惕严重便秘继发肠梗阻。

（3）恶心呕吐多见于初次使用阿片类药物的患者，通常用药4～7天后可自行缓解。

（三）手术及介入微创治疗

多用于药物治疗疗效欠佳、无法耐受药物治疗不良反应或疾病进展明显影响功能和生活质量等情况。

（1）肌筋膜疼痛综合征：触发点注射疗效确切，应用广泛。

（2）骨关节炎：关节腔内注射皮质类固醇或透明质酸短期疗效确切，适用于剧烈疼痛、关节积液严重、不能耐受全身治疗的患者。注射皮质醇有效时间持续3～8周，注射透明质酸有效时间持续8～12周。关节腔内糖皮质激素注射不宜反复，注射间隔时间不应短于3个月，以免加剧关节软骨损害。

（3）椎管狭窄导致脊髓神经受压：硬膜外注射，有效时间持续多不超过1年。硬膜外粘连松解术对椎管狭窄和神经根症状有效，缓解时间数月至1年。

（4）骨质疏松导致的椎体压缩性骨折：椎体成形术或椎体后凸成形术能减轻疼痛，疗效持续数月至1年。

（5）急性带状疱疹或疱疹后神经痛：局部麻醉药＋皮质类固醇类激素进行神经阻断有效。

（6）药物治疗无效的三叉神经痛：可考虑经皮三叉神经半月节射频热凝术、经皮微血管减压术等。

（7）经保守治疗无效的顽固性剧烈神经痛或者累及神经的癌痛：可考虑神经毁损。临床应用较多的是腹腔神经丛毁损术。

（8）鞘内药物输注系统植入术：与全身用药相比，鞘内注射镇痛药物用量小，不良反应更小，可明显改善患者的生存质量。适用于疾病终末阶段疼痛剧烈且常规镇痛方案疗效不佳的患者或无法耐受大剂量阿片类药物患者。

表3-11-5　肝肾功能不全镇痛药物选择推荐

药物	肝功能不全	肾功能不全
对乙酰氨基酚	慎用，严重肝功能不全者禁用	慎用，严重肾功能不全者禁用
布洛芬	慎用，严重肝功能不全者禁用	慎用，严重肾功能不全者禁用
塞来昔布	中度肝功能损害患者应减量50%，严重肝功能不全者不推荐使用。肝功能不全患者应严密监测严重肝反应，若症状和体征均提示肝病进展，或有全身表现（如嗜酸性粒细胞增多症、皮疹等）应停用	慎用，不推荐严重肾功能不全者和进展期肾病患者应用。如必须使用，应密切监测患者的肾功能
吗啡	酌情减量，严重肝功能不全者禁用	酌情减量，肌酐清除率＜30 ml/min时慎用
羟考酮	慎用并适当减量，以1/3～1/2的推荐初始剂量开始用药。中重度肝功能障碍者禁用	慎用并根据临床反应调整剂量，肌酐清除率＜10 ml/min时禁用
芬太尼	根据临床反应，必要时减量	较安全。根据临床反应，必要时减量

（四）物理治疗

物理治疗具有止痛、改善血循环及营养神经的作用。神经肌肉电刺激疗法、中频电疗法、超短波疗法、经皮神经电刺激疗法等都有不同程度的镇痛作用。

（五）心理干预治疗

认知行为疗法可增强对各种慢性疼痛过程的耐受性，包括认知疗法、行为治疗、精神分析、森田疗法等，是疼痛干预治疗的早期选择。

老年人慢性疼痛的病理、生理、心理机制复杂，在进行疼痛治疗的同时，应针对疼痛危险因素进行预防和干预；治疗上可采用多学科协作的方式，在药物治疗的同时进行生理、心理和行为等多模式的综合治疗，从而进一步提高慢性疼痛的治愈率，提高老年患者的生活质量。

参考文献

［1］万丽，赵晴，陈军，等.疼痛评估量表应用的中国专家共识（2020版）.中国疼痛学杂志，2020，16（3）：177-187.

［2］老年慢性非癌痛诊疗共识编写专家组.老年慢性非癌痛药物治疗中国专家共识.中国疼痛医学杂志，2016，22（5）：321-325.

［3］周围神经病理性疼痛中国专家共识编委会.周围神经病理性疼痛诊疗中国专家共识.中国疼痛医学杂志，2020，26（5）：321-328.

［4］纪泉，易端，王建业，等.老年患者慢性肌肉骨骼疼痛管理中国专家共识（2019）.中华老年医学杂志，2019，38（5）：500-507.

［5］北京市疼痛治疗质量控制和改进中心.癌症疼痛管理药学专家共识.中国疼痛医学杂志，2019，25（11）：801-807.

［7］胡夕春，王杰军，常建华，等.癌症疼痛诊疗上海专家共识（2017年版）.中国癌症杂志，2017，27（4）：312-319.

［8］WHITE C，KATZ B. Australian and New Zealand Society for geriatric medicine position statement-pain in older people. Australas J Ageing，2016，35（4）：293-299.

［9］SCHOFIELD P. The Assessment of Pain in Older People：UK National Guidelines. Age Ageing，2018，47（11）：i1-i22.

（汤雯　马清　著　王晶桐　秦明照　审校）

第十二节　便秘与大便失禁

一、便秘

便秘是老年人常见的临床症状，虽然不直接威胁生命，但是对一些有基础性疾病的老年患者，如急性心肌梗死或者脑血管意外，便秘可能导致病情加重，甚至有死亡风险。同时便秘与肛肠疾病如肛裂、痔疮等均有密切的关系，不恰当使用泻药和过度治疗可增加医疗费用，降低患者生活质量，增加经济和社会负担。慢性便秘严重影响老年患者的生活质量及身心健康，耗费了大量的医疗经费，是一个重要的公共卫生问题，也是一个棘手的临床难题。

（一）定义

便秘是指一种（组）临床症状，表现为排便困难和（或）排便次数减少、粪便干硬。其中排便困难具体指排便费力、粪便排出困难、肛门直肠堵塞感、排便不尽感、排便费时以及需手法辅助排便等症状。排便次数减少定义为每周排便＜3次。慢性便秘在临床上更为常见，病程＞6个月。

（二）流行病学

便秘的患病率随着年龄的增长而升高，老年患者由于液体、膳食纤维摄入减少、日常活动少、衰弱等原因，患病率明显升高。流行病学调查显示，我国成人患病率为7.0%～20.3%，而老年人患病率为15%～20%，且随着年龄的增加，患病率呈升高趋势。70岁以上人群慢性便秘的患病率达23.0%，80岁以上患病率可达38.0%，在接受长期照护的老年人中甚至高达80.0%。目前国内大部分相关研究结果均显示，女性慢性便秘患病率高于男性，农村高于城市，北方高于南方。

（三）老年便秘的特点

老年人便秘的诱因、危险因素等不同于其他人群。老年人便秘的常见诱因为突发制动，如骨折、脑血管意外、急性冠脉综合征等。老年人存在膈肌、腹肌、肛提肌等盆底肌肉减弱、结肠平滑肌收缩能力下降，以及盆底结构老化，直肠前突，因此排便动力不足，结肠传输时间延长。同时，老年人具有特有的老年综合征，如衰弱、肌少症，可增加便秘发生的风险，衰弱的老年患者便秘的发生率显著升高。此外，值得注意的是，一些老年人可能由于粪便嵌塞引起假性腹泻，应积极识别，避免误诊。

老年人慢性便秘高发与多种因素有关：①饮食习惯：老年人由于渴觉功能下降，总液体摄入量减少，同时老年人咀嚼功能减退，饮食往往过于精细，纤维素摄入不足。②生活方式：老年人由于衰弱，认知功能下降，合并慢性心肺疾病、骨关节病等，导致日常活动少，长期缺乏运动导致肠蠕动功能减退，腹肌萎缩，肌力降低，屏气乏力。③基础疾病：老年人常合并糖尿病、卒中、帕金森病等神经系统或代谢疾病，可加重便秘症状。④药物不良反应：老年人由于基础疾病，可能服用抗胆碱能药物、阿片类药物、抗抑郁药、抗癫痫药、抗组胺药、抗精神病药、抗震颤麻痹药、解痉药、钙拮抗剂、钙剂、铁剂、止泻药等多种药物，可导致或加重便秘。⑤精神心理因素：焦虑、抑郁和不良生活事件等精神心理因素也是便秘发生的危险因素。⑥社会因素：老年人可能存在社会支持减少的状况，包括客观支持（物质、经济等）和主观支持（情感上的满意程度），可增加便秘发生风险。

老年人慢性便秘虽然不直接危及生命，但治疗不当会有多种危害。长期便秘可导致"粪石性"肠梗阻、肠壁溃疡、肠穿孔，甚至诱发缺血性结肠炎、憩室病和憩室炎。对于一些长期使用泻药，尤其是蒽醌类刺激性泻药的老年人，可导致结肠黑变病。便秘显著延长粪便通过肠道的时间，增加粪便中各种恶性物质的浓度，延长与结肠黏膜的接触时间，长期便秘可增加结肠癌风险。老年人存在衰弱、盆底肌松弛无力的问题，便秘可诱发或加重直肠脱垂、痔疮、腹壁疝。对于合并心脑血管疾病的老年人，排便过程中如果屏气用力时间过长，可引起血压升高，甚至诱发心脑血管疾病急性发作。长期便秘会使患者出现焦虑、失眠等一系列精神心理问题。

（四）诊断和分类

1. 诊断

慢性便秘的诊断主要基于症状，可借鉴功能性便秘罗马Ⅳ标准（表3-12-1）。慢性便秘的主要症状包括排便次数减少、粪便干硬、排便费力、排便时肛门直肠梗阻或堵塞感、需要手法辅助排便、排便不尽感，部分患者缺乏便意、想排便但排不出（空排）、排便量少、排便费时等。在2016年修订的罗马Ⅳ标准中，强调将自发排便频率＜3次/周作为诊断指标，自发排便是指在不服用补救性泻药或手法辅助的情况下的自主排便，相对于罗马Ⅲ标准中的排便次数，更能体现患者肠道功能的真实情况。

表 3-12-1　功能性便秘罗马Ⅳ标准

a. 必须包含以下 2 项或者 2 项以上
至少 25% 的排便感到费力
至少 25% 的排便为干球粪或硬粪
至少 25% 的排便有不尽感
至少 25% 的排便有肛门直肠梗阻感和（或）堵塞感
至少 25% 的排便需手法辅助，每周自发排便＜3 次
b. 不用泻药时很少出现稀便
c. 不符合肠易激综合征的诊断标准

注：上述症状出现应≥6个月，且近3个月症状符合以上诊断标准；干球粪或硬粪可以参照 Bristol 粪便性状的 1 型或 2 型。

2. 分类

便秘根据病因的不同可分为功能性、器质性和药物性。功能性便秘是指排除器质性病变及药物所致便秘后，与肠道动力障碍、肠道分泌紊乱、内脏敏感性改变、盆底肌群功能障碍和肠神经系统功能紊乱等多种病理生理机制有关的便秘。因此可将功能性疾病所致的便秘分为慢传输型便秘、排便障碍型便秘（出口梗阻型便秘）、混合型便秘和正常传输型便秘。引起便秘的器质性疾病主要包括代谢性疾病、神经源性疾病、结肠原发疾病（如结肠癌）等。药物性便秘主要由抗胆碱能药物、阿片类药物、钙拮抗剂、抗抑郁药、抗组胺药、解痉药、抗惊厥药等诱发。在便秘治疗中首先要解决器质性疾病或药物相关因素的原因，因此仔细询问病史，以及进行相关实验室检查排除器质性和药物性因素相关的便秘十分重要。

（五）病情评估

1. 临床表现

便秘患者主要表现为每周排便＜3次，排便困难，排便时间长，排出粪便干结，排便不尽感，部分患者可有下腹胀痛或绞痛、食欲减退、疲乏无力、头晕、烦躁、焦虑、失眠等全身症状。便秘与肛肠疾病关系密切，当患者用力排硬粪块时可出现肛门疼痛，甚至肛裂、痔疮和肛乳头炎。当患者出现便血、粪便隐血试验阳性、贫血、消瘦、腹痛持续加剧、腹部包块等报警征象，以及存在结直肠息肉史和结直肠肿瘤家族史等情况时，应进行必要的实验室、影像学和结肠镜检查，以明确便秘是否为器质性疾病所致、是否伴有结直肠形态学改变。

2. 程度

便秘的程度可分为轻度、中度、重度。轻度便秘不影响日常生活，通过整体调整、短时间用药即可恢复。重度便秘指便秘症状重且持续，严重影响工作、生活，需用药物治疗，不能停药或药物治疗无效。中度则介于轻度和重度之间。

3. 实验室检查

（1）粪便常规（含隐血）：粪便常规及隐血检查对于便秘的鉴别具有重要意义。直肠癌或者有直肠病变的患者可出现粪便变细伴便血，痔疮或肛裂患者则表现为粪便表面带血。对于存在便隐血阳性的患者，则需警惕有无胃肠道肿瘤等疾病。

（2）肛门直肠指诊：肛门直肠指诊是一项简单且十分重要的检查方法，有助于了解有无肛门狭窄、粪便嵌塞、痔疮或直肠脱垂、直肠肿物等器质性疾病，对评估肛门括约肌和耻骨直肠肌功能也非常重要。肛门直肠指诊可以作为不协调性排便或需要肛门直肠压力测定检查的初筛指标。肛门直肠指诊时嘱患者做用力排便的动作，正常情况下肛门口松弛，如手指被夹紧，提示可能存在肛门括约肌不协调收缩。对合并肛门直肠疼痛的患者，通过检查耻骨直肠肌触痛可以鉴别肛提肌综合征和非特异性功能性肛门直肠疼痛。

（3）结肠镜：对年龄≥40岁的初诊患者，特别是对伴有警报征象或在随诊中出现警报征象的患者有针对性地选择辅助检查，包括结肠镜检查，以明确排除器质性疾病。

（4）结肠传输试验：患者连续3天服用不同形状的标志物，于第4天拍摄腹部X线片，根据标志物在肠道的分布情况，计算其在不同肠段的通过时间，追踪观察标志物在结肠内运行的部位、时间，是判断结肠内容物运行速度及受阻部位的一种诊断方法，有助于评估便秘是传输型还是出口梗阻型。目前我国多采用简化方法，即服用一次标志物后单次拍片的方法，通过计算标志物的排出率间接判断结肠传输功能。

（5）球囊逼出试验：可作为排便障碍型便秘的初筛检查。正常人可在60 s内排出球囊。球囊逼出试验作为功能性排便障碍的筛查方法，简单、易行，但结果正常并不能完全排除盆底肌不协调收缩的可能。

（6）肛门直肠压力测定：可评估肛门直肠的动力和感觉功能，适用于以排便障碍为主要表现的患者。将压力测定装置置入直肠内，令肛门收缩和放松，检查肛门内外括约肌、盆底、直肠功能及协调情况，对出口梗阻型便秘的识别可提供帮助。

（六）治疗

1. 一般治疗

增加膳食纤维和水的摄入、增加运动等生活方式调整是慢性便秘的基础治疗措施。老年人长期慢性便秘多与缺乏运动、因病服用相关药物有关，治疗手段主要为改变生活方式、尽量停用致便秘的药物。

（1）膳食：膳食纤维对小肠中某些酶具有抗水解作用，且不会被结肠吸收，因此可留住肠腔水分并增加粪便体积。建议增加纤维素（20～35 g/d）和水分（1.5～2.0 L/d）的摄入。但存在心血管疾病的老年人，增加水分摄入可加重心脏负荷，应酌情减量。膳食纤维的补充要考虑老年患者的消化能力。

（2）适度运动：规律的运动可缩短肠道传输时间，利于通便，有氧运动如步行等对改善便秘有一定作用，推荐运动量为30～60 min/d，至少2次/周。适当增加运动量对久病卧床、运动少的老年患者有益。老年人在根据心肺及共病等情况制订个体化运动方案。对于衰弱的老年患者，应加强看护，避免跌倒、骨折。

（3）排便习惯：结肠活动在晨醒和餐后最为活跃。调查显示大部分人群的排便行为在早晨，男性一般在上午7点至8点之间，女性则较男性晚1 h左右。进餐后胃窦扩张、食物进入十二指肠诱发的胃结肠反射和十二指肠结肠反射均可促进结肠蠕动，产生排便反射，有利于成功排便。因此，建议患者在晨起或餐后2 h内尝试排便，排便时集中注意力，减少外界因素的干扰；每次排便时间不宜过长（＜10 min）。

2. 精神心理治疗

对于伴有明显的抑郁、焦虑障碍和睡眠障碍的患者，需要进行精神、心理治疗，包括健康教育、心理治疗、认知行为治疗，对慢性便秘的治疗有一定帮助。严重者可予抗抑郁、焦虑药物治疗和（或）转至精神心理科接受专科治疗。

3. 药物治疗

经过4～8周的生活方式改变便秘症状仍不能缓解的老年人，可考虑药物治疗。老年人首选渗透性、容积性泻药，主要用于轻、中度便秘患者。渗透性泻药口服后在肠道内形成高渗状态，保持甚至增加肠道水分，使粪便体积增加，同时刺激肠道蠕动，促进排便，其中乳果糖显著改善老年患者便秘症状严重程度，同时可促进肠道有益菌增殖，抑制肠道有害菌。溶剂型泻药在肠道内不被吸收，通过滞留粪便中的水分，增加粪便含水量和粪便体积，使粪便变得松软，从而易于排出，但对于可能存在粪便嵌塞、疑似肠梗阻的老年患者应慎用。便秘严重者可短期适量应用刺激性泻药作为补救措施，但不宜长期应用。其他药物如鸟苷酸环化酶C激动剂（如利那洛肽）可以改善慢性便秘患者的腹痛、便秘等症状。高选择性5-羟色胺受体激动剂（如普芦卡必利）可缩短结肠传输时间，增加患者排便次数。氯离子通道活化剂（如鲁比前列酮）可以促进肠上皮分泌，增加患者自发排便次数。微生态制剂及中医中药也可对便秘有一定的疗效。便秘常用药物及注意事项见表3-12-2。

4. 生物反馈治疗

生物反馈治疗是功能性排便障碍患者的首选治疗方法。生物反馈疗法属行为调节疗法，在患者模拟排便时，腹壁电极和肛门直肠压力感受器可感知并向患者显示其腹壁、直肠、肛管肌肉用力的状态，患者借此自我调节并纠正不协调排便的用力方

表 3-12-2　便秘常用药物及注意事项

分类	常用药物	作用机制	注意事项
通便药			
容积性泻药	欧车前、聚卡波非钙、麦麸	容积性泻药通过滞留粪便中的水分，增加粪便含水量和粪便体积起到通便作用	用于轻、中度便秘患者，服药时应补充足够的液体
渗透性泻药	聚乙二醇、乳果糖	可在肠内形成高渗状态，吸收水分，增加粪便体积，刺激肠道蠕动	用于轻中度便秘患者
刺激性泻药	比沙可啶、酚酞、蒽醌类、蓖麻油	作用于肠神经系统，可增强肠道动力和刺激肠道分泌	长期使用刺激性泻药易出现药物依赖、吸收不良和电解质紊乱，还可损害患者的肠神经系统而导致结肠动力减弱，甚至引起结肠黑变病。建议短期、间断使用
润滑性通便药	甘油	润滑并刺激肠壁，软化粪便	适用于粪便干结、嵌塞患者临时使用，避免误吸
促动力药	普芦卡必利、莫沙必利、伊托必利、西尼必利等	可缩短结肠传输时间，增加患者排便次数	用于渗透性泻药无法改善症状的患者
促分泌药	利那洛肽、鲁比前列酮	刺激肠液分泌，促进排便。利那洛肽可显著增加慢性便秘患者的自主排便次数	利那洛肽主要在胃肠道中代谢，利那洛肽及其代谢产物极少被吸收进入血液循环，也不会抑制常见药物转运体和代谢酶，因此几乎不会与其他药物相互作用或干扰其他药物的吸收和代谢
益生菌/益生元	双歧杆菌、乳杆菌、枯草杆菌等	通过调节肠道菌群失衡，促进肠道蠕动和胃肠动力恢复改善便秘症状	可作为慢性便秘患者的治疗选择之一

式，训练患者协调腹部和盆底肌肉，从而恢复正常的排便模式。生物反馈可改善功能性排便障碍患者的排便次数、盆底功能失调、球囊逼出时间、结肠转运时间。

（七）基层管理流程

1. 评估有无危险因素及报警征象

对于初诊的便秘患者，应充分了解患者的生活习惯、合并疾病、用药情况、精神心理等，识别有无导致便秘的危险因素。询问患者有无报警征象，如便血、粪隐血试验阳性、贫血、消瘦、明显腹痛、腹部包块、有结直肠息肉史和结直肠肿瘤家族史等。

2. 评估严重程度

对于轻度便秘患者，通过健康教育、及时有效的生活方式调整、短期用药，绝大多数患者的便秘症状能得到缓解。如便秘症状重且持续不缓解，建议转诊。对于存在报警症状、器质性疾

病导致的便秘且病情严重者，或出现并发症如肠梗阻、肠穿孔、腹膜炎等，需要手术者，则建议转诊。

3. 评估预后及自我监测和管理

了解患者接受治疗的依从性，制订个体化干预方案，指导患者对便秘进行自我监测与管理，教会患者识别便秘症状，区分便秘严重程度及报警症状。了解常用的便秘药物及药物的不良反应，加强患者自我管理的能力。

（八）总结

便秘作为常见的消化道症状，可显著影响老年患者的生活质量，选择安全有效的通便药物对老年患者至关重要，老年人应首先使用渗透性泻药及容积性泻药。生物反馈治疗、认知行为治疗、益生菌等在老年患者中的应用前景值得进一步关注。

二、大便失禁

大便失禁（fecal incontinence，FI）指肛门括约肌功能障碍导致粪便及气体不受控制地排出的现象。由于脑梗死、脑肿瘤、神经功能失调、喂养不耐受、肠道菌群失调、肛门括约肌松弛等原因，大便失禁在老年人中并不少见。调查显示，养老院的老年人大便失禁的患病率高达42.8%。此外，肥胖、糖尿病也会增加大便失禁的患病风险。大便失禁不仅会引起失禁性皮炎、压疮、尿路感染等并发症，还会对患者的心理产生严重影响，多数大便失禁的患者会经历尴尬、焦虑及自尊下降等负性情绪反应，这种负性情绪反应与大便失禁互为影响，并逐步加重，导致恶性循环，对患者的康复以及回归社会都会产生不利的影响。

（一）评估

使用改良大便失禁严重程度评估表（Revised Faecal Incontinence Scale，RFIS）对患者大便失禁严重程度进行评分。该评估表包含5个条目，分别为"是否存在固体大便渗漏现象""是否存在液体大便渗漏现象""如果不及时上厕所，是否会出现大便渗漏""是否会因为大便渗漏更换内裤""是否因为大便渗漏对生活造成影响"。各条目按0～4分进行评分，0分表示"从未有"，4分表示"总是"，总分为0～20分，分数越高代表大便失禁程度越严重。得分≥7分为阳性，需要给予药物治疗、饮食调整等干预方案（表3-12-3）。

表3-12-3 改良大便失禁严重程度评估表

1.您是否存在固体大便渗漏现象？	
□ 从不	0
□ 很少，即过去4周内少于一次	1
□ 有时，即每周少于一次，但在过去4周内为一次或多次	2
□ 经常或通常，即每天少于一次，但每周一次或更多	3
□ 始终，即每天一次或多次	4
2.您是否存在液体大便渗漏现象？	
□ 从不	0
□ 很少，即过去4周内少于一次	1
□ 有时，即每周少于一次，但在过去4周内为一次或多次	2
□ 经常或通常，即每天少于一次，但每周一次或更多	3
□ 始终，即每天一次或多次	4
3.如果您不能及时上厕所，是否会出现大便渗漏？	
□ 从不	0
□ 很少，即过去4周内少于一次	1
□ 有时，即每周少于一次，但在过去4周内为一次或多次	2
□ 经常或通常，即每天少于一次，但每周一次或更多	3
□ 始终，即每天一次或多次或排便	4
4.您是否会因为大便渗漏更换内裤？	
□ 从不	0
□ 很少，即过去4周内少于一次	1
□ 有时，即每周少于一次，但在过去4周内为一次或多次	2
□ 经常或通常，即每天少于一次，但每周一次或更多	3
□ 始终，即每天一次或多次或排便	4
5.您是否因为大便渗漏而对生活造成影响？	
□ 从不	0
□ 很少，即过去4周内少于一次	1
□ 有时，即每周少于一次，但在过去4周内为一次或多次	2
□ 经常或通常，即每天少于一次，但每周一次或更多	3
□ 始终，即每天一次或多次或排便	4

引自：Sansoni J，Hawthorne G，Fleming G，Marosszeky N. The revised faecal incontinence scale：a clinical validation of a new，short measure for assessment and outcomes evaluation. Dis Colon Rectum. 2013 May；56（5）：652-9.

（二）并发症

1. 失禁性皮炎

皮肤长期受到粪便的刺激，容易引发失禁性皮炎，表现为肛周、腹股沟、臀部等部位皮肤的红斑、水肿、剥脱等，不仅增加了患者的痛苦、影响疾病预后，同时也增加了护理人员的工作负担。

2. 心理障碍

长期大便失禁使患者脱离正常生活，处于一种孤立的状态，难闻的气味也会让患者感觉尊严受损。患者可出现尴尬、焦虑、抑郁、自尊下降等负性情绪反应。

（三）治疗

目前，对大便失禁的诊治暂无公认的有效方法，主要使用一次性吸收产品、卫生棉条、肛门塞、肛门造口袋、大便失禁管理套件、阴道肠道控制系统等进行辅助管理。

1. 饮食治疗

肛门括约肌功能障碍和水样便患者，饮食中添加膳食纤维会增加大便体积，使大便稀薄不易控制，从而加重失禁。因此，避免进食富含膳食纤维的食物或营养制剂。

2. 药物治疗

大便次数≥3次/日，呈稀糊状便患者，可给予肠道菌群调节剂（如双歧杆菌三联活菌胶囊）和吸附收敛剂（如蒙脱石散）。

3. 粪便管理工具

（1）一次性吸收产品：主要包括一次性护理垫和成人纸尿裤，因其价格低廉、无创、非侵入、获取方便、操作简单等优势，是目前大便失禁患者最常见的护理产品，但不能避免失禁性皮炎的发生。

（2）肛门填塞装置：卫生棉条内嵌于直肠内，起到防止肠内容物外漏的作用，尤其适用于稀水便的患者。但老年人耐受性差，长期使用可能导致肛门括约肌松弛；对于粪便排出量大的患者，易发生粪便泄漏。故卫生棉条更适用于意识模糊或昏迷的患者，在使用前和使用过程中需评估肛门括约肌的情况，根据肛门括约肌的大小选择相应型号的卫生棉条，粪便排出量大时缩短棉条的更换时间，建议4 h更换一次。

（3）肛门塞：主要起到堵塞肛门、封闭肠道的作用。其有多种材质和型号，贴合肛管走形，更加符合人的生理特点，可自行取出，也可随患者排便时排出。它的主要副作用是易发生移位和粪便泄漏。其次，患者耐受不良也限制了推广。

（4）肛门造口袋：由普通造口袋底盘，根据患者肛门大小适当修剪而成，修剪后的造口袋被粘贴于肛门周围，起到引流粪便、保护肛周皮肤的作用。不适用于已发生肛周严重皮损如中重度失禁性皮炎、压疮的患者。

（5）大便失禁管理套件（fecal management systems，FMS）：由低压高容球囊、软硅胶导管和引流袋三部分组成，其结构设计、作用原理及操作方法都与留置导尿管相似，适用于水样便或稀糊便的患者。

（6）阴道肠道控制系统（vaginal bowel control system，VBC）：是专门为女性失禁患者研制的肠道管理工具。该系统由一个带气囊的阴道内置物和手持式气压调节泵组成，置于体外的气压调节泵通过一根小导管与气囊相连，可控制气囊的充气与放气。通过充气的气囊向后压迫直肠阴道隔，直至直肠阴道隔与对侧的直肠壁贴合，形成封闭的肠腔，从而阻断粪便的排放。

4. 社会支持

主要是来自家庭、朋友等对患者的物质或精神支持。大便失禁患者往往担心给别人造成麻烦或者受到歧视，拒绝主动获得社会支持，对社会支持的利用度低。因此，良好的社会支持对于大便失禁患者的治疗有积极的促进作用。通常社会支持越高，患者的心理压力越小，心理障碍的症状就越少，越有利于恢复。

5. 手术治疗

包括肛管括约肌修补术、肛管前方括约肌折叠术、经阴道括约肌折叠术。需要掌握适应证，谨慎选择手术。

参考文献

［1］中华医学会，中华医学会杂志社，中华医学会消化病学分会，等.慢性便秘基层诊疗指南（2019年）.中华全科医师杂志，2020，19（12）：1100-1107.

［2］中华医学会消化病学分会胃肠动力学组，功能性胃肠病协作组.中国慢性便秘专家共识意见（2019，广州）.中华消化杂志，2019，39（9）：577-598.

［3］DEB B，PRICHARD D O，BHARUCHA A E. Constipation and Fecal Incontinence in the Elderly. Curr Gastroenterol Rep，2020，22（11）：54.

［4］VAZQUEZ ROQUE M，BOURAS E P. Epidemiology and management of chronic constipation in elderly patients. Clin Interv Aging，2015，10：919-930.

［5］赖宇，陈其奎.重视基层医生对慢性便秘的规范化诊治.中华全科医师杂志，2020，19（12）：1079-1082.

（薛倩　著　王晶桐　秦明照　审校）

第十三节　尿失禁

一、概念

尿失禁（urinary incontinence，UI）指各种原因导致尿液不受主观控制地从尿道口溢出或流出。

正常情况下，膀胱内大约 300 ml 尿液就可以导致膀胱内压力明显上升，并且开始出现排尿意识，Barnes 在 1940 年就提出了尿失禁的基本原理："无论因何种原因发生尿失禁，都表明排尿的压力瞬间超过了阻力。因此，导致尿失禁的原因可以是排尿压力增加，或尿道括约肌功能的阻力降低，也可以是二者兼具。"所以当发生尿失禁时，膀胱内压力一定高于尿道内压力。

排尿功能正常时，括约肌处于闭合状态，尿液存留在膀胱中，当膀胱充盈时，中枢神经系统会阻止膀胱中的平滑肌活动，正常排尿时，尿道括约肌松弛，同时膀胱肌肉收缩，尿液流出。如果膀胱和（或）括约肌功能出现异常，则可发生 UI。

尿失禁是一种老年常见问题，女性比男性更常见，大约 10% 的成年女性患有 UI。患病率随年龄增长而增加，在年龄 ≥ 70 岁的女性中，超过 40% 的女性受到尿失禁的困扰。由于老年人尿失禁较多见，甚至被误以为尿失禁是衰老过程中不可避免的自然后果，只有大约一半的人寻求治疗。老年人的 UI 往往是一个比较复杂的问题，与多种疾病共存，并且对生活质量有很大影响，增加医疗花费。因此，应该在老年人定期的健康评估中询问关于尿失禁的问题，并查找病因，采取相应的治疗措施。

二、尿失禁分类及临床特征

（一）急迫性尿失禁（urge urinary incontinence，UUI）

当有强烈的尿意时，尿液不受控制经尿道流出。主要表现为尿频、尿急，通常继发于膀胱的严重感染，男女发病率无明显差异，但女性发病年龄多为 40 岁，男性则为 50 ～ 60 岁。卒中、帕金森患者的发病率也较一般人高。患者合并有感染、糖尿病、神经系统疾病或放射治疗等原因时，会使膀胱神经受损，膀胱收缩不受控制而有急迫性尿失禁的症状。

（二）压力性尿失禁（stress urinary incontinence，SUI）

平时尚可控制排尿，打喷嚏、咳嗽或跑跳、举重等运动时腹压骤然增高，便会出现不自主排尿，女性多于男性。尿动力学检查表现为充盈性膀胱测压时，在腹压增加而逼尿肌稳定性良好的情况下出现。

（三）充溢性尿失禁

出现由于尿路梗阻（尿道狭窄、前列腺增生）和膀胱收缩无力等原因所导致的慢性尿潴留后，膀胱在极度充盈的情况下，膀胱内压力超过正常尿道括约肌的阻力，尿液从尿道溢出。患者可出现不能完全自主排尿，长期升高的膀胱内压可造成上尿路梗阻而损害肾功能。

（四）反射性尿失禁

指无冲动的漏尿，可发生在有基础神经系统疾病的患者。

（五）混合性尿失禁

由于老年人常伴有多种慢性疾病，存在多项尿失禁危险因素，故可有混合性尿失禁表现，其治疗通常比单纯性尿失禁更复杂和棘手。

老年人尿失禁是导致功能丧失和不能独立生活的重要原因之一，可引起一系列并发症，包括：①反复尿路感染，严重者可影响肾功能；②阴部湿疹、溃疡、蜂窝织炎；③跌倒与骨折；④睡眠障碍；⑤丧失社交能力、抑郁。长期尿失禁严重影响患者生活质量及心理健康，并增加照料者的负担。

三、危险因素

（一）泌尿系统因素

反复尿路感染、膀胱出口阻塞、膀胱过度活跃、膀胱活动不足和（或）括约肌损伤可能与尿失禁相关。有基础疾病如脑卒中、帕金森病、痴呆的老年患者，可能发生神经源性逼尿肌过度活动而发生尿失禁。根治性前列腺切除术、放疗和（或）良性前列腺增生（BPH）治疗可能导致医源性尿失禁。

（二）非泌尿系统因素

全身或非泌尿生殖器官功能障碍也是发生尿失禁的危险因素，如高龄、共病、抑郁症状、记忆力下降等出现尿失禁的概率也会明显增高。

（三）女性患者特有的危险因素

盆底支持组织平滑肌纤维变细、排列紊乱、结缔组织纤维化和肌纤维萎缩等与压力性尿失禁的发生有关。雌激素下降、肥胖、种族和遗传因素可能也与女性压力性尿失禁相关。多次分娩导致子宫脱垂、膀胱膨出等引起的括约肌功能减弱也是尿失禁的因素。

四、尿失禁评估

尿失禁可能是多种因素导致的临床症状，通过对尿失禁的全面评估可以明确尿失禁的诊断、分型，分析引起尿失禁潜在的可逆因素，以便制订诊疗计划。

（一）病史采集

仔细询问病史非常必要，对于无法提供病史的老年人，需要与家人和（或）护理人员沟通。

病史采集包括：尿失禁持续时间、频率、量、加重因素（如运动、大笑、液体摄入、药物）；其他下尿路症状的情况，如是否有血尿、是否伴盆腔疼痛、是否有排尿困难等；既往伴随疾病、月经生育史、生活习惯、活动能力和使用药物等以及尿失禁对患者及其照护者生活质量产生的影响。

有助于描述尿失禁病因的具体问题包括：

（1）每次休息时间是多少小时？晚上醒来排尿多少次？醒来是因为被小便憋醒还是因为其他原因？

（2）每天（一周或一个月）尿失禁几次？是什么原因让你尿失禁？增加活动？想去洗手间却不能及时去？当尿失禁的时候，能感觉到吗？还是发现裤子已经湿了才注意到发生了尿失禁呢？

（3）白天需要穿纸尿裤吗？如果需要的话，白天大概需要多个？晚上需要多少个？每次更换时纸尿裤是否已经浸湿？

（4）白天喝什么？喝多少水、咖啡、茶、苏打水、果汁、酒？晚上几点睡觉？睡前多久停止喝水？

（二）体格检查

重点评估神经系统，包括步态和平衡、活动能力、体位转换能力、认知障碍等；腹部体格检查注意瘢痕、疝、触诊触痛、耻骨上膨隆等；生殖系统注意有无盆腔脏器膨出及其程度，外阴部有无长期感染所引起的异味、皮疹等；直肠肛门指诊检查括约肌肌力及有无直肠膨出、有无粪便阻塞、直肠肿块、直肠张力、前列腺结节等。

（三）排尿日记

对于无法描述或不熟悉详细进食和排尿习惯的老年人，应鼓励其记录每天的摄入量以及排尿的详细情况。连续记录72h排尿情况，包括每次排尿时间、尿量、饮水时间、饮水量、伴随症状和尿失禁发生时间等，还应记录尿失禁发生的环境或原因。排尿日记简单实用，在治疗过程中也可以用来追踪疗效。

（四）症状问卷

使用一些自我报告的症状问卷来描述基线和治疗期间的膀胱症状。调查问卷包括泌尿生殖窘迫量表（urogenital distress inventory，UDI）、尿失禁影响问卷（Ⅱ-Q）、膀胱过度活动症评估表

（overactive bladder questionnaire，OAB-q）和尿失禁问题国际咨询问卷（international consultation on incontinence questionnaire，ICIQ）。ICIQ 是目前国际上公认且常用的评估量表。

（五）辅助检查

1. 尿常规检查

以排除感染引起的排尿异常或合并泌尿系统感染，特别是伴有血尿和盆腔疼痛的患者，应警惕泌尿系统肿瘤可能，需要进行相关的影像学检查，包括超声及磁共振成像。

2. 剩余尿测定

是排尿后残留在膀胱中的尿液量。剩余尿增加提示存在慢性尿潴留，特别是糖尿病、神经病变、排尿困难或有尿潴留病史的患者，应进行剩余尿测定。

3. 膀胱尿道镜检查

并非尿失禁患者的常规检查，如果尿失禁患者伴有镜下血尿、反复尿路感染或可疑异物残留等，可考虑进行膀胱镜检查。

（六）尿流动力学检查

尿流动力学检查可检测储尿期（包括逼尿肌活动、膀胱感觉、膀胱容量、顺应性、尿道功能）以及排尿期（包括逼尿肌活动、尿道功能）各个环节的尿流动力学指标，以评估膀胱与尿道功能，有助于明确导致尿失禁的原因，从而进行针对性治疗，但并不适于有认知障碍和（或）行动障碍的老年人。尿流动力学检查通常在尿失禁侵入性治疗之前进行。

五、治疗方法

原则为治疗原发病、改善症状、防止感染、保护肾功能。根据尿失禁的类型和程度选择不同的治疗方法。老年患者尿失禁常与多种并存的疾病有关，相关疾病的改善可能会改善尿失禁的程度，因此治疗措施需要结合患者的实际情况进行个体化制订。医生应该评估每一位患者的治疗目标和期望值，以此来选择最合适的治疗方案。大多数患者通过不同的治疗方案尿失禁可以得到显著改善或治愈；除非经过全面的评估和综合治疗仍不能改善，才考虑进行姑息治疗，如留置导尿管或应用尿垫。

对于社区医生，当遇到老年患者存在以下情况时，可以考虑转诊做进一步的泌尿系统、妇科或尿流动力学检查：

（1）在过去 6 个月内做过手术或盆底放疗。

（2）尿失禁与复发性尿路感染相关。

（3）剩余尿大于 200 ml。

（4）不明原因的血尿。

（5）尿失禁伴新发神经症状、肌肉无力，或两者兼有。

（6）在行为治疗、药物治疗或两者同时治疗后仍然出现尿失禁。

（7）骨盆疼痛伴尿失禁。

（8）盆腔器官脱垂或有症状的盆腔器官脱垂。

（9）前列腺肿大、前列腺结节或可疑存在尿道狭窄。

（一）一般治疗

强调治疗并发疾病、优化药物、改善生活方式和行为因素与药物治疗同等重要。

1. 优化药物

老年尿失禁患者的初步医疗管理首先应仔细评估目前使用的药物。有几种常用药物会加重尿失禁，如果病情允许，应尽可能调整。在评估潜在的可调整药物后，必须谨慎地在老年患者的尿失禁管理中添加药物。其中致使尿失禁的药物包括：α肾上腺素受体激动剂（非处方感冒药）、α肾上腺素受体拮抗剂、血管紧张素转化酶抑制剂、抗胆碱能药物（三环类抗抑郁药、抗组胺药、肌肉松弛药、抗精神病药）、抗帕金森病药、β肾上腺素受体激动剂、咖啡因、钙通道阻滞剂、利尿剂、非甾体抗炎药、镇静药等。

2. 改变生活方式

如减重、液体管理、限制酒精及咖啡因的摄入。对存在认知障碍以及活动不便、无法安全且快速如厕的老年人建议减少或停止摄入含咖啡因的饮料，并尽量减少酒精的摄入。部分老年患者限制液体摄入，但尿液浓度过高会刺激尿路，加重膀胱刺激，所以应在晚餐后限制液体摄入，以减少夜尿。对于认知能力下降的老年患者，在照护人员充足的情况下，可以按时排尿训练，每 2 h 排尿一次可能有效减少尿失禁。

3. 盆底肌训练

女性患者应进行盆底肌训练（pelvic floor muscle training，PFMT），又称为 Kegel 运动。在治疗师指导下至少 3 个月的 PFMT 可作为对 SUI 患者和以 SUI 为主的混合性尿失禁患者的一线治疗（A 级证据）。可参照如下方法实施：持续收缩盆底肌（即缩肛运动）不少于 3 s，松弛休息 2 ～ 6 s，连续做 15 ～ 30 min，每天重复 3 遍；或每天做 150 ～ 200 次提肛运动。训练应持续 3 个月或更长时间，并应在训练 3 个月后门诊随访，进行治疗效果的评价。有研究显示 PFMT 的短期有效率可达 50% ～ 75%，但 PFMT 存在依从性差、训练技巧不易掌握的缺点。

4. 盆底电刺激

对于不能主动收缩盆底肌的患者可采用盆底电刺激的方法，盆底电刺激通过增强盆底肌肉的力量，提高尿道闭合压来改善控尿能力，治疗效果与 PFMT 相当，但不作为治疗 SUI 的常规方法。

（二）药物治疗

药物及适应证、具体用法见表 3-13-1。

抗胆碱能药物可能对急迫性尿失禁患者有益，有证据表明，长效制剂的耐受性更好。最常见的副作用是口干，也会对老年患者的认知有影响。考虑

表 3-13-1　尿失禁的药物治疗

药物种类	尿失禁种类	药物	初始剂量（常规剂量）	评价
抗胆碱能类	急迫性尿失禁	奥昔布宁	2.5 mg 睡前（5 mg，每日 2 ～ 3 次）	副作用：口干、视物模糊、便秘、头晕、肠胃不适
		奥昔布宁缓释片	5 ～ 10 mg 每日 1 次（15 ～ 20 mg，每日 1 次）	
		奥昔布宁贴剂	36 mg，每 3 ～ 4 天更换	
		托特罗定	1 ～ 2 mg，每日 2 次	
		达菲那新	7.5 mg，每日 1 次（2 周后可增至 15 mg 每日 1 次）	
		琥珀酸索利那新	5 mg，每日 1 次（可增加至 10 mg 每日 1 次）	
		索尼芬新	5 mg 每日一次	
		曲司氯铵	20 mg，睡前服用（eGFR > 30 ml/min，20 mg，每日 2 次）	
雌激素	压力性尿失禁	倍美力阴道软膏（0.625 mg/g）	0.5 ～ 2 g 每周 2 次	治疗 SUI 的证据不足
		诺坤复阴道片剂	25 μg 或 10 μg 1 片，每周 2 次	
		雌激素阴道环	2 mg，可放置 90 天	
		雌二醇凝胶	2.5 g 每日，局部使用	
抗抑郁药	压力性尿失禁或混合性尿失禁	三环类抗抑郁药-丙咪嗪	睡前 10 ～ 25 mg（50 ～ 100 mg 每日）	老年人避免或谨慎使用
	中重度压力性尿失禁	度洛西汀	40 ～ 60 mg，每日 2 次	老年人用药证据有限
α 受体阻滞剂	良性前列腺增生	阿夫唑嗪	10 mg，每日 1 次，饭后服用	眩晕、直立性低血压
		多沙唑嗪	1 ～ 4 mg，睡前	
		坦索罗辛	0.4 ～ 0.8 mg，每日 1 次	
		特拉唑嗪	1 ～ 5 mg，睡前	

到抗胆碱能药物的潜在副作用，对于老年患者，在没有进行生活方式和行为改变的情况下，不应考虑使用抗胆碱能药物。如果抗胆碱能药物的疗效不明显，同时随着时间的延长，患者发生衰弱、认知不良的风险增加，在经过至少 1 个月的充分试验后可以考虑停药而不是无限期地继续使用。

（三）手术治疗

对于前列腺增生术后男性 SUI 患者或药物治疗效果不佳患者，提示 SUI 为主的混合性尿失禁，可以考虑手术治疗，包括注射尿道膨胀剂、可调节球囊装置、男性尿道吊带和人工尿道括约肌（AUS）。女性伴膀胱或子宫脱垂的患者使用子宫托可能有效；女性重度 SUI 患者可以行尿道中段悬吊带术（mid-urethral slings）、经腹耻骨后膀胱颈悬吊术等手术。存在以下情况时应慎重选择手术治疗及手术方式：

（1）如果患者存在以急迫性尿失禁为主的混合性尿失禁，应先采用药物治疗，如症状明显改善，患者满意，则不选择手术治疗。

（2）对于合并尿道阴道瘘、尿道侵蚀、术中尿道损伤和（或）尿道憩室的 SUI 患者，均不能使用合成吊带，建议这类患者可使用自体筋膜或生物吊带。

（3）SUI 合并逼尿肌功能减退、尿潴留、膀胱容量小的患者慎重选择手术治疗。

老年尿失禁应得到更多的关注，应加强对患者及照护者的健康宣教，鼓励患者勇于向医生阐述尿失禁问题，而不是认为尿失禁是老年人的常态。在治疗尿失禁时，要全面评估诱因，详细制订诊疗计划，减少尿失禁给老年患者带来的生活不便，提高患者生活质量。

参考文献

［1］李小鹰. 老年医学. 北京：人民卫生出版社，2015.

［2］HESTER A G, KRETSCHMER A, BADLANI G. Male Incontinence：The Etiology or Basis of Treatment. Eur Urol Focus，2017，3（4-5）：377-384.

［3］LIGHTNER D J, GOMELSKY A, SOUTER L, et al. Diagnosis and Treatment of Overactive Bladder（Non-Neurogenic）in Adults：AUA/SUFU Guideline Amendment 2019. J Urol，2019，202（3）：558-563.

［4］SANDHU J S, BREYER B, COMITER C, et al. Incontinence after Prostate Treatment：AUA/SUFU Guideline. J Urol，2019，202（2）：369-378.

［5］LUCAS M G, BOSCH R J L, BURKHARD F C, et al. EAU guidelines on surgical treatment of urinary incontinence. Actas Urol Esp，2013，37（8）：459-472.

（马清　著　王晶桐　秦明照　审校）

第十四节　感觉功能减退

感觉功能通常包括视觉、听觉、味觉、嗅觉及触觉五种。正常的感觉功能是维持老年人健康和良好生活质量的关键因素。感觉功能随着增龄逐渐退化，外周神经系统功能的退化、中枢神经系统整合功能的下降、细胞及神经纤维再生能力的下降及继发于多种代谢性疾病的损伤（如高血糖、高血脂等）是感觉功能减退的共同病理基础。从老年综合征的角度来看，上述一种或多种感觉功能下降可导致老年人的认知功能下降、营养不良、抑郁及焦虑、跌倒及对环境适应能力的降低，与衰弱、肌少症、失能，甚至死亡风险升高有关。

一、视力损伤

（一）概述

视力损伤（vision impairment，VI）包括低视力和盲。低视力是指双眼中相对好眼的最佳矫正视力 ≤ 0.3。双眼中相对好眼的最佳矫正视力 < 0.05 或残存的中心视野半径 ≤ 10°，称为盲（blindness）。

视力损伤是全球性的健康问题，我国视力损伤人数约占全球的 1/4。≥ 65 岁的老年人患病率明显升高，我国为 87.65‰。视力损伤是常见的老年综合征之一，视力损伤患者容易合并抑郁症，同时还与认知功能下降、痴呆、跌倒、衰弱相关，尤其是合并听力下降的双重感觉损伤（dual sensory impairment，DSI）时，以上老年问题更加严重。同时，视力损伤可造成体力活动及社交受限，是失能的高危因素，增加医疗及社会负担。老年综合评估项目中包含视力筛查，近期 WHO 颁布的针对社区衰弱老年人的老年人整合照护（integrated care for older people，ICOPE）中，筛查亦包括视力。

由于增龄所致的眼生理功能下降称为老视（presbyopia）。一般从 40 ~ 45 岁开始，对近物体聚焦能力下降，近视力明显减退，远视力如常，常有眼疲劳。目前无有效药物治疗，可酌情验配老视眼镜（老花镜）。未校正的屈光不正和白内障是老年人视力损伤的最常见原因，早期可出现症状，推荐在初级保健中进行筛查。此外，老年性黄斑变性、青光眼、糖尿病视网膜病变也是视力损伤的常见原因，需要专科诊治。

（二）视力损伤的筛查

1. 视力检查

国际标准视力表是常用的中心视力筛查工具，适用于基层医疗机构，检测裸眼视力，如佩戴眼镜也需检测矫正视力。

（1）远视力：标准照明，距离视力表 5 m，被检者的视线与 1.0 行平行。单眼自上而下辨认"E"缺口方向。如果被检者不能辨认表上最大视标，嘱其向视力表靠近，直至看清 0.1，记录为 0.1× 距离（m）/5。如果在 1 m 处仍然看不到 0.1，则辨认手指数、手动、光感，按照检测情况记录视力。

（2）近视力：检查距离一般为 30 cm，对于屈光不正者，要改变检查距离才能测得最好近视力。以能看清的最小一行字母作为测量结果。

2. 问诊

通过询问患者是否有视物变形、视野缺损等初步筛查眼底病变。虽然尚无足够证据支持视力筛查的总体成本和效益，但已有足够的证据表明早期治疗屈光不正、白内障和老年性黄斑变性可以改善或防止视力下降，因此筛查也是有必要的，建议老年人每年进行筛查。

（三）视力损伤的转诊

对于短期内视力明显下降、视物变形、复视、畏光、视野变化者，有青光眼家族史及头痛、眼胀、恶心、呕吐伴视物不清的患者及有糖尿病病史的老年人均应该转诊至眼科进一步诊治。根据具体症状选择眼压、视野、眼底相、眼超声、荧光素眼底血管造影或光学相干断层扫描等专科检查明确诊断并予以治疗。建议＞65岁的老年人每2年行眼科检查，糖尿病患者每年检查一次。

（四）老年常见威胁视力疾病

1. 年龄相关白内障

白内障（cataract）是晶状体光学质量下降的退行性改变。WHO的定义为矫正视力≤0.5的晶状体混浊。白内障是全球导致视力损伤的最常见原因，是一种可逆性致盲性眼病。任何影响眼内环境的因素如衰老、物理化学损伤（紫外线）、吸烟饮酒、糖尿病、眼外伤、营养代谢性疾病、遗传、药物（如糖皮质激素）及全身性疾病均可破坏晶体结构，导致视力下降。

（1）临床表现：白内障最常见的临床表现是无痛性、渐进性视力下降。其他症状还可有眼前固定暗影，近视，单眼复视，色觉改变及视野缺损等。眼部检查主要表现为视力下降、不同程度的晶体改变（如混浊、肿胀）。

（2）治疗：首先应针对危险因素进行预防，包括戒烟限酒、避免过度暴露于紫外线、治疗糖尿病及全身性疾病。目前无疗效确切的药物可以治愈白内障，手术治疗是目前根治白内障的唯一方法，目前最常用的手术为晶状体超声乳化术和人工晶体植入术。

2. 青光眼

青光眼（glaucoma）是威胁和损害视神经和视觉通路，最终导致视觉功能损害的疾病，是仅次于白内障导致视力丧失的第二常见原因。主要分为原发性青光眼（特发性）和继发性青光眼（外伤、炎症等）。原发性青光眼又分为开角型和闭角型，这两类青光眼的易感因素、发病机制、临床表现、早期筛查及治疗原则均有所不同。早期诊断和干预，可以延缓视神经损害，降低致盲率。

（1）原发性闭角型青光眼（primary angle-closure glaucoma，PACG）：是由于前房角被周边虹膜机械性阻塞，房水流出受阻，导致眼压升高的一类青光眼，老年人常见。危险因素包括增龄、家族史、亚裔、女性、远视、眼轴短、前房浅、晶状体厚度增大（白内障）等。不发作可无明显症状。急性发

作时可出现头痛、眼眶痛、恶心、呕吐、视力下降明显、雾视。眼压缓慢升高时可有眼胀、眼痛不适等表现，有时休息后可减轻或缓解。症状需与高血压、偏头痛、鼻窦炎、脑血管病及消化道疾病相鉴别。

（2）原发性开角型青光眼（primary open-angle glaucoma，POAG）：是慢性、进行性的视神经病变，眼压和其他尚不完全明确的因素促成损伤，出现特征性获得性视神经萎缩和视网膜神经节细胞轴索丢失。眼前房角为开放状态。危险因素包括增龄、家族史、非洲或拉丁美洲裔、近视、眼轴长、中央角膜薄、眼部低灌注压以及2型糖尿病等。临床表现可有眼胀、眼痛不适等，可有视野缩小及视力下降，一般无眼部充血。

（3）治疗：目的是控制眼压和阻止视功能的进行性损害。青光眼是终身疾病，即使进行了激光或手术治疗，仍然需要定期进行随访：①药物治疗：降眼压药物，包括滴眼液及口服药物。应注意有一些内科及精神科用药可引起眼压升高，为禁用或慎用，如：劳拉西泮、地西泮、艾司唑仑、奥沙西泮、奥氮平、氟哌啶醇、度洛西汀、帕罗西汀、舍曲林、文拉法辛、硝酸酯类药物等。②激光及手术治疗。

3. 糖尿病视网膜病变

糖尿病视网膜病变（diabetic retinopathy，DR）是与持续高血糖相关的一种慢性、持续性、潜在危害视力的视网膜微血管疾病，是引起老年视力损伤的常见疾病之一。分为非增殖性糖尿病视网膜病变（non-proliferative diabetic retinopathy，NPDR）和增殖性糖尿病视网膜病变（proliferative diabetic retinopathy，PDR）。早期的视网膜病变包括微血管瘤和出血，血管改变逐渐发展，可引起视网膜毛细血管无灌注，严重者可导致视网膜新生血管形成，引起玻璃体积血，甚至造成牵拉性视网膜脱离，可使患者视力明显下降甚至致盲。发生DR的主要危险因素为持续高血糖、明显血糖波动、糖尿病病程长（≥10年）、糖尿病肾病以及高血压、高血脂、妊娠、肥胖及易感基因等。

（1）临床表现：视力减退是最常见的临床症状，早期病变可无症状。NPDR为早期病变，主要表现为微血管瘤，视网膜内出血，棉絮斑等。PDR

主要特征是视网膜缺血引起视网膜表面新生血管形成。

（2）治疗：糖尿病患者生活方式改变是DR管理的基础：①药物治疗：制订个体化的血糖控制目标，避免血糖波动及低血糖，同时做好血压、血脂的综合管理。②激光及手术治疗：根据DR的严重程度及糖尿病黄斑水肿（diabetic macular edema，DME）确定手术方式；视网膜激光光凝术是治疗DR的标准技术；部分严重的玻璃体出血或牵拉性视网膜脱离的患者，需要实施玻璃体手术，术中行全视网膜光凝治疗。③眼内药物治疗：适用于DME和新生血管患者，玻璃体注射糖皮质激素和抗血管内皮生长因子制剂，对部分病变有效。④随访：2型糖尿病患者眼部检查的频率，无DR患者每1～2年检查一次；若已出现DR，应缩短随访间隔；轻度NPDR患者每年1次，中度NPDR患者每3～6个月1次，重度NPDR患者及PDR患者应每3个月检查1次。

4. 老年性黄斑变性

老年性黄斑变性（senile macular degeneration），又称年龄相关性黄斑变性（age-related macular degeneration，AMD），是一种常见的、影响中心视力的、黄斑部视网膜变性疾病。其病理特点是黄斑部视网膜及其下的营养结构视网膜色素上皮和脉络膜发生病变，并导致患者视功能障碍和中心视力进行性下降。根据脉络膜新生血管存在与否，将AMD分为干性和湿性两大类，其中干性AMD约占80%，湿性AMD约占20%。干性AMD是由于视网膜色素上皮萎缩导致光感受器损伤，疾病进展期间无新生血管侵入。相反，湿性AMD则是因为脉络膜新生血管侵入视网膜，引起视网膜内渗血、出血、瘢痕形成等一系列病理改变，尤其病变区累及眼底黄斑时，将严重影响视力，进而导致失明。

AMD常见危险因素包括：年龄、白种人、基因、抗氧化物质、高血压、高体重指数、血脂异常，吸烟可增加AMD的发生率。积极改善患者不良生活方式、控制其基础内科疾病，对早期发现患者及改善预后有积极意义。

（1）临床表现：症状包括视物变形、无痛性视力下降、暗点、闪光感、暗适应困难。若存在上述表现，筛查异常，需至眼科专科就诊。

（2）治疗及预后：早期AMD无特殊治疗，需定期随访，监测新发症状出现。中期AMD补充抗氧化物维生素和矿物质。新生血管性AMD的治疗有热激光光凝，光动力治疗。玻璃体腔注射抗血管内皮生长因子药物，是各类型新生血管性AMD的治疗方法，药物主要有培加尼部、贝伐单抗、雷珠单抗、阿柏西普等。AMD为不可逆性致盲性眼病，视力预后差。新生血管性AMD患者即使进行了相应治疗，视力预后也很差。

二、听力损失

（一）概述

老年性聋（presbycusis）或年龄相关性听力损失（age-related hearing loss，ARHL）是指随年龄增加，双耳进行性、对称性的听力下降，表现为以高频听力下降为主的感音神经性听力损失，以纯音阈值提高及语言识别能力下降为特征。听力损失（hearing loss）是老年人常见的感觉器官功能障碍，可影响老年人的活动能力、认知功能和情感社交，是常见的老年综合征之一。老年综合评估中包含听力筛查，老年科医生应重视听力障碍的早期识别和筛查、准确评估、适时转诊。

2018年世界卫生组织数据显示，约1/3的65岁以上的老年人存在中度或重度以上的听力损失。我国1997年一项针对6个城市共8252名老年人的横断面流行病学调查显示，60岁以上老年人听力损失的总患病率为33.7%。由于交流困难，听力损失者可出现焦虑抑郁情绪和社会隔离，同时患躯体疾病如高血压、心脏疾病的风险增加，影响平衡功能使跌倒发生率增加，听力损失与认知功能减退、痴呆、肌少症及衰弱密切相关。部分患者合并一定程度的耳鸣，开始为间歇性的，仅在夜深人静或特别安静的时候出现，以后逐渐加重，严重影响生活质量。

（二）老年性聋分型及听力损失分级

听觉系统分为四个部分：外耳、中耳、内耳（耳蜗）和听觉中枢神经系统，这条通路上任何结构的损伤或者功能障碍将导致听力下降。随着年龄增加，听觉器官出现系统性退化，一般来说年龄越大退化速度越快，但老年人存在明显的个体差异。

1. 老年性聋分型

1993年，Shuknecht等根据发病机制的不同将老年性聋分为4型。

（1）感音性老年性聋（sensory presbycusis）：以柯替氏器（螺旋器）内外毛细胞丢失为主。纯音筛选测听以高频陡降型为特点，早期低频听力正常。

（2）神经性老年性聋（neural presbycusis）：以耳蜗螺旋神经节和神经纤维退行性变为主要特征。临床表现为所有频率均出现听力下降，高频通常较重，言语识别能力明显下降，与纯音筛选测听听阈变化程度不一致。

（3）血管性老年性聋（stria presbycusis）：又称代谢性老年性聋。以耳蜗血管纹萎缩为特点，病损常累及全部血管纹，患者听力曲线多呈平坦型，言语识别率可正常。

（4）耳蜗传导性老年性聋（cochlear conductive presbycusis）：又称机械性老年性聋。耳蜗及听神经均无明显改变，但基底膜因为增厚、透明变性、弹性纤维减少而变得僵硬。纯音筛选测听表现以高频听力下降为主的缓降型。

2. 听力损失分级

1997年世界卫生组织颁布了新的沿用至今的听力分级标准。根据500 Hz、1000 Hz、2000 Hz、4000 Hz 4个频率的听力平均值，将听力损失分为4级。

（1）正常听力：纯音筛选测听听阈≤25 dB，自己一般不会感觉听力下降，可以听到耳语声，分辨声音的细微变化。

（2）轻度听力损失：纯音筛选测听听阈为26～40 dB，患者本人往往不觉得听力下降或仅感觉轻微的听力下降，一般不影响正常的言语交流。但仔细观察会发现患者对一些细小的声音难以分辨，如树林中的风声、衣服的摩擦声等。

（3）中度听力损失：纯音筛选测听听阈为41～60 dB，患者对声源距离较远、周围环境比较嘈杂时捕捉声音的能力下降，对声音的分辨能力下降，即"听见却听不清"。家人也会发现患者在不经意间将电视音量开得越来越大。

（4）重度听力损失：纯音筛选测听听阈为61～80 dB，患者只有在近距离条件下才能听见较大的声音。对声音的感知分辨能力明显下降，明显影响日常言语交流能力。

（5）极重度听力损失：纯音筛选测听听阈＞80 dB，损伤耳只能听见叫喊声或大的汽车喇叭声等。如果双耳均为极重度听力损失，往往无法进行言语交流。

（三）老年性听力损失的筛查、评估、治疗与转诊

1. 筛查

（1）与患者谈话时注意有无听力问题。

（2）询问：您有听力下降吗？听力障碍是否对日常生活产生了影响？您使用助听器吗？

（3）耳语试验（whisper test）：站在患者身后，与耳保持大约一臂的距离，遮蔽非测试耳，低语3个数字和字母（如6-K-2），请患者复述；如果患者不能完整复述，低语第二组，6组数字和字母中不能重复至少3组，为耳语测试阳性，提示听力损失。

2. 评估和诊断

（1）采集病史：听力损失的时间，单耳还是双耳受累，言语分辨情况，有无听觉重振现象（即小声听不见大声又怕吵的现象），有无耳鸣，是否存在噪声接触史、听力损失家族史、耳毒性药物应用史、心血管疾病史，是否有慢性过敏性疾病和慢性呼吸系统疾病，是否有耳部感染病史。

（2）检查及诊断：有无耳垢、外耳或耳道炎症及鼓膜情况。专科听力学检查是诊断老年性听力损失的重要方法，主要包括：纯音筛选测听、声导抗、脑干听觉诱发电位测试、诱发性耳声发射、言语识别率等。根据纯音筛选测听结果，对听力损失进行诊断及分级。

3. 治疗

耳垢导致的传导性听力损失可以通过去除耳垢显著改善。对于突发性聋、病毒感染及梅尼埃病等疾病，可予以抗病毒、改善内耳微循环或营养神经等治疗。中耳炎、听神经瘤等可通过手术治疗。其他治疗方法包括电子耳蜗植入术、电声刺激、中耳植入装置（如振动声桥）等，需要耳科专科决定。

存在交流困难的听力损失患者可接受个体化的听力康复治疗。

4. 转诊

以下情况时应考虑尽快转耳科专科：短期内出现急性或突发性听力下降；听力下降伴有耳痛和分泌物；耳痛明显或耳道流血；单耳听力损失伴同侧感觉改变或面部下垂，怀疑卒中；听力下降伴严重耳鸣，或伴不能缓解的或复发性眩晕。

三、嗅觉障碍和味觉障碍

（一）概述

嗅觉是人类用来辨别环境气味的感觉功能，味觉是用来辨别食物味道的感觉功能。这两种辨别能力的下降、异常或完全消失，被称为嗅觉障碍（smell impairment，SI）和味觉障碍（taste impairment，TI）。嗅觉老化是一种随着增龄嗅觉下降的生理现象，嗅觉功能在 20 ～ 40 岁到达峰值，此后逐渐减退。在 65 ～ 80 岁的人群中，50% 的人通过客观测试证明嗅觉有显著下降；80 岁以上则可达 75%。由于并非生命必须，这两种感觉功能减退常常被忽略，且相关检测主观性强，两者之间常常混淆。

近年来研究发现，嗅觉障碍是某些神经系统退行性疾病如阿尔茨海默病、帕金森病的常见症状，还与认知功能下降有关，往往预示着痴呆进展较快。味觉和（或）嗅觉障碍可以导致老年厌食症（anorexia of aging），这是一种老年人食欲下降摄入减少的状态，是衰弱、肌少症和死亡的可纠正的危险因素，还会引起抑郁焦虑，值得关注。

（二）病理机制及病因

1. 嗅觉障碍

气味分子刺激鼻腔里嗅细胞，嗅细胞轴突连接嗅球，随传入神经进入嗅核，产生嗅觉。嗅觉功能减退的原因有增龄、鼻窦炎、上呼吸道感染、头部外伤、长期大量吸烟及饮酒史、特殊用药史及某些慢性系统性疾病，如：糖尿病、甲状腺功能减退、慢性肝肾功能不全等。超过 90% 的阿尔茨海默病、帕金森病、路易体痴呆和额颞叶痴呆患者存在嗅觉障碍。嗅细胞可以再生，但嗅球的数量会随着增龄逐渐减少。

2. 味觉障碍

味觉依赖于味蕾，人类平均有约 7500 个味蕾，它们广泛分布于舌、腭、口咽、喉、食管上部和肠。超过 85% 的味觉改变是由于嗅觉障碍导致，而不是原发性味觉障碍。某些药物（如别嘌呤醇、布洛芬、青霉素、硝苯地平、地尔硫卓、卡托普利、普萘洛尔、胺碘酮、苯海拉明、阿托伐他汀、氢氯噻嗪、呋塞米、格列吡嗪、左旋多巴、卡马西平及佐匹克隆等）、化学物质及毒素（包括吸烟及头颈部肿瘤的放疗），口腔疾病，唾液减少（干燥综合征），胃食管反流，慢性系统性疾病包括糖尿病、甲状腺功能减退、慢性肝肾功能不全等都可能导致味觉障碍。

（三）筛查、诊断及评估

1. 筛查

询问患者能否正确辨别各种气味；如果不能辨别或有困难，具体是哪种（几种）气味；吃东西时能否尝到各种味道；具体询问甜、酸、苦、咸四种味道的辨别情况。

2. 诊断及评估

（1）问诊：询问患者的用药史，包括维生素、中草药及用药时间；吸烟饮酒史；头部外伤史；近期上呼吸道感染史；鼻窦炎史；过敏性鼻炎（发作时与嗅觉味觉改变的关系）；口腔卫生情况；唾液分泌情况（口干）；体重及食欲状态；记忆力及认知功能情况。

（2）体格检查：观察舌的形态、颜色、舌乳头萎缩及舌面裂纹；口腔情况：牙龈的肿胀溃疡；唾液减少；对有帕金森病、老年性痴呆等神经系统退行性疾病的患者，可能无法明确得到其嗅觉及味觉减退的主诉，可以与照护者交流，通过患者体重减轻、食欲下降间接判断。

（3）评估方法：宾夕法尼亚大学气味识别测试（University of Pennsylvania Smell Identification Test，UPSIT）及味觉试纸（taste strip test）是标准化的嗅觉及味觉测试方法，多为专科应用，有相应的正常值标准。如果患者主诉食物的味道有变化，但在识别具体味道时无异常，那么更有可能是嗅觉障碍继发的味觉障碍。

（四）转诊与治疗

1. 转诊

根据上述筛查及判断，可以建议患者进一步专科就诊，包括到耳鼻喉科、神经科、口腔科或者风湿免疫科等做进一步诊治。

2. 治疗

嗅觉和（或）味觉障碍的患者可以首先观察，部分可以自愈。约25%的嗅觉和（或）味觉障碍患者是由于耳鼻喉科疾病如慢性鼻窦炎、鼻息肉、鼻咽部肿瘤导致，部分患者由手术损伤、头部外伤及神经系统退行性疾病所致。通过询问病史及简单体格检查明确方向后，推荐患者至专科进一步就诊。针对慢性患者，提醒家中安装烟感探测器，注意食物的生产日期，解释病情缓解焦虑情绪。教育家属，家里的化学药品和清洁剂应有标注，做饭时警惕起火。对于嗅觉和（或）味觉减退的患者，做饭时可以使用人造甜味剂、低钠盐、适量的味精或香料以改善食欲。

嗅觉和（或）味觉障碍影响患者的食欲，久之会引起营养不良，进而导致乏力、肌少症、功能减退及生活质量下降。同时，还会影响患者对危险的判断，食物制备时加入过多的盐分和糖分，会对血压及血糖产生不利影响，加重心力衰竭。上述影响对同时存在多重用药及共病的衰弱老年人更为显著，应引起基层医务人员重视。

参考文献

［1］GUO C，WANG Z，HE P，et al. Prevalence，causes and social factors of visual impairment among Chinese Adults：based on a national survey. Int J Environ Res Public Health，2017，14（9）：1034.

［2］CORREIA C，LOPEZ K J，WROBLEWSKI K E，et al. Global sensory impairment among older adults in the United States. J Am Geriatr Soc，2016，64（2）：306-313.

［3］US Preventive Services Task Force（USPSTF）. Screening for impaired visual acuity in older adults：US Preventive Services Task Force recommendation statement. JAMA，2016，315（9）：908-914.

［4］US Preventive Services Task Force（USPSTF）. Screening for impaired visual acuity in older adults：US Preventive Services Task Force recommendation statement. JAMA，2016，315（9）：908-914.

［5］中华医学会糖尿病学分会视网膜病变学组. 糖尿病视网膜病变防治专家共识. 中华糖尿病杂志. 2018，10（4）：241-246.

［6］National Institute for Health and Care Excellence（NICE）. Hearing loss in adults：assessment and management. http：//www.nice.org.uk/guidance/ng98.

［7］全国防聋治聋技术指导组，中华医学会耳鼻咽喉头颈外科学分会，中华耳鼻咽喉头颈外科杂志编辑委员会，等. 老年听力损失诊断与干预专家共识（2019）. 中华耳鼻咽喉头颈外科杂志，2019，54（3）：166-173.

［8］DEVERE R. Disorders of Taste and Smell. Continuum（Minneap Minn），2017，23（2，Selected Topics in Outpatient Neurology）：421-446.

（张瑞华　著　刘谦　秦明照　审校）

第十五节　老年人常见口腔问题

口腔健康既是健康老龄化的重要方面，也是容易被忽视的问题。尽管口腔医学不断发展，口腔健康预防意识逐渐提高，但是慢性口腔疾病在老年人群尤其是衰弱、失能人群中十分常见。常见的老年口腔疾病如龋齿、牙周疾病、与义齿有关的疾病、唾液分泌不足、口腔癌前病变和癌性疾病，可能会导致牙齿脱落、疼痛、局部和全身感染、口腔功能受损以及生活质量下降；口腔问题可以影响咀嚼功能，限制营养的摄入，导致营养不良；还可以引起语言、吞咽功能受损；口腔卫生不良、牙周病及其他口腔疾病还可影响糖尿病患者的血糖控制，增加吸入性肺炎的风险，引发感染性心内膜炎等感染。尽管大多数口腔疾病可以预防和治疗，但老年人口腔问题诊断和治疗严重不足。因此，基层医务工作者应重视老年口腔问题，并提供初级口腔健康指导。

一、口腔衰老及老年人常见问题

口颌系统的各组织器官随着年龄的增长发生退行性改变。牙齿重度磨耗后引发对冷热及其他外界刺激敏感，咀嚼效率降低，牙髓的自我修复能力降低，牙槽骨骨密度下降，在生理性和病理性作用下出现骨吸收现象。口腔黏膜组织萎缩、变薄、弹性降低、光滑、苍白，局部免疫力下降，易受到物理化学性刺激的影响。舌黏膜中的味蕾总数及味觉细胞数量减少，相比甜和酸，对咸、苦的敏感性下降更明显。随着年龄的增长，唾液腺的功能逐渐减弱，唾液分泌减少。这些增龄性变化在一定程度上增加了老年人罹患各种口腔问题的风险，但与疾病不同，这些增龄性的变化不会引发疼痛等不适，也不影响老年人的咀嚼及其他口颌系统的功能。老年人常见口腔问题包括：

（一）口腔卫生不良

口腔卫生不良通常见于口腔健康意识差、不重视口腔卫生的老年人，失能、认知功能障碍以及照料不足可导致口腔卫生状况恶化，增加龋齿和牙周病的风险。对于佩戴义齿的老年人，义齿卫生状况不良增加罹患义齿性口炎的风险。此外，口腔中的细菌还可在咀嚼、刷牙、使用牙线等过程中入血，导致菌血症或感染性心内膜炎，并增加吸入性肺炎的风险。

（二）龋病

龋病是在细菌、食物、宿主和时间因素作用下导致的牙体硬组织的慢性进行性破坏的细菌性疾病。龋菌分泌酸性物质，使无机成分脱矿，有机成分分解，牙釉质和牙本质疏松软化，呈棕色或黑色，最终塌陷缺损形成龋洞。慢性牙周炎可导致牙龈萎缩，原本被牙周组织覆盖的牙根暴露在口腔内，同时由于口腔卫生不良，细菌堆积在牙根表面，因而增加了老年人罹患根面龋的风险。此外，残障失能、认知障碍、口干以及对口腔健康不重视也增加了老年人的龋病风险。

（三）牙周病

牙周病是指发生在牙齿周围的支持组织（牙龈，牙槽骨，牙周膜）的疾病。牙周病的始发因素是牙菌斑生物膜，同时受到全身因素（如糖尿病）的影响。牙龈炎表现为牙龈红肿、刷牙或进食出血。牙周炎还可使牙龈萎缩、牙齿松动或移位，并可导致牙齿脱落。

（四）牙齿缺失

龋齿或牙周病是导致牙齿缺失的主要原因，如果不进行修复治疗，一方面会影响咀嚼功能，另一方面，相邻和对侧牙齿会向缺失牙齿的空间伸长、倾斜，增加后期修复的难度。严重的牙齿缺失可影响老年人的咀嚼功能，限制食物的选择，从而加速衰弱和失能的进程，并影响免疫系统的功能，增加感染的风险。

（五）口干

口干是一种口腔内干燥的主观感受，严重者可伴有异物感、灼烧感、吞咽困难和味觉改变等症状。老年人的口干可由多种因素导致，最常见的是由抗精神病类药、抗组胺药、利尿剂以及其他抗胆碱能药物副作用所引发的口干。脱水、唾液腺功能减退、唾液腺炎症或肿瘤、头颈部放疗以及系统性疾病如干燥综合征、糖尿病和焦虑也可造成口干。唾液量减少可影响对菌斑的清除作用，增加老年人罹患龋齿和口臭的风险，并影响咀嚼、吞咽、语言及其他口腔功能。

（六）义齿相关性疾病

（1）创伤性溃疡：是指由不合适的义齿损伤黏膜后形成的长期不愈的溃疡。溃疡通常表现为深及黏膜下层，中央凹陷，边缘轻度隆起，色泽发白、疼痛不明显。与口腔癌不同，创伤性溃疡在去除刺激因素后均可愈合。

（2）念珠菌感染：研究显示绝大多数佩戴义齿的衰弱或残障失能老年人存在口腔念珠菌感染。可无症状或伴有口干、灼烧感和瘙痒感等。

（七）口腔肿瘤

口腔颌面部肿瘤是老年人的常见口腔疾病，多见于舌、牙龈、口腔黏膜、颌骨与颜面部，以鳞状上皮细胞癌最为常见。75% 的口腔癌是由吸烟和饮酒引起的，其他因素有长期慢性刺激，如残根残冠锐利的边缘，不合适的义齿，辛辣、热的食物和咀嚼槟榔等。表现为长期不愈合的深大溃疡、底部有菜花状细小突起，边缘隆起翻卷，触有硬结，疼痛不明显。

二、口腔疾病与全身疾病和老年综合征相互影响

认知功能障碍、精神心理疾病（如抑郁、焦虑、双相情感障碍等）患者，口腔卫生保健缺乏主动性，维护口腔卫生的能力降低，从而增加龋病、牙周病以及牙齿缺失的风险。脑卒中所引发的肢体残疾、认知障碍和语言困难也会影响患者维护口腔健康相关的行为能力、口腔卫生保持、感知和表达口腔疾病治疗需求，配合治疗的能力也会逐渐丧失，从而使口腔卫生恶化，增加龋齿、牙周病、口腔软组织疾病和义齿相关疾病的风险。

脑卒中和帕金森病均可能影响语言、咀嚼和吞咽功能，引发误吸误咽及吸入性肺炎。因此，保持口腔卫生习惯，每日刷牙，清洁义齿以及舌根部，减少口腔中的细菌总量将有助于减少吞咽功能障碍患者出现吸入性肺炎的风险。

已有大量证据提示口腔疾病尤其是牙周炎性疾病与心血管疾病、糖尿病、呼吸系统疾病相关。牙周病与动脉粥样硬化、缺血性心脏病以及中风密切相关。糖尿病是牙周病及多种口腔疾病的危险因素。糖尿病患者常见的口腔问题包括牙龈炎、牙周炎、反复性口腔真菌感染、伤口愈合不佳。糖尿病还会导致唾液分泌减少，增加龋病风险。长期口腔干燥、念珠菌感染、免疫功能的改变以及糖尿病所引发的神经病变可导致舌痛、口腔黏膜痛及灼口综合征，严重影响患者的生活质量。糖尿病患者的味觉和嗅觉功能也会受到影响。

衰弱是高龄老年人的常见问题。与非衰弱的同龄人相比，衰弱老年人的口腔健康更差，失牙的风险增加，从而影响进食和咀嚼功能，导致营养不良并加速衰弱的进程。老年人的营养状态和口腔健康关系密切且相互影响。由于口腔主要功能之一是摄取和初步消化食物，口腔健康差，尤其是天然牙缺失过多将会对老年人的正常进食和食物的消化吸收造成影响，并导致非自主性体重减轻。良好的口腔健康和营养对维持健康、独立生活状态、良好生活质量、延缓老化进程非常重要（图 3-15-1）。

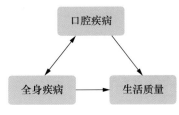

图 3-15-1 口腔疾病与全身健康

三、药物与口腔健康

老年人通常存在多重用药，然而，很多药物存在口腔副作用，影响患者的口腔健康。

（一）药物性口干

药物副作用是引发老年人口干最常见的原因。心血管药物（如利尿剂）、抗抑郁药、抗精神病药物、镇静剂、阿片类药物、抗帕金森病药、抗组胺药、抗酸药等均可引起口干。因此，临床医生在选择药物时应考虑其口干副作用以及对患者生活质量的影响，使用最小有效剂量。如有必要，应考虑更换其他药物。

（二）药物相关性颌骨坏死

药物相关性颌骨坏死（medication-related osteonecrosis of the jaw，MRONJ）常见于正在使用抗骨吸收药物或抗血管增生药物的患者，可在拔牙或其他口腔手术后出现，严重者也可有自发性骨坏死。引发颌骨坏死的药物可分为两类：①抑制骨吸收药物，如口服或静脉注射型二磷酸盐（阿仑膦酸钠、唑来膦酸等）以及 RANK-L 抑制剂如狄诺赛麦；②治疗实体瘤的抗血管增生药物，如舒尼替尼、索拉非尼、阿瓦斯汀及雷帕霉素等。

临床上对于 MRONJ 尚无完全有效的治疗方法，因此预防十分重要，预防措施包括：

（1）对于即将开始静脉使用抑制骨吸收药物或抑制血管生成药物的骨质疏松或肿瘤患者，应告知 MRONJ 风险以及相关症状，强调保持口腔卫生、维护口腔健康以及义齿清洁的重要性。治疗前应将患者转诊到口腔科进行全面的口腔检查和治疗，去除潜在的感染源。

（2）正在静脉注射二磷酸盐或抑制血管增生药物但无症状的肿瘤患者，建议保持良好的口腔和义齿卫生，定期进行口腔检查。在治疗期间禁忌拔牙，禁忌进行牙周、种植及其他口腔手术。

（3）正在口服或静脉注射抑制骨吸收药物的骨质疏松患者：①如果口服药物时间小于 4 年且无其他危险因素，出现 MRONJ 风险较低（＜1%），因此手术或非手术口腔治疗可正常进行，无需调整用药；②口服药物时间小于 4 年且合并使用糖皮质激素或抑制血管增生药物，MRONJ 风险增加，如病情允许，建议术前至少停药 2 个月，待创口完全愈合（或 3 个月）后再继续治疗；③口服药物时间大于 4 年，MRONJ 风险增加，如病情允许，建议口腔手术前至少停药 2 个月，待创口完全愈合（或 3 个月）后再行治疗。

（三）出血

抗血小板药（如阿司匹林、氯吡格雷、替格瑞洛）和抗凝药物（如华法林、利伐沙班、阿哌沙班、达比加群）常用于治疗和预防血栓形成。这些药物可增加牙周刮治、拔牙等口腔手术时的出血风险。但现有的证据显示，牙科手术前停药，出现脑梗死或心肌梗死的风险显著增加，停药带来的风险显著高于获益，因此在接受口腔手术前通常不建议停药。

具体用药管理原则包括：①使用一种或两种抗血小板药的患者，如果单次拔牙小于 3 颗，通常无需停用抗血小板药。②同时使用阿司匹林和 P2Y12 抑制剂（如氯吡格雷等）的患者，涉及多颗牙拔除或预期手术创伤较大，可以术前停用 P2Y12 抑制剂一周或使用肝素进行桥接治疗。③使用维生素 K 拮抗剂（如华法林）的患者，根据术前 24 ～ 72 h 的国际标准化比率（INR）水平判断口腔手术的出血风险。如果 INR 小于 3.5，术中和术后出血风险较低，术前无需调整华法林剂量。如果 INR 大于 3.5，则应调整华法林的剂量，待 INR 降低至 3.5 以下后再行口腔手术。④新型口服抗凝药如利伐沙班、阿哌沙班和达比加群酯等对于口腔手术的影响，目前的研究不多，尚无明确的临床指南相关推荐。根据目前的证据，接受小型牙科手术（如单次拔牙≤3 颗或涉及 5 牙以内的牙周手术）时无需停药及调整剂量。如果手术较大，可根据肾功能状况调整用药时间以降低术中术后的出血风险，具体见表 3-15-1。

表 3-15-1 使用新型抗凝剂患者接受
牙科手术时的用药医嘱

药物	手术当日医嘱
阿哌沙班	每日 1 次，夜间服用
达比加群	每日 1 次，夜间服用
利伐沙班	术后 6～10 h 后再给药

（四）牙龈增生

多种药物如苯妥英钠、钙拮抗剂（如硝苯地平、尼莫地平等）以及环孢素会引起牙龈增生。牙龈的增生与口腔卫生状况、牙龈组织的炎症因素相关，如果口腔卫生状况改善，牙龈炎症消除，牙龈增生可减轻或消失。因此，对于使用上述药物的患者，应强调保持口腔卫生的重要性，以减轻药物引发的牙龈增生。

（五）其他

多种药物可改变口腔内菌斑组成和 pH，长期使用可增加龋病及牙周病的风险，从而对患者的口腔健康造成损害。此外，药物还会影响口腔黏膜，形成多形性红斑、苔藓样变、复发性口腔溃疡，引发血管神经性水肿，并导致味觉改变，从而影响患者的生活质量。

四、识别及处理老年口腔问题

保持良好的口腔健康可以维持口腔功能，但老年人定期进行口腔护理的情况并不乐观，不仅是因为自身不能察觉口腔疾病，还受对口腔健康的态度、周边的口腔医疗资源、系统性疾病状况和日常生活能力的影响。基层医务人员在诊疗过程中评估口腔疾病，协助管理口腔健康，并在有需要时转诊给口腔医生。

（一）口腔检查

口腔问题的筛查应包含在老年综合评估中，口腔各部位见到如下体征，则提示需要将患者转诊到口腔科：

（1）唇部：唇部肿胀或增生，有红色 / 白色斑片、出血、溃疡 / 糜烂等。

（2）舌部：舌黏膜有红色 / 白色斑片、溃疡，舌体局部肿胀膨隆。

（3）牙龈及软组织：牙龈肿胀、出血，颊部 / 腭部黏膜可见溃疡、白色 / 红色斑片，义齿覆盖区大面积发红。

（4）唾液：唾液减少或没有，唾液黏稠、黏膜表面干燥发红。患者觉得口干。

（5）牙齿形态与数目：3 颗以上龋齿 / 残根 / 残冠 / 重度磨损 / 折断的牙齿，或天然牙齿总数少于 6 颗且缺失牙未修复。

（6）义齿：义齿基托和义齿有多于一处的破损、需粘接，已丢失或因义齿不适而不佩戴。

（7）口腔卫生状况：在大部分牙齿或义齿表面可见食物残渣 / 牙石 / 软垢、严重口臭。

（8）牙疼：患者自诉牙齿疼痛，有牙疼的体征（面颊或牙龈肿胀）、有牙疼的行为（如捂脸、咬唇、拒绝进食、情绪行为具有攻击性）。

（二）口腔卫生的维护

龋病和牙周病是导致牙齿缺失的最常见原因。两种疾病最重要的危险因素是牙菌斑生物膜的积累。老年人日常口腔卫生维护的注意事项见表 3-15-2。

（三）常见口腔问题预防和处理

1. 龋齿

每日刷牙保持口腔卫生对于预防龋齿非常重要。痴呆、衰弱和失能老年人可以应用 0.12% 氯己定含漱液抑制菌斑生长，或使用氟化物涂布来提高抗龋能力。已经形成的龋洞应及时进行充填治疗，如果延误治疗，龋损的面积和深度进一步扩大，细菌将感染牙髓组织，引起牙髓病和根尖周病，导致进食冷热食物时疼痛、咬物疼痛、夜间痛等，此时需进行根管治疗。

2. 牙周炎

牙周炎的治疗和维护需每年至少进行一次牙周治疗，高风险的患者（如痴呆和残障失能老年人）应每 3～6 个月进行牙周维护，以控制牙槽骨吸收及延缓牙齿松动脱落。如急性期发生牙周脓肿，可局部应用 2% 盐酸米诺环素软膏，口服阿莫西林、甲硝唑等抗生素以控制感染。如牙齿不能保留，予

表 3-15-2　老年人口腔卫生维护指导

刷牙	使用中/软毛牙刷和含氟牙膏。每天刷牙 1～2 次，持续 2 min。如果手部灵活性差，可选择手柄加粗的手动牙刷或电动牙刷。相邻牙齿之间的缝隙需每天用牙线或牙间隙刷清洁一次。刷牙时可同时清洁舌背上的舌苔。清洁完毕，应将刷牙用具放在通风处
义齿清洁	义齿每天至少清洁 1～2 次，不戴用的时候应泡在水里保持湿润。避免使用牙膏等含有摩擦颗粒的清洁用品，睡前摘下义齿放在义齿清洁片浸泡溶液中，放在远离饮食区，避免误食，可用纱布蘸清水、洗碗液或漱口水进行清洁。建议居住于养老机构的老年人在义齿上标注姓名
饮食建议	对于牙齿缺失多和佩戴义齿的患者，医生应给予饮食建议。减少坚硬、质韧、黏性的食物，将大块食物分割、捣碎或制成软烂食物，避免摄入酸性或碳酸饮料、含糖量高的食物，多进食新鲜水果蔬菜和奶制品。保证营养均衡的同时避免牙齿和义齿负荷过重。建议进食后大量清水漱口或进食半小时后刷牙
定期口腔复查	根据口腔健康状况、患者的生活自理能力以及家人照料水平，建议患者每 3～12 个月到口腔门诊进行口腔检查和随访
其他	口干燥症的患者，应排查原因尤其是药物因素，唇部涂抹润唇膏，增加饮食频率来湿润口腔，使用人工唾液。咀嚼能刺激唾液分泌，可选择无糖/木糖醇口香糖。对于药物性口干，如有可能，应考虑调整剂量或更换药物

以拔除，应及时修复缺失牙，以维持咀嚼功能及稳定牙齿排列关系的稳定。

3. 义齿相关性疾病

与义齿相关的疾病主要是创伤性溃疡和口腔念珠菌病。对于创伤性溃疡，首先去除刺激因素，调磨义齿和尖锐的牙尖，局部应用黏膜用药，涂布局麻药物止痛促进愈合。有口腔念珠菌病者，需根据念珠菌培养和药敏实验结果，局部应用制霉菌素糊剂或含漱 2%～4% 碳酸氢钠（小苏打）溶液，或口服抗真菌药物以控制感染。同时，可用小苏打清洁义齿，并将清洁后的义齿浸泡于小苏打溶液中以增强治疗效果。

4. 口干

存在口腔干燥的患者应排查病因，并使用人工唾液来帮助患者减轻口干症状，同时建议患者定期进行口腔检查并使用氟化物来预防龋齿。对于药物性口干，如病情允许，应考虑调整用药剂量或更换药物以减轻或消除口干症状及其影响。对于糖尿病和干燥综合征等全身疾病所引发的口干，应积极治疗原发病，控制口腔念珠菌，必要时应用药物干预（如毛果芸香碱、西维美林等）。

5. 口腔肿瘤

口腔肿瘤的预防应着重于去除外界刺激因素，戒烟戒酒，改变如嚼槟榔或烟草等不良习惯，不吃过烫和过硬的食物，及时治疗残根、残冠和调磨处

理不良修复体。如有 2 周以上未愈合的溃疡，应及时转诊到口腔科判断疾病类型。已存在癌前病损或癌前病变者，应定期到口腔黏膜科复查，依据病损情况，进行病理检查。

6. 口腔操作前感染性心内膜炎的预防

随着社会老龄化，老年人群中瓣膜性心脏病发病率有升高趋势，口腔卫生不良和口腔操作是引起感染性心内膜炎的重要原因之一，存在感染性心内膜炎风险的老年人可以通过改善口腔健康降低感染风险。当口腔操作涉及牙龈、根尖周围、口腔黏膜溃疡时，存在以下情况之一建议预防性应用抗生素：①人工心脏瓣膜（包括经导管心脏瓣膜置换术后和生物瓣膜置换术后）；②曾应用人工材料进行的心脏瓣膜修补术后；③既往曾患感染性心内膜炎；④已手术的先天性心脏病仍存在分流或瓣膜反流；⑤瓣膜结构异常导致瓣膜反流。预防性抗生素在口腔操作前 30～60 min 单次使用，具体方法见表 3-15-3。

参考文献

［1］刘晓红 陈彪. 老年医学.3 版. 北京：人民卫生出版社，2020.

［2］KOSSIONI A E, HAJTO-BRYK J, MAGGI S, et al. An Expert Opinion from the European College of

表 3-15-3　口腔操作前预防性抗生素的应用方法

	抗生素种类	剂量
口服	阿莫西林	2 g
不能口服	氨苄西林	2 g 肌内注射或静脉注射
	头孢唑林、头孢曲松	1 g 肌内注射或静脉注射
对青霉素或氨苄西林过敏−口服	头孢氨苄	2 g
	阿奇霉素、克拉霉素	500 mg
	多西环素	100 mg
对青霉素或氨苄西林过敏−不能口服	头孢唑林、头孢曲松	1 g 肌内注射或静脉注射

Gerodontology and the European Geriatric Medicine Society: European Policy Recommendations on Oral Health in Older Adults. J Am Geriatr Soc, 2018, 66 (3): 609-613.

[3] OTTO C M, NISHIMURA R A, BONOW R O, et al. 2020 ACC/AHA Guideline for the Management of Patients With Valvular Heart Disease: Executive Summary: A Report of the American College of Cardiology/American Heart Association Joint Committee on Clinical Practice Guidelines. J Am Coll Cardiol, 2021, 77 (4): 450-500.

[4] WILSON W R, GEWITZ M, LOCKHART P B, et al. Prevention of Viridans Group Streptococcal Infective Endocarditis: A Scientific Statement From the American Heart Association. Circulation, 2021, 143 (20): e963-e978.

（陈曦　刘谦　著　张瑞华　秦明照　审校）

第四章　老年人共病诊治策略及常见代谢性疾病优化管理

第一节　老年人共病诊治策略

随着增龄，老年人的器官储备能力下降，生理性衰老与多种疾病改变叠加，加之社会和医疗因素，出现多种老年问题或老年综合征，影响老年人的日常生活活动，使老年人的医疗问题变得更加复杂，诊疗过程具有很大的异质性。对于老年多病共存（multiple chronic conditions，MCC）的患者，通过传统的单病专科诊疗获益少，医源性问题发生风险高，花费巨大，存在获益和潜在风险的不确定性。老年多病共存显著增加老年人不良结局的风险，临床上会导致：①生活质量下降，研究表明，慢性病种类越多，病情越重，功能状态越差，生活质量也就越差。②医疗决策复杂和困难：现有的医疗决策以专病指南为主，医生按各个单病指南制订临床决策，最终导致多重用药、不良反应增多、过度检查和治疗，浪费医疗资源。多脏器功能不全也会带来治疗方案的冲突，比如冠心病的抗血小板治疗和消化道出血之间的矛盾。③不良结局增多，多重用药导致药物间、药物与疾病之间相互作用，严重影响患者的疗效和预后，增加再入院率、死亡率和残疾率。

老年人的上述疾病特点决定，传统的以器官、系统的急性病为主的专科诊疗模式不再适合老年人群。同时老年人群功能状态也具有很大异质性，老年多病共存的治疗、管理缺乏强有力的指南支持。老年病管理应基于老年患者的临床特点及诊治要点出发全面综合考虑。诊治老年患者不等同于诊治老年病，老年共病患者要遵循"以人为本"（person-centered care）的诊疗策略。

一、诊断方面

（一）应熟练掌握老年患者的临床特点

生理老化与疾病状态难以区分；老年多病共存的诊疗与传统专科疾病诊疗的"一元论"不同，老年人的一个症状是多个原因导致的可能性更大，即"多元论"。比如"头晕"可能是后循环缺血、颈椎病、容量不足、前庭功能障碍如耳石症即良性位置性眩晕（benign positional vertigo，BPV）甚至焦虑抑郁共同导致的，即"一果多因"。多病共存之间相互影响，还可能造成一因多果或多因多果复杂状况。

（二）做出完整的诊断

对于老年多病共存患者，不但需要疾病诊断，还应包括老年综合征和功能状态的诊断。除了采用国际疾病分类（International Classification of Diseases，ICD）描述疾病诊断和转归，还需要加上功能诊断，采用国际功能、残疾和健康分类（International Classification of Functioning，Disability and Health，ICF）指导康复；或采用日常生活活动（activities of daily living，ADL）和工具性日常生活活动（instrumental activities of daily living，IADL）能力作为反映个体生活能力受限及需要外界帮助程度的评价指标。以便更全面完整地描述老年人的整体健康情况。

在问诊上要求医务工作者仔细询问病史，并与家属或照料者核对，做全面体格检查和老年综合评估（comprehensive geriatric assessment，CGA）。以便全面了解老年人本次就诊意愿、基础疾病情况、功能状态和家庭支持以及本人意愿等，通过CGA评估的老年综合征（geriatric syndrome，GS）也应该纳入老年MCC的完整诊断当中。

二、治疗方面

对于老年病治疗应以控制、缓解症状、维持功能、提高生活质量为总体目标。

（一）确定患者优先医疗意愿，并将之整合到医疗决策中

尊重患者的医疗目标和意愿是以患者为中心的医疗原则，特别对于有些老年人因疾病状况、健康优先权和生活环境的变化，医疗目标和意愿也随之发生相应的变化。每个老年人无论是对预防未来不良事件，还是对当前功能、症状和治疗负担的优先意愿是不同的。面对不确定性和可变性，首先要了解患方的治疗意愿，制订切实可行的治疗目标，此时，患者的优先权就为临床医生提供了决策和沟通的依据。老年人的很多慢性疾病是无法治愈的，既不能忽视治疗也无需过度恐慌。以控制、缓解症状、维持器官功能为目标，老年人可以与慢性病共存。综合疾病、功能状态、预期寿命等情况，制订个体化的诊疗方案。基于患者医疗意愿的决策可以提高患者的依从性，减少相互冲突的医疗建议和治疗负担。

（二）评价患者的健康轨迹并将其整合到医疗决策中

健康轨迹包括预期寿命、功能状态、健康状况和生活质量，这些是老年多病共存患者医疗决策中应优先考虑的问题。虽然少有预测工具能够预测这些结局，但这些结局的健康轨迹要远比生命长度更重要。老年人的疾病特点决定，对于不同健康状态老年人的治疗建议应有所侧重。

1. 功能健壮期

对于社区老年居民的卫生工作重点为：健康生活方式宣教、定期体检与预防、老年病管理、初级缓和医疗症状管理和预立医疗计划指导。目的为

尽量延长在社区活跃生活的健康预期寿命。这一阶段非常重要，如果能做好，可以节省后两阶段的大量医疗花费。比如培养和习惯于健康生活方式（低脂限盐饮食、戒烟限酒、适当运动、调节情绪和睡眠）；强调终身健康管理，注重口腔和视力保健，定期体检和专门的健康管理师，可以有效预防慢性疾病的发生。通过早期生活方式改善控制高血压、糖尿病、高脂血症等代谢性疾病，就可以延缓心、脑、肾、眼等靶器官损害，而不要在后期依赖"多重用药"以致影响到肝肾功能。对于可预见、高发的感染要以预防为主，如提高流感疫苗接种率，口腔、尿路有创操作前预防性使用抗菌药物，康复训练和营养治疗预防吸入性肺炎等。

2. 疾病发展期

对于急性疾病、慢性疾病急性加重期和重要器官功能衰竭、需要处理的复杂多病共存和老年综合征的老年患者，及时给予高质量的急性医疗（急诊和急性病住院）；其后转入急性后医疗机构，通过康复训练，尽可能改善受损的功能，帮助患者安全返回社区。对连续医疗的重视其实古来有之，但现有的医疗模式恰恰缺乏对于多病共存（MCC）的长程管理和患者教育、急性病医疗后的连续性转诊、了解患者意愿后的医患共同决策。因此，未来的目标既包括预防受损器官功能下降，更要维护全人的功能状态，提高生活质量。在综合医院需要建立基于老年综合评估（comprehensive geriatric assessment，CGA）为专业技能，团队干预、多科协作为专业模式的全人管理的现代老年医学科，在一、二级医院和社区卫生中心内增加功能康复和中期照护的职能。

3. 内在功能受损期

疾病发展到一定阶段，许多治疗方案既不能对近期症状、功能和生活质量有所改善，也无远期疗效获益。这种干预措施对生存期有限或功能差、家庭经济承受能力有限的老年人必将造成损害或负担。理想的治疗结局不仅是疾病的治疗成功，还包括功能的维护，避免失能和社会隔离。急性治疗结束后的连续医疗和转诊，给予具体指导、实时监督和随诊评估，并根据评估结果调整治疗方案，都是多病共存老年人治疗不可或缺的部分。需要建立适合地区特色的老年人长期照护体系，通过外在

友善环境、提供康复医疗或辅具、生活照料和专业护理，促进老年人残存内在功能得到最大限度的发挥。医养结合不是医疗机构和长期照护机构单纯的地理位置毗邻或重叠，而是通过管理者的组织，使用分级诊疗、远程咨询等多种手段，制订可行的流程，达到有机融合，符合价值导向型医疗（value-oriented care）。

（三）避免应用有伤害性的治疗

避免有伤害性治疗应是慢性病管理的核心理念。在制定临床决策时，需充分考虑风险、负担、获益及预后，综合比较治疗干预的起效时间与老年患者的预期寿命。比如在控制血糖上，根据功能状态、是否并存慢性疾病、认知功能进行分层管理（详见本章第二节 老年人代谢性疾病优化管理）。多病共存患者因承受多重干预、疾病之间相互影响，加之增龄相关的脆弱性而容易受到伤害。治疗决策中，需面对多病共存、损伤或高风险干预、预期获益时间等多种影响因素，需要综合权衡考虑，在制订医疗方案时需要考虑多病共存中各个疾病的权重和轻重缓急、相互关系。对于不可治愈的疾病末期，帮助患者和家属面对预后，制订可达到的治疗目标，通过缓和医疗（palliative care）和临终关怀（hospice care）来达到症状缓解和善终。在患者希望的地点得到恰当的医护照料，在生命终末期保持舒适和尊严，支持和帮助患者及其亲友度过困难的阶段，提高患方的满意度。

（四）选用适合老年人的循证医学研究证据，确保使用有益的治疗方法

由于许多随机对照试验临床研究未纳入多病共存老年人，也不涉及对老年群体来说具有重要意义的结局，因此在应用证据不足的治疗和干预方法时，应详细解释其对疾病的治疗作用。根据疾病的不同阶段、功能状态、预后和患方意愿，不断调整治疗策略。使每一位老年患者在每一个时间点上得到恰当的医疗与照护，而不是单纯因为年龄因素的"不作为医疗"或不计后果的"过度医疗"。

老年人治疗需要"全人管理"个体化治疗，这就需要采取跨学科团队的工作模式，如以老年科医生为核心，由临床药师、营养师、心理咨询师、康复理疗师、护师、社会工作者、患者本人及家属组成的老年医学多学科整合团队（geriatric interdisciplinary team，GIT）是处理与老年多病共存相关的初级保健、健康评估、疾病诊治、临床管理、康复指导等医学问题的重要模式，它可以更好地遵循"以患者为中心"的老年医学治疗理念。很多时候，针对无法逆转结局的疾病本身，并没有有效的治疗方法，营养和康复锻炼也是唯一可以干预的靶点，这也是营养和康复是老年医学团队重要组成部分的原因之一。在老年综合门诊，也可以借助多学科团队"一站式"地为老年人提供便捷全面的医疗服务。

（五）减少干预负担，增加治疗方案的可行性

对于多病共存患者最大限度降低治疗负担和简化干预方案的理念逐渐被认可。在制定决策时，考虑治疗方案本身的复杂性和可行性，是否能够被老年人接受，并有效实施。比如让有认知功能障碍的老年糖尿病患者使用胰岛素，患者自己是否能够掌握，是否有照护者辅助，都决定了患者能否有效执行干预方案；再如让老年患者增加运动，也要考虑患者有无关节病变影响其活动，是否需要采取其他的锻炼方式等。

同时，多病共存决定了老年人服药种类多。只有让患者了解治疗目的和意义，才会有较好的依从性。采用缓释片、复合制剂减少给药次数，服药日历、智能电子药盒、照护者或远程督导等均有助于提高服药依从性，口崩片、贴剂等药物剂型适用于吞咽困难的老年人。

（六）注重医患沟通和团队内部沟通

1. 医患沟通

在诊疗启动前，医方需要先倾听患方的意愿，充分沟通，提供所有可能的诊疗方案，交代清楚每一种选择的利弊，最后尊重患者本人及家属、照护者的意见，做出共同决策。对于临床医生，我们需要明确很多情况下没有完美的选择，只有"不后悔"的决定；对于患者来说什么因素、什么结局是最重要的（如延长生命、减轻疼痛、维持功能等），明确什么时机需要考虑患者意愿做决策（如治疗可改善一种状况但会使另一种状况恶化，或治疗可带

来远期获益却有短期伤害，抑或使用多种药物各有利弊需要权衡时）。与患者的优先权保持一致的决策和沟通，能最大限度地减少这些问题。患者、家属、照护者和医生之间的沟通和决策协商是实施慢性病管理的关键。生活环境和背景不同都可能影响患者的依从性，从而最终影响结局。鼓励患者和家人、照护者共同参与决策，鼓励患者讨论其健康优先事项，让家人，特别是长期陪伴的家人积极参与决策过程。评估患者对信息的理解程度，使用恰当的方法（数字化、可视化），确保患者充分了解治疗方案的利弊；妥善选择决策模式（决策模式包括患者自己制定决策、照护者决定以及共同决策，对于认知功能障碍的患者需要依赖其直系亲属及健康照护者共同制订治疗方案）；知晓患者的意愿会随着时间的变化而改变，遇到健康状况改变等新的情况时需要再次评估。

2. 医医沟通

在医疗过程中，每个临床医生仅关注各自的领域和相应疾病的结局，其结果是碎片化的，由于医生决策时所使用的信息或对某些信息重视的程度不同，会对同一患者提出不同的治疗方案。疾病之间相互矛盾的治疗建议增加了患者的医疗负担，而且这样的治疗并未关注对患者来说什么是最重要的事。解决医生之间的分歧对于避免相互矛盾的建议至关重要：①关注的焦点应是患者的健康优先事项，而不仅仅是疾病，应优先选择那些能使获益最大化、损害最小化、并且能够改善生活质量的治疗方案；②应该明确知晓对 MCCs 患者的干预无确定的"正确答案"；③当干预的观点有冲突时，应该协商讨论达成一致建议，首先，确定协商讨论的共同目标，如患者健康优先事项以及如何帮助患者实现等；其次，确保参与讨论的每个医生都运用相同的信息进行思考和讨论干预方案，例如，经常会遇到有的医生认为某一特定疾病不适用的干预措施，而另外的医生可能认为利大于弊，因此需要确定不同建议的来源，最后达成一致的干预建议。

综上所述，由于老年患者的复杂性和异质性，老年多病共存的管理具有非常大的挑战性，需要医护、患者及家属、照护者转变观念，将现有的"以疾病为中心"的专科化、片段式的诊疗模式转变为"以人为中心"的个体化、连续性、集医护照料为一体的 life course 介入的医疗模式。在不同时期采取不同的照护措施，目的是维持老年患者的功能状态、改善患者生活质量、提高患者及家庭的满意度，同时降低医疗负担。由于老年患者的易损性，在医疗决策和诊疗行为中，始终牢记"患者安全"，避免医源性伤害。不仅关注慢性病，还应考虑到老年综合征、功能状态、多病共存间相互影响、药物间相互作用、预期生存期、利弊权衡等诸多因素，做出符合患者最大获益的决策。

参考文献

[1] 刘晓红，陈彪. 老年医学. 3 版. 北京：人民卫生出版社，2020.

[2] PHILLIPS S C, HAWLEY C E, TRIANTAFYLIDIS L K, et al. Geriatrics 5Ms for primary care workshop. MedEdPORTAL, 2019, 15: 10814-10824.

[3] BOYD C, SMITH C D, MASOUDI F A, et al. Decision Making for Older Adults With Multiple Chronic Conditions: Executive Summary for the American Geriatrics Society Guiding Principles on the Care of Older Adults With Multimorbidity. JAGS, 2019, 67 (4): 665-673.

（康琳 著 王晶桐 审校）

第二节　老年人代谢性疾病优化管理

老年代谢性疾病复杂多样，国际国内各指南推荐均有细微差异。本章节在综合高血压、糖尿病、高脂血症、高尿酸血症等各专科指南共识的基础上，聚焦老年患者代谢性疾病的临床特点，关注治疗目标，结合个人意愿、预期寿命、功能状态以及经济状况、社会支持等建议进行医患共同决策，制订个体化方案。本节并非全面阐述代谢性疾病的病因、药物作用机理，而重点关注老年患者的治疗目的，改善患者生活质量，提高患者健康预期寿命，降低全因死亡率。

一、老年高血压

（一）定义

年龄 ≥ 65 岁，在未使用降压药物的情况下，非同日 3 次测量血压，收缩压（systolic blood pressure，SBP）≥ 140 mmHg（1 mmHg = 0.133 kPa）和（或）舒张压（diastolic blood pressure，DBP）≥ 90 mmHg，可诊断为老年高血压。

（二）临床特点

1. 老年单纯收缩期高血压（isolated systolic hypertension，ISH）

ISH 是指收缩压 ≥ 140 mmHg，舒张压 < 90 mmHg，占老年高血压人群的 60% 以上，与增龄导致的大动脉硬化密切相关。由此导致脉压增大是老年 ISH 的一个重要特征，是反映动脉损害程度的重要标志。

2. 老年人高血压波动性大

一半以上的老年高血压患者存在昼夜节律异常（非杓型、反杓型或超杓型血压），且表现为晨峰高血压（清晨起床后 2 h 内的收缩压平均值 - 夜间睡眠时收缩压最低值 ≥ 35 mmHg）。老年人存在不同程度的器官退行性病变，血压调节功能减退，致使老年高血压患者的血压波动范围明显增大，尤其是收缩压。老年高血压患者一天内血压波动范围可在 40/20 mmHg 以上。血压急剧波动时，可显著增加心血管事件的危险。

3. 老年人易发生直立性低血压（orthostatic hypotension）

卧位 / 坐位转为直立位时（或头部倾斜 > 60°），SBP 下降 ≥ 20 mmHg 和（或）DBP 下降 ≥ 10 mmHg。根据发生速度分为早期型（≤ 15 s）、经典型（≤ 3 min）和迟发型（> 3 min）。发生机制可能与压力感受器调节血压的功能减退有关。急性病导致的失水过多，或口服液体不足，或服用降压药及利尿剂，以及平时活动少和长期卧床等也可以导致直立性低血压。因此，对老年人要同时关注卧位、立位血压。

4. 老年人易发生餐后低血压（postprandial hypotension）

餐后 2 h 内收缩压较餐前下降 ≥ 20 mmHg 或收缩压由餐前 ≥ 100 mmHg 降至餐后 < 90 mmHg。如果患者吃完饭后出现头晕目眩等心脑缺血症状，即使血压下降的程度未达到上述标准，也要考虑餐后低血压。老年人对血压的调节能力有所减弱，自主神经的调节功能可能出现失灵。有餐后低血压的患者，应该适当调整降压药的服药时间，避免药物作用的高峰时段与餐后重叠。少吃碳水化合物，增加蛋白质等营养物质。用餐后别着急做剧烈运动，如果有头昏眼花的症状，应先坐下休息，避免站立行走时摔倒。

5. 并发症多且多种疾病共存

冠心病、脑卒中为常见且严重的并发症，其发生与血压密切相关。老年高血压常与糖尿病、高脂血症、动脉粥样硬化、前列腺增生、肾功能不全等疾病共存。这些疾病相互影响，使老年高血压的治疗变得复杂。

（三）治疗原则

1. 降压目标

（1）年龄 ≥ 65 岁，血压 ≥ 140/90 mmHg，在生活方式干预的同时启动降压药物治疗，老年高血压患者的血压应降至 < 140/90 mmHg。

（2）年龄 ≥ 80 岁，血压 ≥ 150/90 mmHg，启动降压药物治疗，降压的目标值首先为 < 150/90 mmHg，若耐受性良好，则进一步降压至 < 140/90 mmHg。

（3）经老年综合评估确定为衰弱的高龄高血压患者，血压 ≥ 160/90 mmHg，应考虑启动降压药物治疗，收缩压控制目标为 < 150 mmHg，但尽量不要低于 130 mmHg。

2. 老年人降压药物应用的五项基本原则

（1）小起始、慢加量：初始治疗通常建议小剂量开始，降压速度不宜过快，应逐步降压，多观察药物反应。

（2）长效：尽可能选用 1 次 / 日，保持 24 h 平稳降压的长效药物，有效控制夜间血压和清晨血压。

（3）联合：若单药治疗效果不满意，对于大多数高于靶目标血压值 20 mmHg 以上的老年患者，起始治疗可采用两种或多种低剂量降压药物联合治疗以增加降压效果，单片复方制剂有助于提高患者依从性。常用的单片复方制剂为血管紧张素转化酶抑制剂（ACEI）/ 血管紧张素受体阻滞药（ARB）与噻嗪类利尿剂联合或 ACEI/ARB 与钙通道阻滞剂（CCB）联合。不推荐两种肾素-血管紧张素系统（RAS）抑制剂联合。

（4）适度：大多数老年患者需要联合降压治疗，包括起始阶段，但不推荐衰弱老年人和 ≥ 80 岁高龄老年人初始联合治疗。

（5）个体化：根据患者耐受性、个人意愿和经济承受能力，选择适合患者的降压药物。

3. 注意事项

（1）非药物治疗是降压治疗的基本措施，无论是否选择药物治疗，都要保持良好的生活方式，主要包括：健康饮食（WHO 建议每日钠盐摄入量 < 6 g），规律运动、戒烟限酒、保持理想体重（纠正腹型肥胖即男性腹围 ≥ 90 cm，女性腹围 ≥ 85 cm）、改善睡眠和注意保暖。

（2）对年龄 ≥ 80 岁的高龄高血压患者，降压治疗以维持老年人器官功能、提高生活质量和降低总死亡率为目标。建议选择平稳、有效、安全、不良反应少、服药简单、依从性好的降压药物，同时警惕多重用药带来的风险和药物不良反应。推荐制订降压治疗方案前进行衰弱评估，特别是近一年非刻意节食情况下体重下降 > 5% 或者有跌倒高风险的高龄老年高血压患者。治疗过程中，应密切监测血压变化（包括立位血压）并评估耐受性，若出现低灌注症状，应考虑降低治疗强度。

（3）α 受体阻滞剂容易导致直立性低血压，不适合作为治疗老年高血压的一线药物，仅适用于高血压伴前列腺增生排尿障碍的患者，且建议睡前服用，最好使用控释制剂。

（4）收缩压高而舒张压不高甚至低的 ISH 患者治疗有一定难度。如何处理目前没有明确的证据。参考建议：当 DBP < 60 mmHg 时，若 SBP < 150 mmHg，则观察，可不用药物；若 SBP 150 ~ 179 mmHg，谨慎用小剂量降压药；若 SBP ≥ 180 mmHg，则用小剂量降压药。降压药可用小剂量利尿剂、钙拮抗剂、ACEI 或 ARB 等。用药时密切观察病情。老年冠心病患者舒张压不宜 < 60 mmHg。

（5）老年人血压过高或过低均可能增加认知功能障碍的发生风险，对于老年高血压患者推荐早期筛查认知功能，结合老年生物学年龄和心脑血管危险分层制定合理的降压治疗方案和目标值。

（6）对于肥胖、夜间打鼾、不明原因夜间憋醒或夜间发作性疾病的老年高血压患者，要警惕阻塞型睡眠呼吸暂停低通气综合征（obstructive sleep apnea hypopnea syndrome，OSAHS），必要时进行多导睡眠图监测（polysomnography，PSG）及持续气道正压通气（continuous positive airway pressure，CPAP）治疗。

（7）老年人慢性病共存，多重用药，警惕由药物本身药理和（或）毒理作用引起的药物性高血压。如非甾体抗炎药、激素类、抗抑郁药（单胺氧化酶抑制剂、三环类抗抑郁药等）、免疫抑制剂（环孢素 A）等引起的水钠潴留、交感神经兴奋性增加和血管收缩，从而导致的血压升高。

（8）持续的健康教育、随访监测、环境支持（老年友善环境、关注空巢老人）和人文关怀（改善情感孤独、焦虑抑郁）对老年人平稳降压均有重要作用。基于信息技术支持的远程动态监测有助于为老年高血压人群建立预防、监测、干预、保障于一体的精准管理体系。将互联网技术的实时性、可及性、个体性优势与老年高血压群体的特殊性糅合，达到优化管理的目的。

二、老年糖尿病

糖尿病（diabetes mellitus，DM）是一组以血糖水平升高为特征的代谢性疾病，是胰岛素分泌和（或）作用缺陷所引起的。由于人群寿命的延长，人口老龄化及生活模式改变等因素影响，老年人糖尿病患病率逐年增加，是老年人最常见的慢性病之一。糖尿病不仅造成多种并发症，使死亡率增加，还是造成老年人多重用药、跌倒骨折、认知障碍、焦虑抑郁、慢性疼痛、尿便失禁、衰弱等老年综合征，以及功能下降和致残的高危因素之一，严重影响老年人的生活质量。

（一）诊断

老年糖尿病诊断标准为：典型糖尿病症状（烦渴多饮、多尿、多食、不明原因体重下降）加上随机静脉血浆葡萄糖 ≥ 11.1 mmol/L；或加上空腹静脉血浆葡萄糖 ≥ 7.0 mmol/L；或加上葡萄糖耐量试验后 2 h 静脉血浆葡萄糖 ≥ 11.1 mmol/L。无糖尿病典型症状者，需改日复查确认（表 4-2-1）。

WHO 建议在条件具备的国家和地区采用糖化血红蛋白（glycated hemoglobin，HbA1c）≥ 6.5% 作为糖尿病的诊断切点。国内符合要求的实验室检测的 HbA1c 也可以作为糖尿病的诊断指标。

（二）评估

老年糖尿病患者就诊时，应进行一次综合性评估。

1. 糖尿病并发症相关的病史和体格检查

糖尿病是冠心病的等危症，因此应询问患者有无吸烟、家族史、高血压、高脂血症等危险因素；此外需明确有无动脉粥样硬化性心血管疾病（arteriosclerotic cardiovascular disease，ASCVD）、脑卒中、周围神经病变、肾功能不全、足部病变以及眼底微血管病变。

2. 全面的用药史

一些老年患者因为存在多种合并症而需要服用多种药物，易出现药物相互作用及不良反应。

3. 老年综合评估

进行生理功能和意识状况的评估；对抑郁、认知损害、尿便失禁、跌倒等老年问题的评估；由此决定患者能否自我管理，有助于医师和患方共同制订糖尿病管理计划。对老年糖尿病患者的健康状态，包括共病情况、肝肾功能、用药情况、日常生活活动（activities of daily living，ADL）能力和工具性日常生活活动（instrumental activities of daily living，IADL）能力、认知功能、精神状态、营养情况等多方面综合评估，将每一位老年糖尿病患者的健康状态分为"良好（good health，group 1）""中等（intermediate health，group 2）"和"差

表 4-2-1　老年糖尿病诊断标准

诊断标准	静脉血浆葡萄糖或糖化血红蛋白水平
有典型糖尿病症状（烦渴多饮、多尿、多食、不明原因体重下降）加上	
随机血糖	≥ 11.1 mmol/L
或加上空腹血糖	≥ 7.0 mmol/L
或加上葡萄糖耐量试验后 2 h 血糖	≥ 11.1 mmol/L
或加上糖化血红蛋白	≥ 6.5%
无糖尿病典型症状者，需改日复查确认	

注：随机血糖指不考虑上次用餐时间，一天中任意时间的血糖，不能用来诊断空腹血糖受损或糖耐量异常；空腹状态指至少 8h 没有摄入热量；糖化血红蛋白需在符合标准化测定要求的实验室进行检测。

（poor health，group 3）"三个等级（表 4-2-2）。基于此评估结果，制定老年糖尿病患者个体化的治疗、护理及康复策略。

（三）治疗

1. 非药物干预

糖尿病膳食、健康生活方式（规律锻炼、保持合理体重、戒烟、戒酒）、患者及家庭自我管理教育、自我监测血糖等。

2. 药物治疗

二甲双胍、α-糖苷酶抑制剂和二肽基肽酶-4（DPP-4）抑制剂是老年糖尿病患者的一线治疗药物选择。

老年 2 型糖尿病降血糖药物治疗路径见图 4-2-1。

依据老年糖尿病患者的整体情况制订个体化的治疗目标。推荐糖化血红蛋白 HbA1c 作为监测老年人降糖治疗效果的指标，通过严格控制血糖减少老年糖尿病患者并发症的获益有限，严格的血糖控制在一定程度上会增加低血糖风险，因此，需权衡患者治疗方案的获益风险比，同时根据患者预期寿命和认知功能、躯体功能及是否合并其他疾病，对老年糖尿病患者进行分层管理、施行个体化血糖控制目标。对健康状态差（group 3）的老年糖尿病患者可适当放宽血糖控制目标，但应基于以下原则：不因血糖过高而出现明显的糖尿病症状；不因血糖过高而增加感染风险；不因血糖过高而出现高血糖危象（表 4-2-3）。

老年人对低血糖的感知阈值下降，即对低血糖的敏感性变差、低血糖症状较隐匿；同时，老年人发生严重低血糖的阈值升高，即更易发生严重低血糖反应。因此，需密切监测并充分警惕低血糖对老年糖尿病患者的影响，避免低血糖引起的跌倒、心脑血管事件、认知障碍、死亡等严重并发症；患者及其陪护者需要知晓低血糖症的相关知识，如诱发因素、如何预防、发病的症状、如何观察与及时对症处理以及何时通知医师。

3. 针对共病及并发症的处理

（1）高血压：每次随访均应测量血压。推荐老年糖尿病患者收缩压控制目标为 140 mmHg 以下，以降低心血管疾病风险。合并 ASCVD 的老年糖尿病患者，如能够耐受，可考虑将收缩压控制在 130 mmHg 以下，但需密切监测血压，以防出现直立性低血压。不建议将收缩压 < 120 mmHg 作为老年糖尿病患者的控制目标。对于年龄 ≥ 80 岁、预期寿命短或健康状态差（group 3）的患者可适当放宽收缩压控制目标至 150 mmHg 以下。推荐将 ACEI 或 ARB 作为老年糖尿病患者控制血压的一线用药，但不建议两类药联合应用，以避免高钾血症和急性肾损伤。在应用过程中密切监测血钾、肌酐水平。如使用 ACEI 或 ARB 单药血压控制不佳，可考虑加用钙通道阻滞剂、噻嗪类利尿剂或 β 受体阻滞剂协同降压。

（2）血脂异常：糖尿病合并血脂异常增加动脉粥样硬化尤其是冠心病的发生率，血清低密度脂蛋白胆固醇（LDL-C）是老年糖尿病患者必须关注的指标。对合并 ASCVD 相关疾病或检测指标异常的糖尿病患者，LDL-C 需要降低至 < 2.6 mmol/L（100 mg/dl），有其他心脑血管病变因素存在者（高危）LDL-C 应 < 1.8 mmol/L（70 mg/dl）。对于年龄 ≥ 80 岁、预期寿命短或健康状态差（group 3）的患者建议适当放宽低密度脂蛋白胆固醇目标。

（3）抗血小板药物：阿司匹林抗血小板治疗获益和风险的权衡取决于出血风险、基础心血管疾病发病风险、阿司匹林治疗依从性以及年龄 4 个方面。尽管阿司匹林一级预防减少了糖尿病患者心血管事件的发生，但却增加了大出血事件风险，而年龄越大的患者出血风险越高。阿司匹林在减少老年事件中的作用（aspirin in reducing events in the elderly，ASPREE）研究显示，在年龄 ≥ 70 岁，具有一定心血管疾病风险的人群中，应用阿司匹林不降低心血管疾病发病率，但却增加大出血风险。目前尚无充足的证据支持在老年糖尿病患者中应用阿司匹林进行一级预防利大于弊，不建议老年糖尿病患者常规应用阿司匹林进行心血管疾病事件的一级预防。推荐合并 ASCVD 的老年糖尿病患者应用低剂量阿司匹林（75 ～ 150 mg/d）作为二级预防。但在年龄 ≥ 80 岁、预期寿命短和健康状态差（group 3）的患者中需个体化考虑。阿司匹林最常见的不良事件为消化道出血，应用前需充分评估出血风险。出血危险因素包括：阿司匹林剂量大、应用时间长、严重肝功能不全、肾功能不全、消化道

表 4-2-2　老年健康状态综合评估

健康等级	老年糖尿病患者特点
良好（group 1）	患者无共病或合并 ≤ 2 种除糖尿病外的慢性疾病（包括卒中、高血压、1 ～ 3 期肾病、骨关节炎等）且患者无 ADL 损伤，IADL 损伤数量 ≤ 1
中等（group 2）	患者合并 ≥ 3 种除糖尿病外的慢性疾病（包括卒中、高血压、1 ～ 3 期肾病、骨关节炎等）和（或）患者满足以下任意一项：①中度认知功能受损或早期痴呆；② IADL 损伤数量 ≥ 2
差（group 3）	患者满足以下任意一项：①合并 ≥ 1 种治疗受限的慢性疾病（包括转移性恶性肿瘤、需氧疗的肺部疾病、需透析的终末期肾病、晚期心力衰竭）且预期寿命较短；②中、重度痴呆；③ ADL 损伤数量 ≥ 2；④需长期护理

注：ADL 为日常生活活动能力，包括如厕、进食、穿衣、梳洗、行走；IADL 为工具性日常生活活动能力，包括打电话、购物、做饭、服药和财务管理。

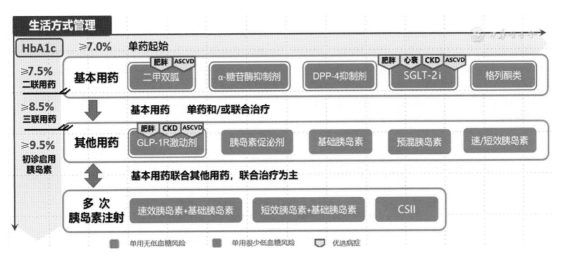

图 4-2-1　老年 2 型糖尿病降血糖药物治疗路径

注：HbA1c，糖化血红蛋白；DPP-4，二肽基肽酶 -4；GLP-1R，胰高糖素样肽 -1 受体；SGLT-2I，钠-葡萄糖耦联转运体 -2 抑制剂；CSII，持续皮下胰岛素输注

引自：《中国老年型糖尿病防治临床指南》编写组. 中国老年 2 型糖尿病防治临床指南（2022 年版）. 中国糖尿病杂志，2022，30（1）：2-51.

表 4-2-3　老年糖尿病患者血糖控制目标

血糖监测指标	未使用低血糖风险较高药物			使用低血糖风险较高药物		
	良好（group 1）	中等（group 2）	差（group 3）	良好（group 1）	中等（group 2）	差（group 3）
HbA1c（%）	< 7.5	< 8.0	< 8.5	7.0 ～ 7.5	7.5 ～ 8.0	8.0 ～ 8.5
空腹或餐前血糖（mmol/L）	5.0 ～ 7.2	5.0 ～ 8.3	5.6 ～ 10.0	5.0 ～ 8.3	5.6 ～ 8.3	5.6 ～ 10.0
睡前血糖（mmol/L）	5.0 ～ 8.3	5.6 ～ 10.0	6.1 ～ 11.1	5.6 ～ 10.0	8.3 ～ 10.0	8.3 ～ 13.9

注：HbA1c，糖化血红蛋白；低血糖风险较高的药物：胰岛素、磺脲类药物、格列奈类药物等；HbA1c、空腹或餐前血糖及睡前血糖控制目标源于美国内分泌学会发布的老年糖尿病治疗临床实践指南。餐后血糖控制的目标暂无充分的临床证据或指南依据进行推荐，可根据 HbA1c 对应的餐后平均血糖水平（糖尿病医学诊疗标准临床指南）确定餐后血糖控制目标，即 HbA1c 6.50% ～ 6.99% 对应血糖 9.1 mmol/L，HbA1c 7.00% ～ 7.49% 对应血糖 9.8 mmol/L，HbA1c 7.50% ～ 7.99% 对应血糖 10.5 mmol/L，HbA1c 8.00% ～ 8.50% 对应血糖 11.4 mmol/L。

溃疡、出血性疾病、血小板减少、应用非甾体抗炎药、血压控制不佳等。应用后需对患者及其家属进行充分宣教，以便及时识别可能的出血风险。此外，联合应用质子泵抑制剂可能有助于降低上消化道出血风险。

（4）肾病：监测肾功能、微量白蛋白尿，测试任意标本尿白蛋白/肌酐比值等，建议用 ACEI 或 ARB 类药物治疗微量或大量蛋白尿。

（5）老年糖尿病存在的其他问题：老年糖尿病患者发生认知功能障碍的风险高于正常人。需要借助简单的评估工具表（简易精神状态检查量表，MMSE）对高龄、病程较长的患者进行筛查。老年综合征，包括肌少症（sarcopenia）也是导致老年糖尿病患者生活质量下降的重要因素，且肌肉含量及功能减少也会对糖代谢造成不利影响，需定期进行相关因素评估及营养、锻炼等生活方式改善及治疗。

老年糖尿病患者 ASCVD 危险因素管理目标见表 4-2-4。

三、高脂血症

目前关于他汀类药物调脂治疗的多数随机对照临床研究是在经过严格筛选的 70 岁以下心血管疾病及高危患者中完成，因缺乏老年人群他汀类药物治疗的大规模临床试验证据，各指南缺乏对老年人应用他汀类药物的细化措施。聚焦老年人群，建议根据心血管疾病的危险分层，结合生理年龄、肝肾功能、伴随疾病、合并用药、预期寿命等，充分权衡调脂治疗的利弊，积极、稳妥地选择调脂药物。老年人血脂异常调脂治疗目标值见表 4-2-5。

鼓励所有血脂异常的老年患者进行生活方式治疗，不提倡老年人过分严格控制饮食和过快减轻体重。使用他汀类药物的老年患者应监测不良反应，

表 4-2-4　老年糖尿病患者 ASCVD 危险因素管理目标

健康等级	血压目标	血脂目标	抗血小板治疗
良好（group 1）	＜ 140/90 mmHg（合并 ASCVD 者，可耐受时＜ 130/80 mmHg）	二级预防：LDL-C ＜ 1.8 mmol/L；一级预防：LDL-C ＜ 2.6 mmol/L	二级预防：低剂量（75 ～ 150 mg/d）阿司匹林
中等（group 2）	＜ 140/90 mmHg	二级预防：LDL-C ＜ 1.8 mmol/L；一级预防：LDL-C ＜ 2.6 mmol/L	二级预防：低剂量（75 ～ 150 mg/d）阿司匹林
差（group 3）	＜ 150/90 mmHg	个体化	个体化

注：ASCVD，动脉硬化性心血管疾病；LDL-C，低密度脂蛋白胆固醇。1 mmHg = 0.133 kPa。

表 4-2-5　老年人血脂异常调脂治疗的目标值 [mmol/L（mg/dl）]

临床疾患和（或）危险因素	LDL-C 目标值	非 HDL-C 目标值
动脉粥样硬化性心血管疾病	＜ 1.8（70）	＜ 2.6（100）
糖尿病＋高血压或其他危险因素[a]	＜ 1.8（70）	＜ 2.6（100）
糖尿病	＜ 2.6（100）	＜ 3.4（130）
慢性肾病（3 或 4 期）	＜ 2.6（100）	＜ 3.4（130）
高血压＋1 项其他危险因素[a]	＜ 2.6（100）	＜ 3.4（130）
高血压或 3 项其他危险因素[a]	＜ 3.4（130）	＜ 4.1（160）

注：LDL-C，低密度脂蛋白胆固醇。

[a] 其他危险因素包括：吸烟、高密度脂蛋白胆固醇（HDL-C）＜ 1.04 mmol/L（40 mg/dl），体重指数≥ 28 kg/m²，早发缺血性心管疾病家族史。

观察有无肌痛、肌肉压痛、肌无力、乏力和消化道症状等。在服药前、服药后4周复查血脂、肝酶、肌酶及肾功能；3~6个月未达标者，应调整他汀类药物剂量或种类，达标后每6~12个月复查。对于不能耐受他汀类药物的老年患者，可考虑：①更换另一种药代动力学特征不同的他汀类药物；②减少他汀类药物的剂量；③隔日用药。

此外，结合老年患者预期寿命，美国老年医学会也对他汀类调脂药物、降压、降糖药物的临床决策停止时间做出了推荐（表4-2-6）。

表 4-2-6　美国老年医学会部分临床决策停止时间推荐

预期寿命	临床决策推荐	指南
＜6个月	停止他汀类药物治疗	无
＜2~3年	把血压降到140/80 mmHg以下并不能改善心血管预后	无
＜5年	把HbA1c的治疗目标设在＜8%获益有限	美国老年医学会

四、高尿酸血症

（一）诊断

高尿酸血症（hyperuricemia，HUA）的定义为正常嘌呤饮食下，非同日两次空腹血尿酸水平男性＞420 μmol/L，女性＞360 μmol/L。因尿酸盐在血液中的饱和浓度为420 μmoL/L（不分性别），超过此值可引起尿酸盐结晶析出，在关节腔和其他组织中沉积。因此将血尿酸水平＞420 μmol/L（7 mg/dl）定义为HUA（不分性别）。不同尿酸水平与痛风发病率见表4-2-7。

表 4-2-7　尿酸水平与痛风发病率

尿酸水平	痛风发病率
＞540 μmol/L（9 mg/dl）	7.0%~8.8%
420~540 μmol/L（7~9 mg/dl）	0.37%~0.5%
＜420 μmol/L（7 mg/dl）	0.1%

（二）治疗目标（图4-2-2）

高尿酸血症不仅可以引起痛风损害关节和肾，还与动脉粥样硬化、外周神经病变相关。目前推荐的无症状高尿酸血症的起始治疗和控制目标为：

（1）对于所有人群，血尿酸干预治疗切点为＞540 μmol/L（9 mg/dl）；

（2）对于伴有危险因素（如肾病、心血管疾病或代谢性疾病）的患者，血尿酸干预治疗切点为＞480 μmol/L（8 mg/dl）；

（3）对于糖尿病患者，血尿酸干预治疗切点为＞420 μmol/L（7 mg/dl）；

（4）初级治疗目标，血尿酸＜360 μmol/L（6 mg/dl）；

（5）对于有痛风反复发作，且有痛风石者，目标血尿酸＜300 μmol/L（5 mg/dl）；

（6）不建议血尿酸降至＜180 μmol/L；

（7）生活方式（低嘌呤饮食、戒烟酒、多饮水）未能达标者，推荐服用降尿酸药物。

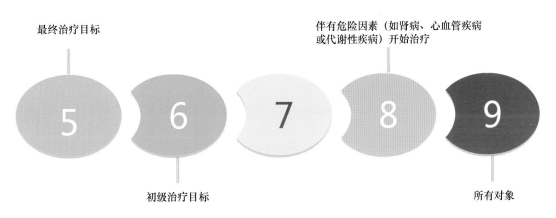

图 4-2-2　无症状高尿酸血症的起始治疗和控制目标
注：图中数字代表血尿酸（mg/dl）

（三）药物选择

老年人推荐服用抑制嘌呤合成类药物别嘌呤醇（0.1～0.3 mg/d，首次应用注意观察过敏性皮疹和肝功能变化）、非布司他（10～40 mg/d，首次应用需观察肝功能变化，长期应用注意心血管病变），从小剂量起始，逐步降低血尿酸水平至目标值。如用促尿酸排出的药物苯溴马隆，需注意肾功能的变化和碱化尿液〔苯溴马隆不建议用于肌酐清除率（Ccr）＜ 60 ml/min 的老年患者〕，可辅用碳酸氢钠（小量多次）或枸橼酸氢二钾颗粒维持尿 pH 在6.5 左右（6.2～6.9），尿 pH ≥ 7 时，无需服用碳酸氢钠，避免引发肾结石（非尿酸盐）。

参考文献

［1］李静，范利，华琦，等. 中国老年高血压管理指南. 中华高血压杂志，2019，27（2）：111-135.

［2］UNGER T，BORGHI C，CHARCHAR F，et al. 2020 International Society of Hypertension global hypertension practice guidelines. J Hypertens，2020，38（6）：982-1004.

［3］国家老年医学中心，中华医学会老年医学分会，中国老年保健协会糖尿病专业委员会. 中国老年糖尿病诊疗指南（2021 年版）. 中华糖尿病杂志，2021，13（1）：14-46.

［4］LEROITH D，BIESSELS G J，BRAITHWAITE S S，et al. Treatment of Diabetes in Older Adults：An Endocrine Society Clinical Practice Guideline. J Clin Endocrinol Metab，2019，104（5）：1520-1574.

［5］INZUCCHI S，MAJUMDAR S.Glycemic targets. Diabetes Care，2015，38：S33-S40.

［6］血脂异常老年人使用他汀类药物中国专家共识组.2015 血脂异常老年人使用他汀类药物中国专家共识. 中华内科杂志，2015，54（5）：467-477.

［7］高尿酸血症相关疾病诊疗多学科共识专家组. 中国高尿酸血症相关疾病诊疗多学科专家共识（上海）. 中华内科杂志，2017，56（3）：235-248.

（康琳　著　王晶桐　审校）

第五章　老年人多重用药

多重用药是常见的一种老年综合征，会增加老年人药物不良反应发生的风险，对老年人多重用药的有效评估和干预有助于监控和优化老年患者合理用药，保护老年人用药安全。

第一节　多重用药及相关定义

一、多重用药（polypharmacy）

多重用药目前尚缺乏统一的定义。从用药数目角度（欧洲观点），每日同时使用≥5种药物为多重用药（包括非处方药、中药、保健品）。从用药质量角度（美国观点），临床应用了比临床需要更多（即不需要）及不必要的药物或包含≥1种潜在不适当用药（potentially inappropriate medication，PIM）视为多重用药。

老年人由于多病共存，为达到疾病控制的目标，依照指南规定的用药有所增加，多数老年人用药数量已超过多重用药的数量标准。目前认为，对老年人药物治疗方案利弊的评估主要基于处方质量，而不是简单的用药数目。我国 2021 年出版的《老年医学》教材建议以使用无适应证的药物为多重用药。因此，本章内容包括不适当用药的相关内容。

二、潜在不适当用药（potentially inappropriate medication，PIM）

潜在不适当用药是指使用此类药物的潜在不良风险可能超过预期获益。多为适应证不合理、联合用药不合理、药物用法用量不合理。广义的不适当用药包括错误用药、过度用药和用药不足。

三、潜在处方遗漏（potentially prescribing omission，PPO）

潜在处方遗漏是指对疾病预防治疗有益的药物遗漏或剂量不足。

四、药物不良反应（adverse drug reaction，ADR）

药物不良反应指为预防、诊断或治疗疾病而使用规定剂量的药物时所发生的任何有害或非期望的反应。包括副作用、变态反应、毒性反应、药物致畸、致癌、致突变、菌群失调和药物依赖等。

五、药物不良事件（adverse drug event，ADE）

世界卫生组织将药物不良事件也称为药物不良感受，指药物治疗过程中所发生的任何不幸的医疗卫生事件，这种事件不一定与药物治疗有因果关系，但确实是与药物有关的机体损害。包括两个要素：①不良事件由上市药品引起；②产生的结果对人体有害。按成因分类包括药品标准缺陷、药品质量问题、药品不良反应、用药失误以及药品滥用。

六、药物相互作用（drug interaction，DI）

药物相互作用是指患者同时或在一定时间内先后服用两种或两种以上药物后所产生的复合效应，可使药效加强或副作用减轻，也可使药效减弱或出现不应有的毒副作用。按照发生的原理可分为药代动力学和（或）药效学相互作用，药效学相互作用结果包括无关、协同、相加和拮抗4种；药代动力学相互作用主要由药物在吸收、分布、代谢和排泄方面的相互影响引起。药物相互作用的后果包括符合期望的、无关紧要的和有害的3种，其中无关紧要的占绝大多数，值得关注的是有害的药物相互作用。

七、处方瀑布（prescription cascade）

处方瀑布是指服用一种药物治疗后出现新的症状，临床未识别出其是由药物不良反应所致，接着处方新的药物来治疗新出现的临床问题，从而形成处方瀑布，导致多重用药风险增加。如高血压应用钙离子拮抗剂降压，出现下肢浮肿后开具利尿剂，因过度利尿造成直立性低血压、跌倒、尿失禁、急性肾损伤和电解质紊乱等。又如因心绞痛服用长效硝酸酯类药物，出现头痛，开具非甾体抗炎药（NSAIDs），应用后出现上腹痛，又开具质子泵抑制剂（PPI）……

参考文献

［1］王建业. 老年医学. 北京：人民卫生出版社，2021.
［2］董碧蓉. 新概念老年医学. 北京：北京大学医学出版社，2015.

（秦明照　孙云川　著　梁颖慧　王晶桐　审校）

第二节　老年人多重用药原因与不良后果

一、老年人药代动力学及药效动力学特点

（一）老年人药代动力学特点

药代动力学，包括药物吸收、分布、代谢及排泄。老年人脂肪组织相对于骨骼肌的比例增加，药物分布的表观容积发生变化，使水溶性药物浓度增加、脂溶性药物半衰期延长、高蛋白结合率的药物浓度增加，常合并肝肾功能下降，导致药物的代谢异常、清除减少，药物在体内浓度增加。

1. 药物吸收

由于老年人胃排空速度减慢，内脏血流减少，影响药物的吸收速率，血浆药物峰浓度可能较低，达峰时间可能延长，但吸收总量（生物利用度）在老年人和年轻人中差异不大。不过也有例外，例如有广泛首关代谢效应的药物（如硝酸酯类），在老年人中的血浆药物浓度更高，生物利用度增加，这与药物的消除减少有关。

对药物吸收有更显著影响的因素包括给药途径、多重用药和患者的疾病状态。例如，二价阳离子（如钙、镁和铁）与抗酸药、硫糖铝、氟喹诺酮类药物同服，会影响这些药物的吸收；质子泵抑制剂、H_2 阻断剂可升高胃 pH，增加一些药物如硝苯地平和阿莫西林的吸收，也会降低一些药物的吸收；促进或抑制胃肠动力的药物，如刺激性泻药和甲氧氯普胺，可通过影响药物在胃肠道溶解或吸收的时间而影响吸收。可增加或减少药物吸收的机制还包括抑制或诱导肝代谢酶。

2. 药物分布

药物分布是指药物在体内的部位，以及药物到达这些部位所需要的时间。描述分布的参数称为分布容积（volume of distribution，Vd），单位以体积（如 L）或体积质量比（如 L/kg）表示。

年龄相关性的身体组成的变化可改变药物的分布。身体含水量和瘦体重较小，水溶性药物的分布容积就较小，受影响的药物包括吗啡等。地高辛主要分布和结合在骨骼肌上，研究显示，因老年人的肌肉质量减少，地高辛的分布容积降低。脂溶性药物如地西泮、氟西泮等精神类药等，在老年人中分布容积增加，因为老年人的脂肪占比比年轻人多。所以，服用脂溶性药物的老年人达到稳态血药浓度所需时间和药物消除时间都会延长。

3. 药物代谢

药物代谢的主要部位是肝，但是代谢转化也会发生在肠壁、肺、皮肤、肾和其他器官。增龄对肝的影响主要是肝血流减少，肝的体积和质量变小。所以，在老年患者中，药物通过肝的代谢清除降低。

在药物代谢中，年龄以外的因素可增加或抵消年龄的影响。例如，因心力衰竭导致的肝淤血可降低华法林的代谢，导致药效学反应增加。

4. 药物消除

药物消除是指药物最终排出体外的过程。对于绝大多数药物，包括以原型或代谢物的形式经肾消除。用来表示药物消除的术语是半衰期（half-life）和清除。

药物的半衰期是指药物在血浆或血清的浓度下降 50% 所需要的时间。当药物进入系统循环和消除相等时达到稳态，多数常规药物在给药 5 个半衰期后可达到稳态浓度的 95%。

药物消除通常以每单位时间的体积表示（如 L/h 或 ml/min），代表了单位时间内血浆或血清药物移除的体积。消除也可以单位时间单位体重的体积表示 [L/(kg·h)]。半衰期和消除也可指代谢清除。

老年患者增龄伴随肾功能减退，老年人肌肉含量减少，产生肌酐的量也减少。如只关注血清肌酐在正常水平，可能掩盖实际的肌酐清除率的下降。

有很多药物需要根据肾小球滤过率或肌酐清除率调整剂量。

（二）老年人药效动力学特点

药效动力学指药物药理学作用的时间过程和强度。老年人药效学变化十分复杂。由于器官结构功能变化，受体数目亲和力、受体后效应变化及稳态调节机制变化，老年人与年轻人相比，对药物的敏感性增加，耐受性下降，药物不良反应发生率升高，特别是对中枢神经系统药物、抗凝药、降压药、利尿剂敏感性增加，对 β 受体阻滞剂敏感性下降，直立性低血压发生率高，一旦发生头晕和跌倒，将会加重对老年人的伤害。给予单剂量三唑仑后，和年轻人相比，老年患者的镇静作用更大。相同年龄的不同老年人药物的有效剂量可相差数倍，提示老年人个体差异更大。

二、适当用药及老年人用药的基本原则

适当用药需要有明确的适应证，药物的有效性，正确的剂量、用药方法、用药途径、合理的疗程，注意有意义的临床药物相互作用和有意义的药物 - 疾病 / 状况的相互作用，避免不必要的重复用药，与其他等效药物相比价格合理。

老年患者合理用药的原则包括：受益原则、选药原则、个体化原则、简单原则、小剂量原则、择时原则、暂停用药原则、饮食调节原则、人文关怀原则。

三、多重用药的原因

（一）疾病因素

老年人常多病共存，且累及多个系统。我国40％左右的老年人同时患有两种以上疾病，以高血压、糖尿病、冠心病、脑卒中、慢性呼吸系统疾病等最为常见，且患病率有增长趋势。同时老年人还存在一些老年综合征或老年问题，也需要用药，造成多重用药在老年人更常见。中西药同时应用也增加多重用药。

（二）医源性因素

（1）处方瀑布，即医生不能准确及时地识别药物引起的不良反应，误将药物不良反应当成新发疾病治疗，可能引起一系列的不适当用药。

（2）专病专治，多科就诊，碎片化诊疗，就诊处方信息未能共享。例如血管病涉及心内科、神经内科、血管外科等多个科室，各科就诊很容易开具作用类似的药物，造成重复用药。

（3）少数医生对所用药物的注意事项、不良反应、药物相互作用掌握不全面，用药做加法多，做减法少。

（4）主观上缺乏对患者用药教育的意识，客观上接诊时间有限，造成对患者用药宣教和沟通不够。

（三）患者因素

（1）对疾病及用药认识不够，不坚持服用必须服的药物，导致疾病进展。

（2）购药途径多，容易听信广告等，自行加药，滥用偏方和保健品等。

（3）由于视力下降、记忆力下降、认知功能减退导致重复用药、漏服、错服药物。

四、多重用药的流行病学

多重用药是常见的老年综合征之一。美国一项针对 57 ～ 85 岁社区中老年居民的调查显示，29％的被调查者同时应用了 ≥ 5 种处方药，其中在 75 ～ 85 岁老年患者中不论男性还是女性，≥ 5 种处方药的多重用药率均达 1/3 以上（36.0％ ～ 37.1％）。我国的研究显示 75.1％的住院老年患者（≥ 60 岁）服用药物数 ≥ 5 种，服用 10 种及以上者占 31.7％。

五、多重用药的危害

（一）增加有害的药物相互作用及不良反应发生风险

有害的药物相互作用可导致疗效降低或毒性增加，还可能发生一些异常反应，干扰治疗甚至加

重病情，引起潜在的治疗风险。药物相互作用的发生与多种因素相关，如年龄、种族、遗传背景、联合用药品种等。有研究提示，合用 5 种药物可使药物相互作用风险增加 50％，合用 8 种药物时达100％，有害的药物相互作用和不良反应发生率也随之增加。老年人群的药物相互作用发生率明显高于非老年人群。

（二）降低用药依从性及疗效

药物治疗方案复杂和多药共用可以直接导致老年人服药依从性下降。而服药依从性差与潜在的疾病进展、治疗失败、药物不良事件及住院增加相关，还可能增加老年人对一些药物的依赖性。

（三）增加老年综合征的风险

老年综合征是老年人由于多种疾病或原因造成的同一种临床表现或问题的症候群。与用药有关的老年综合征包括跌倒、谵妄、抑郁、晕厥、尿失禁、便秘、睡眠障碍、药物滥用等。抗胆碱能药、镇静催眠药、抗精神病药等与老年谵妄发生可能有关。降压药、利尿剂、抗帕金森病药等药物可能造成直立性低血压，抗抑郁焦虑药、催眠药、抗组胺药等可能产生共济失调、睡意及头晕，均可增加跌倒发生的风险。

（四）增加医疗费用和经济负担

老年人不适当的多重用药增加了医疗费用和经济负担。多重用药引起的不良事件住院是老年患者住院的常见原因之一，造成患者直接医疗费用及照料等间接费用上升，增加医疗负担，也直接影响老年人的疾病预后和生活质量。

参考文献

［1］范利. 老年医学临床实践技能进阶培训教程. 北京：人民卫生出版社，2020.

（秦明照　孙云川　著　梁颖慧　王晶桐　审校）

第三节 老年人用药评估工具

一、老年人多重用药的评估

老年患者多重用药的评估不是简单的用药评估，应建立在对患者疾病和功能状态了解的基础之上。需询问患者的病史（包括用药史）、做体格检查（针对性观察药物不良反应）及查看辅助检查，明确患者的疾病诊断、功能状态及家庭与社会支持情况。

老年人多重用药的评估有多种方法，其中应用广泛、相对简单明了的是 ARMOR 评估，名称中每一个英文字母代表如下含义：Assess 评估，Review 审查，Minimize 最大限度地减少不必要的药物，Optimize 优化治疗方案，Reassess 再评估，将五方面整合为一体，具有评估多重用药的功能，有助于监控和优化老年患者用药。

A＝评估：评估患者应用的所有药物（包括保健品），特别是存在潜在不良事件风险的药物。

R＝审查：审查/回顾可能存在的药物-药物相互作用，药物-疾病相互作用，患者功能状态可能对用药带来的影响，用药对患者的获益及对功能的影响。

M＝最大限度地减少不必要的药物：停用缺乏适应证的药物；停用风险大于获益的药物，停用高潜在不良反应的药物。

O＝优化治疗方案：停用重复用药；根据患者的肝肾功能调整经肝、经肾代谢的药物；地高辛、万古霉素、苯妥英钠、卡马西平等需根据血药浓度调节剂量；华法林需监测国际标准化比（international normalized ratio，INR）以调整剂量；根据疾病控制目标如高血压患者的血压控制目标、糖尿病患者糖化血红蛋白水平，调整降压降糖药物的应用等。

R＝再评估：评估患者的生命体征、功能状态、认知功能、用药依从性等。

ARMOR 评估时需考虑患者的临床特点，以患者功能状态的恢复和维持为主要目标，将生活质量作为改变或停用药物的依据。

二、老年人潜在不适当用药的标准—— Beers 标准

Beers 标准是美国老年医学会 1991 年首次公布的用以评估老年人潜在不适当用药的标准。2019 年进行了第 5 次更新，列出了可能不适合用于老年患者的药物，主要原因是不良事件风险高。包括以下 5 类：可能不适合用于大多数老年人的药物；存在某些病况的老年人通常应该避免使用的药物；需慎用的药物；存在相互作用的药物；根据肾功能调整剂量的药物。内容丰富，相对复杂，社区医生在临床需要时可作为参考工具查阅。

三、STOPP/START 标准

STOPP/START 标准是一种老年不适当用药的筛查工具，由爱尔兰科克大学最早制定，目前为 2014 年更新的第 2 版［Age Ageing. 2015 Mar；44（2）：213-218］在欧洲应用广泛。

（一）老年人不适当处方筛查工具（Screening Tool of Older Persons Prescription，STOPP）

STOPP 共 13 类、81 条，按生理系统分类，未列出具体药物名称，主要核查药物适应证：①使用药物有无基于循证的临床指征；②当疗程有明确规定时，是否超疗程使用；③同类药物是否重复使用。如果存在上述情况需减少药物。例如心血管用药中的地高辛用于心室收缩功能正常的心力衰竭者（无明确证据显示可获益）；地尔硫卓或维拉帕米

用于纽约心功能分级（NYHA）3级或4级的心力衰竭患者（可能加重心力衰竭）；β受体阻滞剂与地尔硫卓或维拉帕米联用（存在心脏传导阻滞的风险）；β受体阻滞剂用于心动过缓（＜50次/分）Ⅱ型房室传导阻滞或完全性房室传导阻滞（存在心脏骤停的风险）等。

（二）老年人处方遗漏筛查工具（Screening Tool to Alert doctors to the Right Treatment，START）

START共9类、34条，是促使医生正确治疗的筛查工具，除非老年患者处于临终状态需姑息治疗，否则应考虑应用无恰当临床原因却被遗漏的药物（即应该用未用）。以心血管系统为例，慢性房颤患者预防血栓栓塞事件，应该使用维生素K拮抗剂或直接凝血酶抑制剂或Xa因子抑制剂；有冠状动脉、脑动脉或外周动脉粥样硬化性疾病的患者应接受抗血小板治疗，使用他汀类药物（除非患者处于临终期或者年龄＞85岁）；缺血性心脏病患者使用β受体阻滞剂等。如发现忽略了对疾病有效的治疗药物，应该开具，此时是增加合理用药。

2017年公布了针对衰弱/预期寿命有限的老年人的不适当处方筛查工具（STOPP Frail）。

四、中国老年人潜在不适当用药评估标准

（一）《中国老年人潜在不适当用药判断标准（2017年版）》

该标准按照老年患者与疾病相关或不相关的潜在不适当药物分类。第一部分包含神经系统用药、精神药物、解热镇痛抗炎抗风湿药物及心血管系统用药等，共纳入13大类72种/类药物，其中28种/类为高风险药物（避免应用）、44种/类为低风险药物（慎用），每种/类药物附1～6个用药风险点；第二部分共纳入27种疾病状态下44种/类药物，根据用药频度分为A、B级警示药物，其中25种疾病状态下35种/类药物为A级警示药物（用药频度≥3000），为优先警示，9种疾病状态下9种/类药物为B级警示药物（用药频度＜3000）。A级和B级警示药物中的"高风险"药物主要集中在苯二氮䓬类药物、精神药物、非甾体抗炎药、心

血管药物、噻唑烷二酮类降糖药和具有抗胆碱作用的药物。

（二）《老年人多重用药安全管理专家共识（2018）》

共识列出了老年患者常用药物中容易发生药物相互作用的类别，包括降糖药、降压药、调脂药、心血管作用药、抗血小板药/抗凝药、抗帕金森病药、镇静催眠药、抗抑郁/抗焦虑药物等，指出了药物相互作用的发生机制并给出了用药建议。

共识涉及了药物相互作用的相关内容。例如碘对比剂可引起肾毒性，特别是在老年、肾功能下降的患者中，可能导致二甲双胍排泄减慢，有发生乳酸酸中毒的风险，由此共识建议，服用二甲双胍患者，在应用静脉碘对比剂时根据肾功能水平决定是否需停用二甲双胍，并推荐了停用后恢复二甲双胍的时间。又如格列本脲联用克拉霉素可增加低血糖风险，应谨慎联用。

上述几大类药在老年人中应用相对较广，发生药物相互作用的风险较高。社区医生应了解容易发生药物相互作用的药物类别，在临床应用时关注药物相互作用。

值得注意的是，各标准中列出的药物为潜在不适当用药，并非绝对不适当用药，可根据患者的临床具体情况及用药获益风险决定是否应用。

现有的多种老年人用药评价工具内容繁多，期待能制定侧重于老年人多重用药的简化评估工具，以期在社区、养老机构及医疗机构进行快速、高效的筛查，最大限度地减少多重用药，促进合理用药。

参考文献

[1] By the American Geriatrics Society Beers Criteria Update Expert Panel. American Geriatrics Society 2019 Updated AGS Beers Criteria® for Potentially Inappropriate Medication Use in Older Adults. J Am Geriatr Soc，2019，67（4）：674-694.

[2] O'MAHONY D，O'SULLIVAN D，BYRNE S，et al. STOPP/START criteria for potentially inappropriate prescribing in older people：version 2. Age Ageing，2015，44（2）：213-218.

[3] 中国老年保健医学研究会老年合理用药分会，中华医学会老年医学分会，中国药学会老年药学专业委员会，等. 中国老年人潜在不适当用药判断标准（2017年版）. 药物不良反应杂志，2018，20（1）：2-8.

[4] 中国老年保健医学研究会老年内分泌与代谢病分会，中国毒理学会临床毒理专业委员会. 老年人多重用药安全管理专家共识. 中国糖尿病杂志，2018，26（9）：705-717.

（秦明照　孙云川　著　梁颖慧　王晶桐　审校）

第四节　老年人多重用药的对策

一、多重用药的筛查

对老年人及时进行用药核查及重整，目的是补充必需用药、停止非必需或无效用药、适当降低药物剂量、考虑结合非药物治疗方法等，提高老年人用药安全。

用药前应询问患者用药史，列出用药清单，告知患者就诊时带来正在服用的药品药盒（包括非处方药、中药及保健品等）。详细记录用法用量及起止时间。

对在所管辖社区就诊的老年患者因疾病住院转回社区后，社区医生应阅读患者出院小结，查看出院用药清单，分清需较长时间服用或短时间应用的药物。

多重用药的核查可由医师和药师共同完成。核查内容主要包括药物选择、用法用量、疗程是否适当、是否发生药物不良反应、药物-药物及药物-食物相互作用等，特别关注容易发生相互作用的药物，如华法林、他汀类等。

重点监测易发生药物不良反应的高危人群，高危因素包括 > 85 岁、衰弱、低 BMI、罹患 ≥ 6 种慢性病、肌酐清除率（CrCl）< 50%、服用 ≥ 9 种药物、有药物不良反应史。

对于老年人近期新出现的症状，首先需考虑是否由药物不良反应引起，避免导致处方瀑布。

二、多重用药及不合理用药的干预对策

当药物治疗疗效差或无效，或出现较严重的药物不良反应，或缺乏用药指征时，应考虑停药、暂时减量或更换药物。

选择药物时，应选择疗效确切、药物的安全性及不良反应在可接受范围内的，可参考潜在不适当用药目录，在应用复方制剂时要了解其主要成分，避免重复用药。

大部分药物通过 CYP450 酶代谢，主要通过 6 种常见的亚型代谢，这些药物相互作用机制复杂，临床需要时可参考 CYP450 酶亚型的底物、诱导剂及抑制剂相互作用的相关内容。

为避免出现药物不良反应时不易识别，尽量避免一次性新处方多种药物。

一些药物（如降压药）宜从小剂量开始，并根据治疗反应和患者耐受情况逐渐增加剂量。

对于一些治疗窗较窄、个体差异大的药物（如地高辛、茶碱、苯妥英钠等），应进行药物浓度监测。应用华法林应监测凝血功能。

熟悉常见的需根据肝肾功能调整剂量的药物。存在肾功能不全时，需根据肌酐清除率调整剂量甚至避免使用，常见药物包括别嘌醇、地高辛、二甲双胍及西格列汀等。存在肝功能不全需减量或避免使用的常用药物包括对乙酰氨基酚、卡马西平、美西律及普罗帕酮等。

选择有助于提高老年人用药依从性的药物，如给药方法尽量简单，用药次数尽量一天一次。

应考虑患者经济承受能力，特别是开具需长期应用的药物时。

充分与患者沟通，尊重患者的选择。

对原发病已经无有效治疗的疾病晚期患者，可停用疾病预防治疗相关的药物，根据预期寿命和患者的愿意，决定是否可仅采用减轻症状的对症支持治疗，甚至停止一切用药。

总之，老年人多重用药的管理中，不能完全参考针对单病、普通人群制定的指南推荐的治疗目标，应充分考虑老年患者年龄、疾病特点、功能状态、预期寿命、达到药物获益的时间及药物代谢特点等，尽量减少老年患者多重用药，以降低药物不良反应风险，最终提高老年人的生活质量。

参考文献

［1］刘晓红，陈彪. 老年医学. 3 版. 北京：人民卫生出版社，2020.

［2］范利. 老年医学临床实践技能进阶培训教程. 北京：人民卫生出版社，2020.

（秦明照　孙云川　著　梁颖慧　王晶桐　审校）

第六章　老年患者沟通技巧

伴随我国人口的老龄化，老年患者的医疗需求明显增加。老年患者生理和心理变化的特点，加之老年疾病的特殊性、广泛性和复杂性，给医患沟通带来诸多的困难。作为一名老年科医生，不仅要拥有良好的专业技能，同时还应具有良好的沟通能力，充分了解和掌握老年患者的心理特点，有助于增进彼此的理解，使患者能积极配合治疗，以达到理想的治疗效果。

一、医患沟通的含义

医患沟通是医患双方就患者的健康问题通过语言和非语言的沟通方式进行不断的交流，内容包括疾病诊治过程中医学相关的信息以及在此过程中产生的思想、情感等方面的交流，从而建立医患双方互信、互助的关系，对疾病治疗达成共识，达到维护健康的目的。医患沟通的关键在于医患双方接收到对方的信息并达成共识，而不仅仅是发出信息。医患沟通过程中，患者向医生陈述自身的不适，并如实回答医生与病情相关的问题，同时医生确保准确无误地了解病情，并向患者解释病情和治疗方案，以保障患者对自身疾病的知情权和治疗方案的选择权。

二、医患沟通的意义

患者由于健康受损来到医疗机构寻求帮助，并渴望最终能够恢复健康。在当今的医学社会心理医疗模式下，健康的定义已经涵盖心理和生理的双重标准，医患交流有了更多内容，而这些内容的取舍、互动、及传达方式，需要医生有独立于医疗知识以外的能力和技巧。在诊疗过程中，医患双方扮演的角色是不对称的，体现在心理、文化、知识、目的、需求等各个方面，尤其是医疗知识的不对等，这些差异会增加沟通的难度，有效的医患沟通格外重要。医患沟通贯穿于整个诊疗过程中，首先，患者向医生叙述疾病的起因、发展经过，同时医生收集病史并对患者行体格检查，这是做出正确诊断的前提，其可靠程度取决于医患沟通的流畅程度。在疾病的治疗过程中，医生也有义务向患者详细解释治疗方案和预后情况，并且根据患者对治疗的反应做出及时调整。有效的沟通能提高医疗质量，减少不良医疗行为，反之，很容易使患者对诊疗过程产生误解，甚至失去对医生、医院的信任，而信任是构建良好医患关系的前提。

三、医患沟通的技巧

医患沟通中信息的收集是一个重要的过程，因为医学知识的专业性和医患双方对医学信息了解的不对称性有时会导致信息收集出现巨大障碍。而有效的医患沟通能够提高患者的依从性和满意度，也能减轻医生的工作压力，增加职业的成就感，是保证诊疗工作顺利进行的基础。

（一）语言交流技巧是关键

（1）美好的语言不仅能使人心情愉快，还具有辅助治疗疾病的作用。安慰性、鼓励性语言能够调动患者积极与疾病作斗争的勇气，起到对患者心理支持的作用；解释性语言能够帮助患者对自己的病情或发生的事有所了解，有助于医患之间的相互理解；劝说性语言能够帮助患者理解或接受医疗过程中发生的问题并做出选择。在临床实践中多一些体贴、鼓励的话语，会让患者感受到关爱和暖心，医患沟通也会更顺畅。

（2）由于医患双方的医学知识不对等，因此在沟通中，医生应当充分考虑患者的接受能力和理解能力，尽量避免使用医学专业术语，要用通俗易懂的语言，善用比喻的方法，使患方能够更好地理解和配合。若必须要使用专业术语，医生需对此进行反复解释，直至患者表示理解为止。

（3）在与老年人进行语言交流时，要注意声音洪亮、吐字清晰，而且要放慢语速，同时必须有谦恭的态度、文雅的举止、可亲的笑容，切忌交头接耳、小声议论，以免让患者产生猜疑推测，这样可能会影响到后续的治疗。

（二）非语言沟通技巧不容忽视

利用身体语言进行沟通，通过眼神、表情、姿势来显示对患者的充分理解和关心，可强化沟通效果。医生的各种行为，包括表情、语气、语调、身体姿势等，都会影响患者的病史讲述。在收集信息的过程中，医务人员要努力营造使患者有安全感的氛围，让患者及其家属能够主动、自由地表达内心真实的想法和感受。

（1）首先医患沟通时需要注意保持一个合适的距离，让医患双方都能看清对方面部的细微表情。表情是沟通中运用最频繁的非语言沟通方式，而其中最实用也是最重要的是微笑和眼神。医生真诚的微笑能够鼓励和安慰患者，有助于减轻病痛带给患者的焦虑和恐惧，增加医患之间的信任值。但是微笑也需要注意场合，在告知坏消息、急症患者救治等情景下，不恰当的微笑会引发一系列误会。医生用专注、真诚、鼓励、友善、凝重等眼神来感染、关心患者，能够促进医患之间的有效沟通。

（2）医生的外表、身体姿势能够反映一个人的情绪状态、健康状况。医生沉着、冷静、自然的姿态能给患者留下稳重、专业、爱岗敬业的印象。假如医生在沟通中一直低头书写医疗文书、转笔、瘫靠在椅背上，患者会感觉被忽视。

（三）同理心在医患沟通中的运用

同理心是个心理学概念。含义是，一个人要想真正了解别人，就要学会站在别人的角度来看问题，也就是人们在日常生活中经常提到的设身处地、将心比心的做法。医务人员有时难以真切体会到患者的处境，需要利用角色转换，从医护角色转变为患者角色，体验患者的服务需求，感受患者的情绪及想法，这是实现医患互动的一个重要环节。

患者求医问药的目的是减轻病痛、康复、延长寿命，就医时都有向好的心理期望，他们最终注重的是有个好的结果。因此，医者要有丰富的内心感受，进入患者的世界，才能与患者产生共鸣，理解患者的处境和情绪，真正为患者着想，以患者为中心，减少患者被疏远的感觉和陷入困境的孤独感，也才能建立起信任关系，增加与患者交流的准确性；另一方面，患方在医务人员的同理心理念之下，能够感受到温暖，降低负面情绪，有助于缓解心理压力，提高自控能力，在感性上不再排斥医务人员的建议，便会对治疗更有信心，进一步增强参与治疗、护理的主动意识，在治愈疾病上达成共识，这会有助于诊治活动的实施，并达到提高治疗效果的目标。

在诊疗过程中同理心可以是一种强有力的治疗手段，医生要善于运用一些技巧让患者体会到你的同理心。例如，注意倾听患者的讲述，采用合适的语速和语调，身体姿势，微笑，触摸及亲切、关心的目光与患者进行交流，对患者的语言和非语言暗示给予合适的回应。这样可以使医患关系由主动-被动模式转变为医患共同参与模式，满意度也会随之增强。

四、老年医患沟通的特点

老年患者的心理状况和疾病特征不同于普通成人，且伴随增龄病情会变得更加复杂，让医患沟通面临巨大的挑战。

（一）身心变化特征

（1）老年患者常常感慨自己已经老了，从精力充沛到衰弱无力，从健步如飞到步履蹒跚，从头发乌黑到满头白发，从皮肤紧致到皮肤松弛等等，这些身体的改变对老年患者的心理状态会产生巨大的影响，甚至会引起性格情绪的变化。老年患者被接纳、被重视和被关爱的心理需求更为强烈，更希望得到医护人员的尊重和特殊照顾。

（2）老年人社会经验和人生阅历丰富，凭借综合分析能力和判断能力，对各种问题有着更加深刻和清醒的认识，但随着增龄，记忆力减退和学习能力下降，大多老年人拒绝接受新鲜事物，坚持老旧的习惯和做法，并不断回忆和提及当年之勇，渴望回到当年的辉煌，导致对现状越来越不满，容易变得固执己见和盲目自信，并且在衰老的过程中，固执程度很可能会逐渐加深。

（3）由于听觉和视觉功能受损，老年人对外界事物感知能力下降，容易陷入对周围人或事的胡乱猜疑、偏见、嫉妒等负面情绪；随着对外界事物的关心程度逐渐减弱，老年人的注意力发生转移，越来越关注自己的身体健康，就算是罹患疾病，也期盼能痊愈，不给后辈添加负担，执着于健康长寿。因此老年人对疾病治疗效果可能会有过高的预期。

（4）老年人退休后的生活环境、人际关系等发生骤然变化，空闲时间突然增加，许多老年人无法接受这一巨大的落差，会产生孤独、寂寞、抑郁、焦虑、自卑、自负等负面情绪，长此以往会患抑郁症，对老年人的身体、日常生活造成极大的不良后果，甚者会导致自杀。2017年WHO发布的《抑郁症和其他常见的精神障碍》（Depression and Other Common Mental Disorders）数据显示，抑郁症的患病率随着年龄的增加而升高，是引起自杀的最主要因素。55～74岁男性和女性抑郁症的患病率分别超过5.5%、7.5%。《2019中国抑郁症领域蓝皮书》显示，抑郁症的疾病负担呈加速上升趋势，我国2020年老年抑郁症的疾病负担是2016年的1.7倍。也是值得老年科医生特别重视的问题。

（二）疾病特征

（1）随着年龄的增加，老年人所患疾病的种类不断增多，尤其是高龄老年人，可能心血管疾病、脑血管疾病、肺部疾病、代谢性疾病、肾病等多种疾病共存。而多重用药在老年共病患者中较为普遍，同时老年人肝肾功能下降导致药物的吸收、分布、代谢、排泄变化，药物的治疗剂量和中毒剂量的区间变窄，这些都会极大增加疾病诊断和治疗的难度，也会使医生与患者及家属的沟通变得更加复杂和困难。

（2）老年人多患慢性非传染性疾病，通常起病隐匿，临床表现和体征不典型，与病情严重程度不相符，容易造成漏诊和误诊，可能一经发现就到了疾病的晚期或终末期。另外，由于老年患者衰弱、应激脆性增加，许多对年轻患者来说极易痊愈的疾病，可能会对老年患者造成致命的打击。例如，老年人肺炎后，可能引发水电解质紊乱、下肢静脉血栓、意识障碍，甚至多脏器衰竭，最终导致死亡。这一病情变化常常猝不及防，死亡率极高。这也使得医患沟通面临巨大的考验。

（三）医患沟通贯穿始终

医患沟通贯穿医患关系的建立、病史采集、解释病情及医疗决策制订的各个环节，首先医生要认识到医患沟通的重要性，沟通技巧可以在临床实践中通过不断的练习而逐步提高。

1. 建立良好的医患关系

（1）医患沟通要从建立良好的关系开始，这是建立医患之间信任关系的前提，也将贯穿于整个诊疗过程中。患者带着疑惑和期待走进诊室，医生要能感受到患者的情绪，注意倾听，明确患者的就诊目的和期望，认真解答患者提出的每一个问题，让患者感受到尊重和关心。医务人员在取得了患者的信任后，患者的配合度上升，才能更好地以合作者的身份参与到诊疗过程中。然而患者的敏感情绪往往容易被忽视，使患者感受不到被尊重，甚至感到被漠视，这样可能会影响到后续的病史采集、体格检查，甚至会影响到疾病诊断和治疗的准确性。

（2）诊室的环境也会影响医患关系的建立。合适的室内温度、柔和的灯光、恰当的距离和位置有助于医患沟通。在医患沟通的过程中，医生常常是占据主导地位的，这就需要医生有丰富的医学知识、冷静的头脑、足够的自信心，才能给患者安全感。

（3）高龄、共病等多种因素，常导致老年患者的病情复杂，治疗难度大，预后较差，高龄老年人沟通困难，患者本人可能难以做出医疗决策，患者家属则起到不可或缺的作用，因此，在老年患者的诊疗过程中需要重视与患者家属的沟通。沟通开始时先对家属的心情表示理解，对家属的付出道一声辛苦，家属尽孝，医院尽力，这样绝大多数家属都会感受到医护人员和其一起共同面对老人疾患的决心，医患双方就比较容易建立起良好的信任关系，结成同盟，为治疗决策达成共识奠定基础。

2. 病史采集

伴随增龄，老年人各个器官的功能也会下降，可以表现为听力、视力下降，记忆力减退，也可以表现为语言表达能力和认知功能下降，常常不能准确描述自己的症状，再加上老年患者的感知能力下降，感觉不敏感，临床症状可能不典型。另外，伴随增龄而出现的生理性老化容易与疾病症状相混淆，这些因素都会加大老年患者病史采集的难度。例如：老年患者的听力下降，医生在与其交谈时，就要适当提高音量，可以运用图表和文字等多种方式交流，获取有用的信息。另外，老年人常患有多种基础疾病，大多病程持续较长，病情容易反复，长期的病痛折磨和心理压力会导致患者出现孤独落寞、烦躁不安、固执猜忌、恐慌等心理特点，可以表现在逻辑推理和思维方式，甚至人格等的改变，导致沟通的难度增加。因此在与老年患者的沟通过程中，需要有更多的耐心和细心，理解和尊重，并合理运用语言和非语言技巧，这是准确并完整获得信息的关键。

（1）注意倾听：把第一段话陈述的时间留给患者，医生专心倾听，适当使用辅助性语言，并非主动提出问题。患者会对认真倾听的医生心存感激，更加配合后续的沟通。同时在倾听的过程中需要有适当的回应，当医生想要患者沿着这个问题继续深入叙述时，可以回应，如"嗯""然后呢""明白了"等，让患者感受到医生的重视和兴趣，鼓励患者继续讲述，能获得更多的信息。在倾听的时候要与患者有目光接触，以此能了解患者的心理，以获得更多的信息。医生对患者描述的病情有了整体的概念后，可以通过适当的回应对重点问题进行仔细询问。

患者受到疾病、年龄、情绪、文化程度等影响，呈现的状态不一样，在向医生传递信息时，可能会根据自己的记忆、理解对信息进行加工，医生在倾听的时候需要仔细观察，注意提取患者的语言和非语言信息，重视这些信息的隐含意义，同时需要注意语速和语调，以亲切的语气和平缓的语速与患者交流，能够给患者安全感。对于客观信息，如时间、地点、数字等，可以记录下来，以免遗忘。假如医生未理解患者第一次的讲述，应当要求患者重复没听清的话。

（2）灵活运用开放式和封闭式问题：在采集病史时，医生应当注意倾听患者的讲述，但假如只是一味地倾听，有些信息患者并不会主动提及，因此，灵活运用开放式和封闭式问题才能获得全面而准确的病史。

开始医生可以用开放式问题将患者引至正确的讲述方向，让患者详细讲述自己的问题并表达情绪。例如：麻烦您从头跟我讲讲有关头晕的所有事情吧。这种方式让患者从疾病的起病开始按顺序讲述，能够让医生在问诊的开始就掌握事情发展的顺序，极大地减少医生在接受信息时的主观性，同时使病史中的微小细节变得更为清晰，较高程度保证病史的准确性。

对于病史中的个人史、疾病鉴别诊断中涉及的阴性症状等，采用封闭式问题更易得到信息。患者常常认为这些信息与疾病无关，往往容易忽略，但是有可能就是这些阴性症状让医生做出最终的诊断。在向患者提问时，医生需要对患者解释这是与疾病相关的问题，以得到患者的理解和配合。

（3）澄清和阶段性小结：在病史采集的过程中医患接收和传达的信息是否正确非常重要，澄清和阶段性小结是十分重要的沟通技巧。在与患者交流过程中，医生需要对重要信息进行澄清，如重要事件发生的时间、方式、地点、相关数据等，可以获得更加准确、详细的信息。在采集完阶段性信息后，医生要进行一个小结，并重复相关信息，与患者进行确定。这样可以最大限度地保证信息的准确性，并让患者感受到尊重和重视。通过阶段性小结，医生能够确认患者想要传达的信息是否正确，同时患者也能得知医生是否正确了解了相关信息。如果医患双方之间的理解有偏差，也可以及时纠正，消除误解，从而达到正确而有效的沟通，这也是防范医患纠纷的有效方法。

3. 解释病情及制订医疗决策

解释病情和制订诊疗计划是医患沟通过程中最重要也是最复杂的环节。前来就诊的患者，全部的关注点都在疾病上，急切希望得知为什么会生病、是什么病以及怎么治疗、能否治好等，但是完全没有医学知识的患方对疾病的理解、预期可能与实际情况有差距，而且常常不能完全理解医生传递的关键信息，甚至还会有误解，所以通俗易懂地解释病情是关键，只有患方真正理解并接受，才能够在治疗决策的制订中达成共识。反过来，如果医生只关注疾病本身而忽视了患者的感受，甚至是单方面制订治疗计划，会导致医患沟通不畅，甚至医患纠纷。以下几个沟通技巧会对此有帮助。

（1）在沟通之前医方对患者的病情一定要熟悉，患者的诊断和治疗情况，还需要做哪些检查，包括目前国内外对该病的治疗方法和费用情况，各自的优缺点等都要交流清楚。同时，在交流过程中还要了解患方的内心需求。在解释病情时，需要将信息分解为易理解的多个部分，并适当运用提示标志，按先后逻辑顺序整理，例如：根据您之前的描述，接下来有几方面需要跟您讨论，第一……第二……第三……第四……。在解释过程中，尽量避免专业术语，运用通俗易懂的语言，适当配合图表、模型等辅助工具帮助患者更好地理解和接受。

医生在向患方解释病情时不能只是单方面地输出，需要通过询问或让患者复述等方式明确患者是否理解并认可医生的判断，同时还需要持续关注患者的情绪变化和反应，适时安慰，这样也能增加患方的参与感，提高患者的就诊感受，利于医患双方达到共同理解。

（2）诊疗计划需要医患双方共同决策。由于医学知识的不对等，医生需要与患者和（或）家属进行沟通，使患方理解决策过程，达到预期的目的。医生需要向患方提供相应的选择，告知其利弊，同时在沟通过程中，应该帮助老年患者及家属客观看待衰老，使其有充分的思想准备面对各种可能发生的不良预后；对于认知功能正常的老年患者，应该有知情权，有自行选择治疗方案的权利，可以分享自己的主张和想法，参与到决策中来，共

同协商出一个医患双方都能接受的诊疗计划。在沟通过程中要鼓励患方针对可能的负面结果和顾虑提问，并做出相应的解答，以减少患方的担忧，更有效地保证诊疗计划的实施。这样既保障了患者的权利，尊重患者的选择，也是对医生的保护，能最大限度地减少医患纠纷。

（3）临床决策是指在患者诊治过程中，针对其可以采取的两种或多种方案中选择最佳的方案，从而为患者的诊断和治疗做出决定，使患者最大限度获益。临床决策包括诊治方案的选择、使用药物的选用、特殊诊断及检查等。老年患者在受教育程度、家庭经济状况、对生活质量的要求等方面有着不同程度的差别，加上其多与子女共同生活，很多方面可能会受子女的影响，因此对诊治方案及预后的理解和要求会有很大的不同。医生要根据每位老年患者的具体病情，详细解释各种治疗方案、预后，分析不同治疗方案的利弊，充分告知老年患者及家属在治疗过程中可能出现的风险，在患者和（或）家属的共同参与下确定下一步诊疗计划，切忌不顾患方的意愿进行医疗决策的制订。共同决策模式的优势是医患双方在信息开放、全面交流的基础上，共同分析关键问题，评估相关选择，最终在治疗决策上达成共识。

医患关系是医疗活动中最基本的人际关系，良好的医患沟通是实现"以患者为中心"、全面落实"以人为本"的服务理念、构建和谐医患关系的首要因素。精湛的医疗技术水平和良好的职业道德素质是建立和维护和谐的医患关系的根本，娴熟的沟通技巧是维系和谐医患关系的纽带，并有助于消除医患沟通中可能存在的冲突，使医疗活动更加人性化。在临床实践中逐步培养和提高医患沟通技能，用爱心、耐心、责任心去理解、关爱、帮助广大的老年患者，才能切实提供以人为本的医疗服务。

参考文献

［1］中国医师协会. 中国医师执业状况白皮书. 2018-1-10.

［2］抑郁研究所. 2019 中国抑郁症领域蓝皮书. 2019-12-30.

［3］World Health Organization. Depression and Other Common Mental Disorders Global Health Estimates（2017）.［2017-3-1］. www.who.int/publication/i/item/depression-global-health-estimates.

[4] LU L，WANG S B，RAO W，et al. The Prevalence of Sleep Disturbances and Sleep Quality in Older Chinese Adults：A Comprehensive Meta-Analysis. Behav Sleep Med，2019，17（6）：683-697.

[5] MORAES W，PIOVEZAN R，POYARES D，et al. Effects of aging on sleep structure throughout adulthood：a population-based study. Sleep Med，2014，15（4）：401-409.

（马清　著　王晶桐　审校）

第七章　老年缓和医疗

过去半个世纪的医学进步中，临终关怀和缓和医疗的发展具有革命性意义，对卫生系统的整合影响巨大。与传统医学相比较，临终关怀与缓和医疗主要为预期寿命有限的严重疾病患者提供服务。在美国，从 1982 年建立缓和医疗到现在，相关的医疗服务已经成为提供高质量临终关怀和缓和医疗的标准。截至 2015 年，美国 85% 以上的医院建立了缓和医疗治疗项目。截至 2017 年，在过去的 30 年里，48.2% 的医疗保险患者接受了缓和医疗手段，疾病终末期的生命护理已经从以医院为主转变为从家庭、社区卫生服务中心至医院的全面实践。提供基本的缓和医疗服务，并在适当时参考专业缓和医疗治疗模式，是所有重症患者医疗卫生提供者的工作。由于世界人口的老龄化，癌症和其他非传染性疾病的增加以及最近出现的 COVID-19，对缓和医疗的需求从未如此迅速增长。到 2060 年，临终前对缓和医疗的需求预计将增加一倍。

我国 2020 年第七次人口普查数据显示：2020年全国 60 岁及以上老年人口占比达 18.7%（2010 年为 13.3%），65 岁及以上老年人口占比达到 13.5%（2010 年为 8.9%）。同时，《中国人口老龄化时期人口与健康的趋势和挑战（2015—2050）》发布，推测中国将在 2033 年进入超老龄化社会（super-aged society，65 岁及以上人口比例在 20% 以上）。2030年，我国失能老龄人口将超过 7765 万。

随着我国老龄化人口的增长，不同民族间的文化差异和社会多样性也不断增加。上述情况进一步增加了我们提供以患者为中心的医疗手段的复杂性，特别是对于这些接近生命终点的患者。而我们的医疗保健系统需要照顾接近生命终点的患者，这将给医疗卫生服务提供者带来巨大的负担，而且财政影响惊人。许多老年人有多种复杂疾病，需要急诊科急救和住院治疗的人数众多，重症监护病房（ICU）的使用率也很高。据估计，在美国，大约5% 的患者消耗了 60% 的医疗费用，其中大部分花费在生命的最后一年，通常是最后一次住院。伴随着老龄化社会的发展，这些疾病大大增加了医疗费用支出和疾病照护负担。

本章节介绍了缓和医疗的定义和发展历程，及其核心的治疗技能，包括沟通、预测和症状管理。目前，以医院为基础的缓和医疗模式已经成为一种常态化医疗手段。

第一节　缓和医疗的定义和发展

一、缓和医疗和安宁疗护的定义

（一）缓和医疗（palliative care）

2002 年，世界卫生组织制定了成人缓和医疗的修订定义，并在世界卫生组织缓和医疗决议中对其进行了修改：缓和医疗是一种通过尽早发现、正确评估和治疗来预防和减轻痛苦的方法，可改善面临生命危险疾病相关问题的患者（成人和儿童）及其家庭的生活质量、疼痛和其他问题，无论是身体上的、心理上的还是精神上的。缓和医疗包括：

（1）缓解疼痛和其他令人痛苦症状；

（2）将死亡视为正常过程；

（3）既不加速也不推迟死亡；

（4）整合了患者的心理和精神方面的护理；

（5）提供支持系统，帮助患者尽可能积极地生活，直到死亡；

（6）提供支持系统，帮助家人应对患者的病情和丧亲之痛；

（7）采用团队方式满足患者及其家属的需求，如有需要，包括提供丧亲咨询；

（8）将提高生活质量，并可能对病程产生积极影响；

（9）可在疾病早期与其他旨在延长寿命的疗法（例如化学疗法或放射疗法）结合使用，并包括更好地了解和管理令人痛苦的临床并发症所需的研究。

在缓和医疗的定义中特别强调：

（1）在慢性和生命威胁/限制条件下需要缓和医疗。

（2）缓和医疗的提供没有时间或预后限制，学者普遍主张缓和医疗应根据需要进行，而不是根据诊断或预后，缓和医疗应在"病程早期"提供。

（3）缓和医疗不限于专业缓和医疗服务，各级医疗卫生机构对缓和医疗都有需求。缓和医疗服务分为三个不同的级别：①通过经过培训的医疗保健专业人员实施"缓和医疗方法"；②"一般姑息治疗"，由具备缓和医疗良好基础知识的初级护理专业人员为有危及生命疾病的患者提供；③"专科缓和医疗"由专业团队为病情复杂的患者提供。

（4）缓和医疗并不局限于任何一种治疗环境，即缓和医疗在患者接受治疗的任何地方均可提供，包括居家、护理机构、患者病房的安宁疗护、医院、门诊或日间护理服务。

（二）安宁疗护（hospice）

安宁疗护是由卫生专业人员和志愿者提供的生命终期关怀，包括医疗、心理和精神支持。安宁疗护的目的是帮助临终患者获得和平、舒适和尊严。医护人员试图控制疼痛和其他症状，使患者尽可能保持觉醒和舒适。安宁疗护计划还提供支持患者家属的服务。

由于各种原因，在不同的国家和社会，治愈性治疗和缓和医疗之间的关系不同。然而，我们强调缓和医疗绝不能取代适当的治愈性治疗。现代医疗对治疗性医学有强烈的偏爱。在高收入国家，死亡经常被医疗化，治愈性治疗可能优先于缓和医疗。需要更好、更早地将姑息治疗与积极治疗结合起来。然而，在低收入和中等收入国家，治愈性治疗和积极管理可能非常有限，或根本无法提供。缓和医疗是必要的，但不能替代卫生保健系统的发展和适当的医疗服务。在一定的社会和文化背景下，死亡和濒死往往受到污名化，因此，必须挑战传统观念，建立科学的死亡观，才能解决缓和医疗面临的困境。世界安宁缓和医疗联盟（the Worldwide Hospice Palliative Care Alliance，WHPCA）建议各国政府将缓和医疗与治愈性治疗一起纳入各国卫生系统。至少，即使在无法提供治愈性治疗的情况下，也应提供缓和医疗服务。

缓和医疗的目的是减轻痛苦，以改善承受严重疾病痛苦患者的生活质量。接受缓和医疗的患者有权选择其治疗方法，也可以在缓和医疗的同时接受治愈性治疗或干预措施。缓和医疗专业人员会密切监视症状，并在医疗可能增加患者痛苦的时候做出建议，从而使患者可以根据疾病的进展或改善情况做出明智的选择（图7-1-1）。

二、缓和医疗的发展与现状

缓和医疗起源于英国，奠基人为西西里·桑德斯博士，她在20世纪60年代创建了全球第一家安宁疗护机构，即圣克里斯托弗宁养院。历经半个多世纪的发展，桑德斯博士倡导的全人照护理念已经拓展到现代医学模式下的各个专业领域，让飞速发展的医疗技术有了人文关怀的温度。毋庸置疑，现代缓和医疗正在社会进步和科技发展的全球背景下进入医学主流。自1980年代初以来，癌症缓和医疗的需求已在世界范围内逐渐得到认可。随着医学不断发展，人们越来越意识到更多慢性疾病（例如艾滋病、充血性心力衰竭、脑血管疾病、神经退行性疾病、慢性呼吸道疾病、耐药性结核、伤害和增龄相关疾病）终末期的患者需要进行缓和医疗。但是，在世界大多数地区，这些限制生命的慢性疾病患者的医疗需求未得到满足。

《世卫组织2013—2020年预防和控制非传染性疾病全球行动计划》将缓和医疗纳入了向会员国建议的政策领域。世界卫生大会通过的一项关于全民健康覆盖的决议，将缓和医疗列为各级卫生系统应向全民提供的可负担的优质服务。2015年，联合国可持续发展目标是改善地球生命的路线图。联合国可持续发展目标的全民健康覆盖范围包括促进预防、治疗、康复和缓和医疗。没有缓和医疗，就没有"全民"健康保险。所有国家都需要在其全民健康覆盖计划中纳入缓和医疗。

WHPCA 2019—2020年度报告显示：据估计，全球每年有5680万人需要缓和医疗，其中包括3110万人在临终之前和2570万人在生命快要结束时接受缓和医疗。大部分（67.1%）是50岁以上的成年人，至少7%是儿童。大多数人（54.2%）作为非濒死者在生命的最后一年之前同样需要缓和医疗。严重疾病和健康相关苦难的负担以及对缓和医疗的相应需求是巨大的。但是，大多数有需要的人仍然无法获得缓和医疗，尤其是在中低收入国家（LMIC）中。需要缓和医疗的大多数成年人（76%）生活在低收入和中等收入国家中，非传染性疾病几乎占成年人需求的69%。在成年人中，给患者带来极度痛苦并需要缓和医疗干预的疾病是癌症、艾滋病、脑血管疾病、认知障碍和肺部疾病（图7-1-2）。

在世界范围内，必须克服若干重大障碍，以解决缓和医疗未得到满足的问题：比如：国家卫生政策和制度往往不包括缓和医疗；保健专业人员的缓和医疗培训往往有限或缺失；民众获得阿片类镇痛药的机会不足，未能满足关于获得基本药物的国际公约。

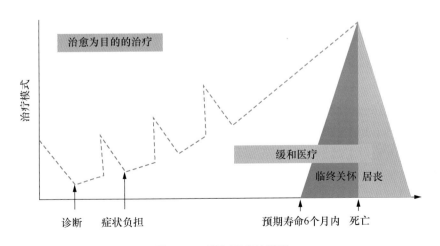

图 7-1-1　缓和医疗的模型

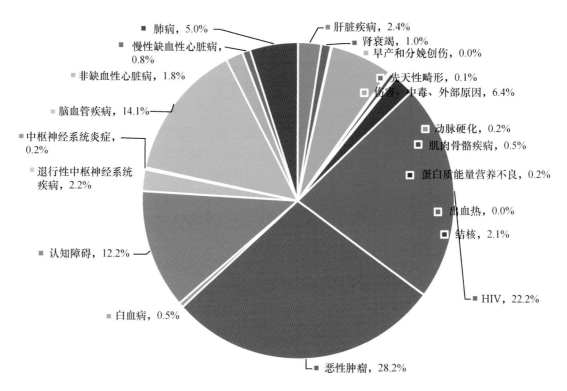

图 7-1-2　按疾病分类的成人全球缓和医疗需求（20 岁以上，2017）

　　根据世界卫生组织 2019 年在 194 个国家中进行的一项有关非传染性疾病的调查：68% 的国家提供了缓和医疗治疗资金，只有 40% 的国家报告这些服务至少能够满足 50% 需要接受治疗的患者。国际麻醉品管制局发现，2018 年，世界人口的 79%，主要是低收入和中等收入国家的人，只消费了用于治疗疼痛和痛苦的吗啡总量的 13%，即全世界生产的 388 吨吗啡的 1%。低收入和中等收入国家与高收入国家之间用于缓和医疗的麻醉药品消费差异仍然是一个令人关切的问题。

　　我国缓和医疗事业始于 20 世纪 80 年代，1988 年 7 月，天津医学院（现为天津医科大学）成立临终关怀研究中心，1988 年 10 月，上海南汇成立第一家临终关怀医院。1990 年，我国将 WHO 癌症三阶梯镇痛方案推向全国，在一些城市中以晚期癌症患者为主要服务对象，有了相当长时间的尝试，从推广 WHO 癌症三阶梯镇痛指南起步，逐步拓展至癌症患者的症状管理和临终患者的全人照护，缓解了众多患者和亲属的痛苦。2017 年 2 月，原国家卫生和计划生育委员会发布了《安宁疗护实践指南（试行）》，从此开始了国家层面的建设，做好顶层设计，完善分级诊疗、在基层医疗机构普遍推广安宁疗护工作，满足广大患者的基本医疗需求已经成为业界共识。

参考文献

［1］ROTH A R, CANEDO A R. Introduction to Hospice and Palliative Care. Prim Care, 2019, 46（3）: 287-302.

［2］LUO Y, SU B, ZHENG X. Trends and Challenges for Population and Health During Population Aging — China, 2015–2050. CCDC Weekly, 2021, 28（3）: 593-599.

［3］STEPHEN R. Global Atlas of Palliative Care 2nd Edition（2020）.［2021-04-30］http://www.thewhpca.org/resources/global-atlas-on-end-of-life-care.

（魏雅楠　著　王晶桐　胡亦新　审校）

第二节　老年缓和医疗

北京大学人口研究所利用《中国健康与养老追踪调查》2011—2015 年追踪数据，以自评健康为健康测量标准并采用多状态生命表法对我国老年人健康预期寿命进行测算。结果显示在 2011—2015 年间，我国老年人 60 岁时平均预期寿命为 23.4 年，我国老年人 60 岁时不健康预期寿命达 7.2 年，占平均预期寿命的比例为 30.8%，表明我国老年人 60 岁时近 1/3 的余寿将在不健康的状态中度过。

老年缓和医疗（geriatric palliative care，GPC）旨在改善面临严重和危及生命疾病的老年人的生活质量。老年病学被其患者群体的生命周期定义，缓和医疗被其特定的服务目标定义，两者截然不同，但相互重叠。老年医学和缓和医疗均体现了高度多学科特征，以患者和家庭为中心开展医疗活动，旨在提高生活质量，注重个人和社会的共同参与。在当今高度专业化和分科日益精细医疗领域中，我们需要全面综合评估老年患者的生命状况，为老年患者提供综合和连续性的医疗服务。也正因如此，GPC 能够提供一种深度整合的医疗服务，尽管这其中包含不同的诊疗目标，但这一过程有助于从功能恢复的目标向纯粹以改善生存质量为导向的目标转变。

在 GPC 的实践过程中，我们仍面临许多挑战。首先，在临床研究中通常排除存在共病的老年患者，这限制了其研究结果在共病老年人群中的适用性。患有严重疾病的老年人与所有其他患者一样有权被纳入研究，但由于老年患者的认知问题、"看门人效应"和预期寿命缩短导致的高退出率，研究在方法上存在困难。第二，如何为身患重病的老年人做出临终和即将临终的医疗措施决定。老年患者的决策过程因多种因素而变得复杂：沟通障碍、认知障碍、患者及其授权委托人的利益等。照护者代表患者做出决定时必须谨慎判断，避免歧视年龄导致的治疗不足和无效过度治疗的双重陷阱。老年患者的疾病诊疗轨迹通常很长，并以医疗保健环境之间的多重过渡为特征，因而带来了第三个挑战，即不同级别医疗服务提供缺乏合理的协调，这是浪费医疗资源、削弱卫生系统和降低卫生保健质量的一个主要原因。专家人数众多和缺乏连续性医疗之间的不平衡日益严重，加之多重用药所带来相互矛盾的建议有时会使患者面临比疾病本身更大的风险。大量证据表明，在老年人生命的最后几个月里，频繁门急诊就诊、住院提供临终医疗服务有待提升。在许多国家，以家庭为基础的缓和医疗服务尤其不健全，使得多数老年人通过住院的方式走完生命最后的历程。

参考文献

[1] 黄国桂，陈天航，陈功，等.我国老年人健康预期寿命研究——基于主观健康维度的测算.人口与发展，2021，27（3）：74-84.

[2] VOUMARD R, TRUCHARD E R, BENAROYO L, et al. Geriatric palliative care: a view of its concept, challenges and strategies. BMC Geriatr, 2018, 18（1）: 220-225.

（魏雅楠　著　王晶桐　胡亦新　审校）

第三节　老年缓和医疗的诊疗策略

一、缓和医疗的原则和诊疗实践流程

缓和医疗原则和实践可以集成到任何医疗卫生服务机构，由经过专业培训的多学科整合团队（interdisciplinary team，IDT）为患者和家属提供合理的诊疗服务。缓和医疗服务从全面评估开始，强调患者和家庭的参与、沟通、医疗服务的协调和在整个医疗卫生保健体系中诊疗的连续性。

（一）多学科整合团队组成

缓和医疗是由医生、护士、药师、康复治疗师、精神科医生、护理人员、社会工作者、牧师等组成 IDT，并与其他临床医生和全科医生合作，支持患者在整个疾病轨迹和所有环境中持续性的医疗服务，包括为患者和家属提供躯体、功能、心理、社会、灵性和文化的专业支持。

（二）全面综合的缓和医疗评估

对患者和家庭的进行全面多学科综合评估是制定个体化的缓和医疗计划的基础。有证据表明，依赖患者的回答或对开放式问题的回答不如使用标准化筛查工具进行评估。许多评估工具已经得到验证，对于重复测量癌症患者的症状强度非常有用。这些评估工具可以直观地显示出患者的症状负担，评估工具以数字、文字、颜色、逐渐增大的圆圈或图表的形式显示症状的严重程度。埃德蒙顿症状评估量表（ESAS）是一个评估工具的样例，该评估工具已在癌症中心得到验证并集成到临床实践中。临床医生使用 ESAS 系统评估 10 种常见症状（疼痛、疲劳、恶心、抑郁、焦虑、嗜睡、呼吸短促、食欲、幸福感）。

（三）缓和医疗服务计划

IDT 与患者和家属合作，共同制订、实施和更新医疗服务计划，以预测、预防和治疗身体、心理、社会和精神等多方面需求。强调关注患者的意愿、价值观、期望和目标，以及家属的需求，为护理计划提供基础和框架，进行多学科讨论，确定症状管理等治疗方案。注重共同决策和实施，在患者状态发生显著变化时，定期更新和调整缓和医疗服务计划。记录治疗和护理方案并告知患者和家属一起促进知情的共同决策。治疗建议基于治疗目标、风险收益评估和最佳循证证据综合考虑。在患者进行转诊时，IDT 整合其他医务人员以支持服务计划的连续性。

（四）缓和医疗的连续性

IDT 定义了流程以确保缓和医疗服务的可操作性、质量和连续性，特别是在医疗护理过渡期间。

（五）缓和医疗服务的场所

任何护理场所都可以提供缓和医疗服务，包括居家、短期照护机构、康复机构、中长期照护机构、急诊和病房、诊所、临终关怀院、监狱和无家可归者收容所。

（六）缓和医疗的培训和继续教育

缓和医疗 IDT 的成员都需要接受不同程度的专业培训和继续教育，鼓励特定学科的认证、专业培训资格认证等，通过各种渠道支持和加强 IDT 成员的沟通和协作。所有参与缓和医疗服务的临床医生都要接受关于阿片类药物使用的培训。

（七）照护和照护过渡的协调

在患者疾病治疗的整个过程中，在正确的时间进行正确的医疗照护，这一过程离不开协调和沟通。IDT 要认识到照护的过渡发生在医疗单元内、医疗单元之间以及照护服务提供者之间。照护过渡是预期、有计划和可协调的，旨在确保患者目标的实现。IDT 成员了解如何有效地促进沟通和照护协调、分享信息，包括如何保护患者和家庭隐私；制订最佳沟通政策，包括与参与照护计划的每个人共享文件。在照护过渡前、期间和之后，IDT 成员与患者和家属协调，以确保照护的连续性，并在每次照护过渡后完成及时评估。

（八）IDT 情感支持

为严重疾病患者及其家属提供缓和医疗服务会对 IDT 成员的情绪产生影响，因此 IDT 成员需要创造一个有助于情绪恢复、自我护理和相互支持的环境。包括评估 IDT 成员的痛苦和悲伤，为管理人员、IDT 和志愿者提供不受责备或羞辱的情感支持，以减轻工作压力；IDT 采取措施促进员工支持和可持续发展，合理安排工作量和工作流程。

（九）持续质量改进

在持续质量改进（continuous quality improvement, CQI）计划的设计中考虑了卫生保健质量的六个维度（安全、有效、以患者为中心、及时、高效和公平）。该计划通过系统地收集和分析数据来衡量和提高患者群体的照护过程和结局，设定改善目标和计划，并予以实施改变。这个循环不断重复迭代，持续进行，实现持续的改进。患者、家属、临床医生和其他合作伙伴参与 IDT 评估。

二、缓和医疗的涉略领域和常见问题

（一）缓和医疗涉略领域

《美国国家高质量缓和医疗临床实践指南（第四版）》（National Consensus Project Clinical Practice Guidelines for Quality Palliative Care Guidelines，4th Edition）指出，缓和医疗的涉略领域包括：躯体症状、精神心理、社会、宗教及灵性方面、文化、濒死患者的照护、伦理和法律方面多个领域，具体见表 7-3-1。

表 7-3-1　缓和医疗的涉略领域

涉略领域	建议要点
躯体症状	基于最佳实践策略管理疼痛和其他症状
精神心理	评估和管理心理和精神问题；为患者及家属提供悲痛和居丧计划
社会	多学科社会评估提出适当的照护计划；推荐适当的服务
宗教及灵性	对灵性需求进行评估和处理；提供社区和宗教资源而获得适当的照护
文化	评估和解决患者和家庭的特定文化需求；IDT 团队成员招聘策略尽可能反映其服务社区的文化和语言多样性
濒死患者的照护	识别和沟通濒死迹象和症状；当患者符合指征时，建议转诊
伦理和法律方面	患者的目标、偏好和选择构成照护计划的基础；跨学科团队需要了解法律法规

注：引自：美国国家高质量缓和医疗临床实践指南（第四版）。

（二）缓和医疗常见问题

1. 减轻疼痛和其他症状

患有慢性复杂疾病和预期寿命有限的患者中，最常见和最痛苦的症状往往是相似的。例如，癌症患者的主要躯体症状是疼痛、抑郁和疲劳，这些也是艾滋病患者以及心力衰竭或呼吸衰竭患者的主要问题。严重疾病晚期患者最常见的症状包括疼痛、焦虑、食欲不振、呼吸困难、便秘、谵妄、抑郁、腹泻、疲劳、恶心和呼吸困难。疼痛是最为常见和最严重的症状。例如，80% 的艾滋病或癌症患者以及 67% 的心血管疾病或慢性阻塞性肺疾病患者在生命结束时将经历中度至重度疼痛。这里所描述的疼痛是多维度的：西塞莉·桑德斯引入了"整体疼痛（total pain）"的概念，包括身体、情感、心理和精神层面四个维度。

（1）治疗原则：缓和医疗症状管理治疗的目的是在整个疾病过程中保持或改善患者的生活质量，优化患者的身体和认知功能。这就要求：①在符合护理目标的情况下，对症状的根本原因进行治疗；②任何症状的药理学和（或）非药理学治疗；③注意每个患者的价值观和需求。

（2）原发病治疗：如果有可能，应查明并治疗引起症状的潜在机制。例如，即使是晚期肿瘤患者，仍需考虑包括放疗或化疗等治疗措施，因为肿瘤的缩小可以减轻症状。治疗策略的选择需要仔细考虑预期受益和干预负担之间的平衡。

（3）对症治疗——药物治疗：世界卫生组织发布的《世界卫生组织2019年版基本药物标准清单》〔World Health Organization Model List of Essential Medicines（21st List2019）〕中列入了一些用于缓和医疗治疗中减轻疼痛和其他常见症状的药物。使用这些基本药物，绝大多数患者的症状可以得到充分缓解。阿片类镇痛药对有效控制中重度疼痛至关重要。国家相关法规和政策应保障卫生专业人员可提供阿片类镇痛药，包括口服缓释剂型或者基于世界卫生组织的规定注射吗啡。

（4）对症治疗——非药物治疗：药物治疗应与非药物治疗相结合。这可能包括使用湿润的海绵、棉签或纱布进行口腔护理以减轻过度通气等导致的口腔干燥；使用药膏或清洗程序进行皮肤护理；用淋巴引流治疗水肿等。其他形式的治疗可能提供缓解，包括艺术治疗、水疗、宠物治疗、音乐治疗、催眠、游戏治疗、物理治疗和职业治疗。

（5）个体化，以患者为中心的照护计划：缓和医疗的症状管理必须结合患者的个人价值和需求。应根据患者诉求和需要选择药物、给药途径、给药间隔和给药剂量。治疗应侧重于改善患者生活质量的症状管理。否则，干预的副作用可能会比疾病本身带来的损害更大。患者和（或）家属、照护者应酌情参与治疗计划的决策。如果患者不希望或不能参与，可以由替代决策者（通常是亲密的家庭成员或朋友）参与。缓和医疗实施过程中应告知患者或替代患者决策者可用的治疗方案、全面的疾病信息。预期的疾病轨迹和治疗方案，应该以一种共情的方式提供，这将减少未知因素，从而减少焦虑。与现实相比，未知可能会引发更多的焦虑。以患者为中心的宗旨也需要定期重新评估患者的需求。

2. 关注社会心理和灵性的需求

社会心理照护包括关注患者和家属的心理、情感、社会和经济状况。心理症状，如焦虑、抑郁和谵妄，与躯体症状一样，需仔细评估和治疗，这可以由初级保健医生完成。社会苦难有许多来源，包括极端贫困、缺乏足够的食物、衣服或住房，疾病，性别歧视，种族主义或宗教偏见造成的污名化和歧视。许多家庭由于家庭成员的重病而面临经济危机。对于那些在经济上无法支持自己和家人的人，缓和医疗的工作者可以提供有关资金来源的信息。缓和医疗必须寻求解决社会痛苦的方法，如提供快餐、获得住房的援助以及打击污名化和歧视的努力。精神上的痛苦应该以与心理和身体上的痛苦或疼痛以同样的优先级别对待、积极干预。在可能的情况下，以尊严为中心的照护，以价值为导向的治疗，引导可视化、正念冥想、瑜伽和其他身心干预、艺术疗法和日记都可以使用。

居丧支持是缓和医疗的核心组成部分。患者和家庭成员通常需要情感支持来面对死亡和丧亲之痛带来的损失，一些失去亲人的家庭成员可能发展为复杂的悲伤，进而需要治疗。通常可以动员社区支持来照护居丧的家庭成员，在不容易转诊的情况下，任何医生都可以学会诊断和治疗复杂的悲伤。

卫生保健工作者需要参与提供心理、社会照护。组织内部的政策应鼓励自我护理和员工支持策略，如定期分享疑难病例、为去世患者举行纪念仪式、为缓和医疗团队成员组织定期社会活动、定期锻炼。

3. 关爱家属和照护者

对家庭照护者的支持是缓和医疗提供的一个核心方面。评估家庭照护者的需求并制订适当的照顾计划至关重要。家庭照护者需要评估和提供心理社会支持的原因有很多。家庭照护者通常有未得到满足的需求和问题。例如，他们容易患身体和心理疾病，据报道，所有照护者中有一半的人身体健康低于人口标准，潜在抑郁和焦虑的比例为30%～50%。照护者要承担许多任务，通常经济上处于不利地位，并经常在社会上被孤立。事实上，许多护理人员的需求与患者的需求相当，甚至大于患者的需求。他们的困难处境往往因接触死亡和濒死的第一手资料有限以及被排除在信息和护理规划之外而加剧，使他们感到对自己的角色准备不足。然而，照护者有潜力（在适当的支持下）从他们的角色中获得积极的结果和收益。有的患者愿意在家中去世，所以家庭护理人员是实现成功家庭护理的关键。家庭照护者对卫生保健的经济贡献显著，但未得到充分认识。一些家庭照护者承担这一角色不是因为他们想要这样做，而是因为他们觉得有义务这样做。患者的需求和期望可能与家庭照护者的需求和期望不一致，这种状况使得卫生和社会护理专业人员很难确定优先满足谁的需求（患者或家庭照护者）。文化和精神方面也需要考虑。对家庭照护者的支持采取一刀切的方法是不合适的。然而，一般的照护者期望包括：

（1）被告知作为一名照护者应该做些什么（以书面和口头的形式）；

（2）患者的症状会得到控制；

（3）患者的价值观将得到尊重；

（4）如果合适的话，提供帮助，为患者的死亡做准备；

（5）将尽一切努力让患者在其选择的地方接受治疗。如果患者希望在家，将努力协助家庭照护者进行家庭照护；

（6）有关照护目标的决定将酌情由医疗团队与患者和（或）家庭照护人员共享；

（7）将提供居丧支持服务。

（三）实施缓和医疗的机构和场所

缓和医疗服务可以通过许多不同的方式和不同的机构提供。对于所有机构设置，没有最佳起点，而是相互补充，也可以同时开始，这取决于缓和医疗服务能力和环境。在所有情况下，重要的是评估哪些场所（包括非政府部门）已经在提供缓和医疗服务，并在现有资源基础上进一步发展。本节总结了建立缓和医疗服务的各种模式和策略，重点是将缓和医疗整合到现有的卫生保健系统中。服务提供模式必须考虑到国家的社会文化和卫生体系的背景。

根据当地情况，通过多种方式因地制宜建立或扩大缓和医疗服务。例如：①建立缓和性家庭护理服务或将缓和家庭照护整合到现有的家庭照护服务中；②在社区环境中建立缓和医疗；③将缓和医疗服务纳入当地医院或综合医院；④建立独立的缓和医疗中心或安宁疗护中心；⑤在一个地区采取综合的方法实施缓和医疗服务。

值得注意的是，作为缓和医疗综合系统的一部分，不同级别的缓和医疗服务（表7-3-2）在不同层面发挥着重要的作用。在缓和医疗体系建设完备的系统中，不同级别的缓和医疗服务之间也需要相互作用和整合。需要缓和医疗服务的患者在其诊疗过程中可能需要来自不同级别缓和医疗服务的支持，这需要有适当的转诊途径，确保无缝衔接。

表 7-3-2　缓和医疗服务的分类

	缓和医疗的实施	专家支持的缓和医疗一般服务	缓和医疗专业服务
急症照护	医院	志愿者为主的姑息治疗	医院缓和医疗团队支持的服务	缓和医疗病房
长期照护	护理院，日间照护中心		居家缓和医疗团队支持的服务	住院患者姑息治疗
居家照护	全科医生，社区护理团队			居家缓和医疗团队，日间照护中心

1. 居家缓和医疗服务模式

居家缓和医疗服务模式是为患有肿瘤或其他晚期慢性疾病等预期寿命有限的患者提供的居家照护服务。建议由经过缓和医疗培训的 IDT 提供，包括医生、护士、社区卫生工作者和志愿者。

许多患者在家里比在医疗机构感觉更舒服。以家庭为基础的服务意味着家庭成员融入了整个过程，换句话讲，居家照护，患者更容易获得各种护理。以家庭为基础的方法为家庭成员提供建议和支持，以帮助他们作为照顾人员、家庭护理团队能够更容易进行其他服务。一方面，以家庭为基础的护理有助于患者和家人保持隐私和保密；另一方面，有助于提高社区对缓和医疗的意识，可以调动地方资源和支持网络，并可以由社区保健工作者提供培训。

居家缓和医疗服务的建立比较容易实现。对于严重疾病或疾病终末期的患者，应尽可能由家庭看护者来照顾。家庭照护团队访问时，家庭环境须保证安全，有安全、便利的空间供团队存储药品和设备，有开展讨论的场所供诊疗需要。此外，家庭照护团队成员通过手机与患者及其家属24小时保持联系。在符合当地卫生系统规范的前提下，家庭照护团队至少要具备一名全职护士和一名兼职医生，理想的团队由护士、医生、心理学家/顾问、社会工作者和训练有素的志愿者或社区卫生工作者组成。家庭照护团队的培训需要涵盖理论和实践的组成部分，同时还应向家庭护理人员提供培训。使用标准表格记录患者的情况，建议患者/家属签署一份知情同意书。家庭照护团队应该为每个患者保存一份健康记录。所有药物（尤其是吗啡）的使用记录应符合当地的法律法规。

2. 社区为基础的缓和医疗服务模式

社区缓和医疗服务是指由社区卫生服务中心提供或社区参与的服务。社区参与是指社区人员参与解决问题。包括社区参与方案的需求评估、规划、执行、资源调动、日常管理和评价。财政资源贫乏的地方可能有丰富的社区资源。以社区为基础的缓和医疗服务为患有慢性严重疾病、预期寿命有限的患者提供全面的服务。在可能的情况下，应与地方卫生主管部门合作开展工作，并遵循卫生系统中使用的规范和程序。

社区缓和医疗服务通常由卫生专业技术人员和社区保健工作者/志愿者提供。至少需要医生和护士的参与。医生和护士在社区卫生服务中心工作，支持社区工作者或志愿者到患者家庭进行访视，医生或护士也可以在需要时到患者家中探访，并通过电话或网络等方式与患者及其家人保持联系。如果可能的话，该团队最好能包括社区工作者或志愿者。社区工作者或志愿者将在医生和（或）护士的指导下提供基本的家庭护理。

在社区建立缓和医疗服务，建议将其纳入现有社区卫生服务中心覆盖的日常工作中。须注意，在整合的过程中，加强宣传缓和医疗服务可以有效减少就诊、住院人数并缩短住院时间；理想情况下，应首先向社区卫生服务中心的医生、护士等提供培训。

社区卫生服务中心提供门诊缓和医疗服务，并通过监督社区工作者或志愿者，派遣护理人员和（或）专业医务人员到家中根据需要探望患者，或通过电话等方式来支持家庭照护。此外，如果家庭无法照顾患者，拥有住院床位的社区卫生服务中心可以提供住院的生命终点照护服务。

3. 医院缓和医疗服务模式

所有参与治疗肿瘤患者的医院都应提供缓和医疗服务。任何为艾滋病、慢性呼吸系统疾病、心力衰竭和慢性肾病等其他慢性病患者提供服务的医院也应考虑提供缓和医疗服务。以医院为基础的缓和医疗服务可改善患者的预后。疾病专业诊断流程有充分评估的机会，更利于各种症状的管理。以医院为基础的缓和医疗也有助于讨论患者的意愿、诊断、预后和对治疗目标的意见。事实上，以医院为基础的缓和医疗服务通常会缩短患者的住院时间，并能顺利过渡到社区护理。也有证据表明，这可能会减少在生命接近尾声时使用非有益或有害的治疗方法。除了为特定患者带来的好处外，基于医院的缓和医疗服务还显示了缓和医疗对所有医院工作人员的积极影响，帮助其他学科的卫生工作者了解患者医疗并促进其进一步推广使用。

基于医院的缓和医疗服务模式可涉及下列一种或多种选择：

（1）开设缓和医疗服务门诊；

（2）为住院患者提供缓和医疗咨询服务；

（3）缓和医疗日间照料中心；

（4）缓和医疗病房；

（5）缓和医疗服务外延/家庭照护服务。

缓和医疗门诊可以为大量患者提供成本较低的护理，如果资源和经费有限，与住院患者咨询服务相结合，是最好的服务模式。随着服务的不断推进可以扩大门诊的规模。护理工作由护士、社会工作者或医生提供（推荐由三个人组成的团队）。心理学家和宗教事务工作者在某些情况下也扮演着非常重要的角色。患者可能会被转诊至缓和医疗门诊进行疼痛管理、症状控制、护理需求或心理支持。同时，医院为住院患者提供缓和医疗咨询服务，门诊的工作人员能够同时承担这项工作。咨询服务有助于培训其他专业工作人员在疼痛管理和缓和医疗服务方面的能力。在缓和医疗咨询或会诊期间，照顾住院患者的工作人员可能缺乏合理的处理疼痛和缓解其他症状的技能，医院可以增加日托服务，以稳定症状，并为患者和家属提供咨询。这项服务还可以处理比较复杂的临床状况，如腹水引流和伤口护理，以及教育家庭护理人员。日托也可以发挥重要的社会作用（如提供食物和陪伴）或功能康复（如物理治疗）。医院缓和医疗病房提供专门床位，有经过缓和医疗培训的工作人员进行专业管理。同时，缓和医疗病房也可作为医院其他部门的培训中心。

缓和医疗外延/家庭护理服务是一种流动服务，这种服务需要的基础设施很少，对医院的需求也很小。护理可以由缓和医疗门诊的工作人员提供，外延服务的一个重要特点是利用家庭护理人员的优势。

医院建立缓和医疗服务，应首先进行需求评估，考虑到医院所覆盖地区人口对缓和医疗的需求。在此基础上，确定以医院为基础服务的初步目标人群。一开始，这项服务可以专注于肿瘤晚期患者，超过80%的晚期肿瘤患者将遭受严重的疼痛和其他需要紧急缓解的症状，然后可以逐步扩大到所有严重慢性疾病的患者。以医院为基础的缓和医疗服务必须包括确保提供治疗所需基本药物，比如：医院必须确保有充足的吗啡供应。

在规划服务的物理位置时，特别指出需要缓和医疗服务的患者可能无法移动，可能需要一个以上的护理人员来照顾他们。所有硬件设施设置充分考虑无障碍设施的配置，便于手推车和轮椅进出。还须提供家庭成员与患者在一起的空间。

4. 独立的缓和医疗中心或安宁疗护中心

缓和医疗中心或安宁疗护中心承担多个角色和功能。在规划设计时，重要的是要清楚它将有哪些功能，应按什么顺序建立。在建立独立中心之前，需要明确考虑是否有真正的服务需要，如果有，护理的范围应该是什么。应当具备缓和医疗服务的基本要素——医疗、护理、心理、社会和精神支持——但护理水平取决于当地资源、工作人员专业素养以及其继续教育。姑息治疗中心或安宁疗护中心可发挥的作用如下：

（1）安宁疗护家庭护理服务：安宁疗护小组到患者家中探访，提供医疗护理、护理建议和社会心理支持。

（2）安宁疗护住院服务：患者在安宁疗护中心接受治疗。护理水平取决于工作人员的能力，以及安宁疗护在医疗保健服务中的位置。

（3）安宁疗护日托服务：患者白天前往安宁疗护中心接受治疗、咨询、护理、康复和（或）社会活动。

（4）教育和研究中心：缓和医疗中心或安宁疗护中心是理想的培训场所，并能够展示缓和治疗的理念和治疗方法。培训对象可以是专业工作人员、其他卫生保健工作者、医学生和护理学生及群众。研究的目的在于推动照护服务的持续改进，有助于探索事件证据基础。

医院照护、安宁疗护家庭照护、住院患者患者医疗照护和日间照护之间的整合至关重要。必须注意从一项服务到另一项服务的顺利过渡，以便不忽略任何患者。从事相关工作的人员也需要专业培训和继续教育。在缓和医疗中心启动之前，规划如何开展宣传和促进社区参与、信息的整合管理也同样重要。

参考文献

[1] Richmond，VA：National Consensus Project for Quality Palliative Care. Clinical Practice Guidelines for Quality Palliative Care，4th edition（2018）.［2018-09-08］. www.nationalcoalitionhpc.org/ncp.

[2] Planning and implementing palliative care services：a guide for programme managers（2016）.［2016-02-16］.www.who.int/publications/i/item/planning-and-implementing-palliative-care-services-a-guide-for-programme-managersint.

（魏雅楠　著　王晶桐　胡亦新　审校）

第四节　生前预嘱

一、生前预嘱的定义

生前预嘱（living will）是指人们事先，也就是在健康或意识清楚时签署的，说明在不可治愈的伤病末期或临终时要或不要哪种医疗护理的指示文件。明确表达患者本人在生命末期希望或放弃使用什么种类的医疗和护理，包括临终时是否使用生命保障系统（如气管插管/气管切开、有创呼吸机使用和电除颤等）和如何在临终时尽量保持尊严，如充分镇痛、舒适等内容。生前预嘱不仅包括申请人本人医疗和护理方面的预嘱，还包括临终实施医疗护理决策者的意见以及对遗体和器官捐献等方面的预嘱。

生前预嘱在全世界的传播和使用，是对现代社会中公民基本权利的丰富和补充。在生命科学和医疗技术迅猛发展的背景下，生前预嘱使得个人意愿和医疗偏好成为现代医学成长和成熟过程中越来越重要的伦理依据，让人们认识到高质量的生存应包括尽量无痛苦的临终和有尊严的死亡。

二、生前预嘱的发展

20世纪70年代，美国加利福尼亚州首先通过了《自然死亡法案》（Natural Death Act），在允许患者依照自己的意愿自然死亡的同时，允许成年人完成一份叫做生前预嘱的法律文件。只要根据医生判断，患者处于不可治愈的伤病末期，医生就可以通过授权不使用或者停止使用生命支持系统。20世纪90年代初，美国联邦政府的《患者自决法案》生效，首次在国家层面允许通过与生前预嘱功能相似的预立医疗指示（advance directives），维护患者使用或拒绝医疗服务的权利。现在，全球至少有30个国家和地区允许在医疗护理过程中合法使用生前预嘱以及功能相似的一系列文件。尽管各个国家和地区的情况不同，生前预嘱以及功能相似的一系列文件在名称、定义和使用方式上存在差异、交汇或融合，但其表达患者个人意愿和医疗偏好，通过与医疗专家的共同决策，指引临床实践的主要功能，基本上没有变化。

生前预嘱在我国大陆地区，相关工作的开展尚处于萌芽阶段。北京生前预嘱推广协会于2011年推出生前预嘱文本《我的五个愿望》。这是一份问卷式文件，注册者不必懂得太多法律或医学词汇，通过对每个愿望下的项目选择"是"或"不是"，就能根据自己的意愿和医疗偏好对临终诸事做出比较清晰的安排。这五个愿望分别是：

（1）我要或不要什么医疗服务；

（2）我希望使用或不使用生命支持治疗；

（3）我希望别人怎样对待我；

（4）我想让我的家人和朋友知道什么；

（5）我希望谁帮助我。

在生前预嘱推广过程中，北京生前预嘱推广协会通过对生前预嘱《我的五个愿望》的数据进行统计和分析，发现一些需要指出的问题：

第一，需要反复强调其指向的死亡方式不是提前结束生命的法律意义上的安乐死，而是世界卫生组织提倡的在缓和医疗照顾下的，既不提前也不拖后的，尽量有尊严的自然死亡。作为缓和医疗重要组成部分的安宁疗护，已经写进《中华人民共和国基本医疗卫生与健康促进法》。

第二，公众对于生前预嘱的知晓率和放弃治疗率一直偏低。最早通过《自然死亡法案》的美国，知晓生前预嘱的普通公众至今不足1/3。英格兰是现代缓和医疗的发源地，预先拒绝治疗计划（advance decisions to refuse treatment，ADRT）的使用率至今只有4%，北京生前预嘱推广协会分别于2006年、2012年和2015年做过三次中国大陆居民对生前预嘱的认知度调查，知晓率分别为

18.80%、39.45%、42.2%，愿意使用生前预嘱人群占比 57.30%、63.37%、56.80%。

第三，一直以来，医疗伦理对相关问题存在着重大争论。何谓自然死亡？何谓过度治疗？是否不应停止或者何时应该停止使用生命支持系统、昂贵抗生素和各种方式的透析？对不能进食的患者停止喂食是否人道？此外，不同文化和宗教对死亡、死后世界和忍受痛苦也有不同理解。例如，有些信仰认为忍受临终痛苦是到达天国的必经之路等。显而易见，这些信念是庄重的，争论也是难免且有益的，是要在推广工作中给予充分的理解和尊重的。

三、我国生前预嘱事业的展望

生前预嘱制度已经在全球多个国家得到应用，无论是基于尊重自我决策权理念的要求，还是从整合社会有限资源的角度来看，我国确立生前预嘱制度也只是时间的问题。我国设计生前预嘱制度时，一方面需要吸收和借鉴国外在生前预嘱制度发展过程中的经验，尽量避免国外所走过的误区；另一方面，需要考虑到我国的政治、经济和文化特征，尤其是要关注文化特征。

生前预嘱背后的理念是高尚的，每个人都应该有权选择接受或拒绝治疗。自我决策权理念根植于伦理、道德、宪法及现在的法律概念之中，这是每个公民都应受到保护的权利。目前生前预嘱的问题之一是存在很大的模糊性。老年患者和医生对于预先指示的有效性没有确定的法律保护。而生前预嘱的立法对患者和医疗机构都有保护作用。希望立法机构使用现有的语言来促进和提升预嘱语言的明确性，力求阐明患者临终时的愿望，并鼓励患者和决策者之间进行讨论。有效的生前预嘱立法只有在立法者理解生前预嘱自身的目标，并在起草生前预嘱立法时集中精力实现这些目标的情况下才能实现。

参考文献

[1] 罗峪平，倪晓红，王博，等.生前预嘱推广：实践与建议.医学与哲学，2020，41（22）：1-7.
[2] 李小鹰.老年医学.北京：人民卫生出版社，2015.
[3] 孙海涛.老龄化背景下生前预嘱制度的中国检视.中国老年学杂志，2021，41（4）：1545-1550.

（魏雅楠　著　王晶桐　胡亦新　审校）

第八章　老年转诊医疗

第一节　认识转诊医疗

一、概念

卫生健康服务体系中经常需要为医患双方进行复杂的协调，完成患者在不同场景［包括不同医疗和（或）照护机构、住院和门诊、院内不同科室］之间的横向或纵向转移。转诊医疗（transitional care）就是指患者在这些场景之间转移前后，为了确保患者医疗和照护的协调性、连续性而开展的一系列工作。

在大中型综合医院和基层卫生服务机构之间进行纵向的双向转诊是我国医疗卫生改革的一项重要内容。随着我国人口老龄化程度不断加深，慢性疾病诊疗和管理成为老年人群医疗健康方面的主要需求，越来越多地延伸到急性医疗以外的时间和场景中。无论是"首诊"中发现无法在社区内解决而需要转至上级医疗机构的患者个案，还是帮助患者在综合医院完成了急性或急性后救治而转往社区 - 居家场景，双向转诊的核心应该是以人为本，信息和服务跟着人走，走出以机构为中心、患者信息和医疗 / 照护服务碎片化的困境。

以人为中心的双向转诊是一种不同层级 / 机构的医护人员为服务对象提供安全、有效、满意、尽可能经济和全程服务的合作制度，其目的就是帮助老年人获得安全、优质、高效的全程服务，改善生活质量，同时帮助医患双方形成融洽互信的关系。

除非特别说明，本章提到的双向转诊均指综合医院和基层（居家-社区）医疗卫生和（或）照护服务机构之间纵向转移过程中所采取的措施。

二、意义

老年患者的病情和需求整体上更加复杂。一方面，老年人入院就诊时需要的病史和日常健康相关信息采集困难；另一方面，在其出院后短时间里出现各种医疗和照护问题的风险高，常常导致出院后 30 天内非计划再入院。开展双向转诊是充分考虑老年人特殊情况、以人为本的老年医学重要手段。

从专业角度来说，双向转诊对于提高老年人诊疗效率、改善其预后、提高其生活质量、降低并发症和非计划再入院率尤为关键。

从社会整体层面，发展双向转诊，还有着以下几个方面的重要意义：

（1）充分发挥基层卫生服务机构的功能和作用，提高社区居民获得服务的及时性、便捷性和有效性；

（2）降低医疗费用，减轻患者负担，同时节约医保资金；

（3）优化资源配置，促进基层卫生健康服务发展、患者合理分流；

（4）加强医疗机构之间的协同协作，让转诊双方能够及时得到反馈、指导和帮助，共同推动能力建设，促进分级诊疗的实施。

三、内容

从患者和照护者的角度，他们在双向转诊中最重要的期待是：

（1）感受到来自医护人员的关心和关照；

（2）转诊环节的医疗/照护责任人清晰明了，治疗或照护方案有专人负责，遇到问题清楚地知道该向谁咨询；

（3）照护方案容易理解和便于执行，能得到医护人员的相关培训与帮助。

为了实现这些目标，双向转诊不应局限于技术层面，而应该全面呼应患者和照护者的期待，具体需要包含的内容有：

（1）在转诊过程中使用富有同理心的口头和肢体语言，沟通中设身处地考虑对方可能存在的困惑和无助；

（2）对患者转诊过程中和之后的医疗照护需求进行预见性安排，包括交通、护理用品、药物、医疗设备，以支持其"无缝衔接"到下一个场景；

（3）在患者和照护者参与下，院内外协作进行出院计划的制订，确保出院后的治疗和照护充分尊重患者和照护者的意愿，在各方达成共识的基础上开展；

（4）转诊信息包含患者的病情、诊断、已经/正在和计划进行的治疗、康复进程等，出院计划中的内容有针对性、清晰易懂，患者和照护者能得到相关知识和技能的培训指导；

（5）提供连续不间断的全程医疗和照护，尽可能减少交接环节、特别要注意避免交接中关键信息的缺损，确保参与其中的医护人员对患者的情况和需求均有同步的了解。

参考文献

［1］刘晓红，陈彪. 老年医学.3 版. 北京：人民卫生出版社，2020.

［2］MITCHELL S E，LAURENS V，WEIGEL G M，et al. Care Transitions From Patient and Caregiver Perspectives. Ann Fam Med，2018，16（3）：225-231.

［3］朱鸣雷，刘晓红. 转诊医疗——老年患者医疗连续性的重要保障. 中国实用内科杂志，2012，32（3）：188-190.

（王燕妮　著　王晶桐　胡亦新　审校）

第二节　转诊医疗的现状

一、政策背景

作为合理配置卫生资源的核心手段，社区首诊、双向转诊和分级诊疗制度在 2013 年中国共产党第十八届中央委员会第三次全体会议决定，2015 年 9 月 11 日国务院办公厅《关于推进分级诊疗制度建设的指导意见》、2017 年 6 月 20 日国务院办公厅印发《关于进一步深化基本医疗保险支付方式改革的指导意见》等政策文件中均得到了明确。

可以说，在充分认识到我国人口老龄化国情的基础上，学习、研究、实践和发展转诊医疗、特别是基层双向转诊，是符合我国国情、得到医疗卫生改革相关政策支持的必然方向和任务选择。

二、发展现状

目前普遍认为转诊医疗的发展可能受到一些因素的局限。

首先，把患者在基层医疗卫生 / 照护机构和医院之间的流动、甚至主要是向上的单向流动等同于转诊医疗，容易导致对最核心的患者和照护者需求视而不见，对"流动"背后需要采取的一系列提升诊疗连续性和协调性的举措落实无力，更缺乏跟踪患者全程、负责到底的规范化安排。

其次，把社区首诊和双向转诊看作两个独立的环节，缺乏信息和流程的顺畅对接，造成诊疗和照护碎片化加剧，团队协作受阻，在基层内部就难以实现连续与整合。

面对现状中的挑战，需要以社区全科医疗、整合照护为基础，在基层开展"首诊、转诊"为内容的创新模式，即居民在社区接受"第一线基本医疗照护服务"；在需要时由社区全科医生或整合照护师转诊到医院 / 专科医生 / 急性后期照护团队，由全科医生或整合照护团队提供转诊前、转诊中、转诊后相关事务的全程服务，对老年人全程的诊疗、照护和管理负责，落实综合、连续、协调性服务和以预防为导向的服务。

这一方案的重点是明确了基层团队必须承担首诊患者转诊前、转诊中和转诊后医疗照护服务的全程协调和连续管理责任，有助于实现以价值为导向的医疗照护，解决老年人"看病难、看病贵"的矛盾，有利于提高其依从性，改善其健康水平和生活质量。

展望未来，基层双向转诊的发展还将得到更多政策方面的有力推动，包括筹资来源、购买机制、责任关系、准入资格、质量标准和保障体系、患者选择权、多学科跨机构协作的管理制度等。已经有越来越多地方试点为此积累证据和提供示范，共同完善以人为本、赋能基层、双向协作、连续整合的老年卫生健康服务体系。

参考文献

[1] 刘小平，梁万年，李军，等."以病人为中心"理念下的双向转诊管理探讨. 中国全科医学，2002，5（5）：369-370.
[2] 王乃信，裴维焰，张耀锋.双向转诊存在的问题及对策. 中国医院，2014，18（5）：66-68.

（王燕妮　著　王晶桐　胡亦新　审校）

第三节　双向转诊原则

一、质量评价

对于转诊医疗的质量评价，目前国际上被广泛验证、最普遍采纳的是CTM-15完整转诊评测工具问卷和CTM-3简版转诊评测工具问卷（见附表），用于追踪考察患者在不同医疗和照护场景间转移过程中所得到的转诊服务过程和结果，涉及转诊机制的四大部分：

（1）转诊过程中患者的信息有没有及时可靠地送达到接收方；

（2）患者及其家属是否清楚其健康目标和转诊目的、得到关于自我护理和照护的信息；

（3）患者有无明确自我管理健康方面的责任；

（4）患者的主观意愿和选择权是否在相关安排（如随访）中得到尊重。

无论采用哪一种评价方式，能认识到需要收集标准化、完整的转诊质量相关数据都是质量持续提升的第一步。只有持续、全面收集来自患者和照护者的真实反馈，才能找出不足，进而提出对策，不断在实践中加以完善。

二、转诊原则

对患者安全和医疗照护质量的要求也适用于转诊医疗。从转诊医疗质量评价的角度来反推如何在综合医院和社区-居家医疗和照护场景之间实施双向转诊，可以归纳出以下原则：

1. 信息同步原则

需要确保患者的所有相关信息在转诊过程中得到实时、准确的更新，由参与各方同步共享。这些需要及时同步和更新的信息主要包括：

（1）在社区-居家层面建立的，包含所有病史和医疗记录的动态健康档案；

（2）医疗机构的入院评估和诊疗记录；

（3）出院报告，包括疾病出院诊断和身心功能评估、完整用药清单、出院医嘱；

（4）为出院时功能受限或失能、半失能老年人制订的照护计划，含护理问题、注意事项、随访计划、宣教内容、自我管理方法等。

2. 宣教到位原则

应该对患者和家属、照护者进行充分到位的宣教，保证医疗和照护的连贯性，确保患者出院时了解、出院后也能很方便地查询到关于本次住院治疗及后续计划的信息。为了确保宣教到位，建议在转出后（如转诊到上/下级机构或回到家中）尽快（48 h内）由转出机构负责该患者的医生或整合照护师进行首次随访，并在随访中对出院宣教内容进行确认，必要时增加出院计划解读环节，强化宣教对象对重要信息的有效接收。

3. 共同责任原则

双向转诊的质量不仅取决于转出和转入两端的医疗照护机构和团队，在很大程度上还取决于患者、家属、照护者的参与度和依从性，因此在无论是决策过程还是跟踪实施中，调动医患各方积极性、分工协作，才有可能实现转诊的最优效果。

4. 患者中心原则

对于老年人来说，医护团队保持对其个人意愿、家庭照护情况等因素的倾听和尊重，是提升其满意度、依从性，进而促进服务质量持续改进的根本，而在沟通中和决策时优先考虑对患者、家属和照护者而言最重要的因素，才能保证转诊前后的各项安排能让老年人增强"获得感"。

参考文献

［1］LABSON M C. Innovative and successful approaches to improving care transitions from hospital to home. Home Healthc Now，2015，33（2）：88-95.

［2］刘晓红，陈彪. 老年医学. 3 版. 北京：人民卫生出版社，2020.

［3］OIKONOMOU E，CHATBURN E，HIGHAM H，et al. Developing a measure to assess the quality of care transitions for older people. BMC Health Serv Res，2019，19（1）：505.

（王燕妮　著　王晶桐　胡亦新　审校）

第四节　转诊医疗对能力建设的要求

开展转诊医疗，特别是推进社区首诊、基层双向转诊的发展，离不开对各级医疗卫生、康复护理、长期照护等参与方团队成员进行的持续性能力建设。根据各地区、各机构和不同人群需求，应在发展过程中重点培养的能力有：

（1）规范化执行能力；

（2）沟通协调能力；

（3）资源整合能力；

（4）信息化平台使用能力；

（5）领导力和学习能力。

能力建设的立足点应该是"相互赋能"，让基层医护队伍得到所需的指导和支持的同时，也通过双向转诊为综合医院、专科医护团队提供及时全面

的反馈，相互促进，共同成长，为积极、健康老龄化目标的实现而携手努力。

参考文献

［1］匡莉.基于全科医疗的"社区首诊和双向转诊责任制"政策框架及要素.中国卫生政策研究，2015，8（2）：19-26.

［2］MITCHELL S E，LAURENS V，WEIGEL G M，et al. Care Transitions From Patient and Caregiver Perspectives. Ann Fam Med，2018，16（3）：225-231.

（王燕妮　著　王晶桐　胡亦新　审校）

第九章　老年人居家与长期照护

第一节　需求与定义

2021年5月，第七次全国人口普查结果公布显示：2020年，全国60岁及以上人口共26 402万，占18.70%；其中65岁及以上人口为19 064万，占13.50%。与2010年相比，60岁及以上人口的比重上升5.44个百分点。为积极有效应对我国老龄化社会的到来，2021年11月，国家颁布《中共中央国务院关于加强新时代老龄工作的意见》，指出积极老龄观、健康老龄化理念需要融入经济社会发展的全过程，加快建立健全相关政策体系和制度，促进老龄事业高质量发展，走出一条中国特色积极应对人口老龄化道路。随后，2022年中华人民共和国国家卫生健康委员会等15个部门联合印发的《"十四五"健康老龄化规划》将"健全居家、社区、机构相协调的失能老年人照护服务体系，支持居家（社区）照护服务，促进机构照护服务发展"作为九项任务之一正式提出。这与世界卫生组织发布的《2020—2030年健康老龄化行动十年》中强调"每个国家都需要一个长期照护系统，使能力大幅下降的老年人能够获得必要的照护和支持，以便能有尊严地生活并受到尊重"理念相一致。

老年人居家与长期照护是医院外卫生保健服务的重要组成部分，是指居家上门和在机构（养老院、护理院、特殊机构）中为失能人群提供的生活照料、康复护理、精神慰藉、社会交往和安宁疗护等综合性、专业化的服务。

居家照护是老年健康服务体系的重要组成部分。让老年人留在熟悉的环境中，由专业医疗和照护人员提供便捷的上门和在线服务，以帮助其维护与改善身心功能，提高生活质量，有利于提高医疗和照护资源的使用效率，以推迟老年人进入长期照护机构的时间。而对于居家不能满足照护需求，需要入住到长期照护机构的老年人，入住后所获得的服务仍应以各阶段所对应的失能预防和延缓为主，考虑其健康和尊严的需要，辅以对不可逆的重度失能状态所提供的基本生活照料和养护。

根据当前情况测算，2030年我国失能老年人照护负担将达到万亿元规模，到2050年超过5万亿元。传统照护模式中被动、替代型的服务，对筹资、供给、质量和公平性都带来极大的挑战。而如果过早将尚可自我照顾的老年人集中到长期照护机构接受服务，还将大大增加个人、家庭和社会的照护成本。如果能立足居家-社区场景同时兼顾长期照护机构，在老年人群体中积极识别风险和预防失能失智，就有机会从全社会整体和个人层面减少照护依赖，可以创造巨大的社会和经济价值。

参考文献

［1］李元. 我国失能老人长期照护资金规模的测算分析. 人口学刊, 2018, 40（5）: 78-85.

［2］吕国营, 周万里. 长期照护, 何为长期?. 中国民政, 2016（17）: 28-30.

［3］郑伟. 全面理解"多层次长期照护保障制度". 中国医疗

保险，2020（2）：34.

［4］朱大伟，于保荣.基于蒙特卡洛模拟的我国老年人长期照护需求测算.山东大学学报（医学版），2019，57（8）：82-88.

［5］"十四五"健康老龄化明确9项任务.江苏卫生保健.2022，（5）：55.

（王燕妮　著　贾春玲　胡亦新　审校）

第二节　居家和长期照护中的需求评估

一、老年人照护需求评估

为了更好地满足老年人日益增长的各种健康服务需求，不断提高老年人的生活质量和健康预期寿命，国家和地方政府陆续出台了一系列法规政策，推动社会各界力量共同努力，更好地为老年人提供优质、高效的服务。对接受居家和长期照护服务的老年人进行身心功能和服务需求评估，是老年健康服务体系建设的第一步。

对于政府监管部门和服务费用支付方（例如保险机构）来说，评估的主要目的是对老年人的健康状况，特别是身心功能进行评定和分级，以此确定不同个体对应的服务或现金给付标准。而对老年健康服务的提供方和老年人自身而言，进行需求评估的核心作用还包括通过综合全面的信息评估、按规范化照护路径的引导，制订个性化照护方案，并在由所有参与方共享的照护方案指导下，根据各方达成共识的照护目标进行实施和持续跟踪反馈、不断更新和完善。老年人随着年龄增长，多病共存，机能不断下降，各种医疗和照护服务需求增多，对其能力和需求正确评估是为老年人提供及时有效且科学合理服务的关键。

二、居家和长期照护中常用评估工具

使用标准化量表进行老年人能力和服务需求评估，是在多学科、跨机构的各级医疗和照护提供方之间保持信息同步和有效沟通的基本要求。需根据老年综合评估对老年人的生理健康、营养健康、心理健康、认知功能、日常生活活动能力、环境适应力、社会经济地位等方面进行全面评估，为居家（包括社区）养老或机构养老的老年人（年龄≥60岁）通过评估确定健康水平，依据评估结果制订综合的治疗、康复、照护计划和长期随访计划，以使老年人得到更适宜的养老与护理服务。具体评估量表见本书第二章及附录。实际工作中，政府、支付方、学术研究机构、服务提供方可能根据各自需要和具体项目设计而采用其他评估工具。重要的是使用符合具体场景要求、经过敏感性与特异性验证的工具，在实施范围和时间内保持一致，并对实施评估的人员进行规范化培训与考核，保障评估数据质量。

参考文献

[1] 黄人健，李秀华. 护理学高级教程. 北京：中华医学电子音像出版社，2021.

（王燕妮　著　贾春玲　胡亦新　审校）

第三节　居家和长期照护中的压疮护理

在居家和长期照护中，对于容易造成老年人健康问题的危险因素需要进行主动、专业的管理。其中老年人在疾病相关治疗延伸至居家和长期照护机构时，特别需要关注的就是压疮和需要使用鼻胃管的老年人的护理问题，下面以压疮护理操作为例，示范相关工作内容。

压疮的护理

（一）定义

压疮又称压力性损伤，指发生在皮肤和（或）皮下软组织的局限性损伤，通常发生在骨隆突处或皮肤与医疗设备接触处。可能是由于患者的体重或外部施加的力量（例如医疗器械或其他物体施加的力量），或这些力量的组合。居家和长期照护机构中老年人发生压疮会大幅增加感染和死亡风险，是需要重点关注的护理问题之一。

（二）目的与适用范围

适用于存在压疮的患者，也包括长期卧床或坐轮椅、存在压疮风险的人群。操作者必须具备护士及以上职称，掌握无菌操作技术。目的为：①评估压疮情况，更换伤口敷料，保持伤口清洁，预防和控制感染，促进压疮愈合；②减轻患者疼痛与不适；③使老年人及其家庭照护者得到照护支持。

（三）操作过程

1. 压疮的评估

（1）全身评估：①年龄、现病史、既往病史、用药史、心理状况；②病情、合作程度、自理能力、活动能力、BMI和营养状况；③近期糖化血红蛋白及血糖情况。

（2）局部评估：①部位：耳廓、枕部、肩胛、肘部、骶尾、足跟及医疗器械受压部位等压疮好发

部位。②伤口大小：沿患者身体纵轴（头至脚方向）测量伤口的长度，与其垂直的方向测量伤口的宽度，描述为长×宽。③伤口深度：先用无菌棉签探查伤口基底的各个部位，选择在最深的伤口基底部，用直血管钳水平皮肤夹住棉签，测量棉签顶部至血管钳的距离为伤口的深度，描述为长×宽×深。④伤口潜行：用无菌棉签探查伤口有无潜行，找到最深的位置，用直血管钳平皮肤边缘夹住棉签，测量棉签顶部至血管钳的距离为伤口潜行深度；患者头方向为12点，足方向为6点，按时钟方向记录潜行的范围（如3点至6点方向有一潜行，最深处2 cm）。⑤伤口组织形态：黑色结痂、黄色腐肉、红色肉芽组织、表皮增生等所涉及的范围占全伤口的百分比（描述为：25%、50%、75%、100%，遇无法明确范围比例的可使用大于或小于进行描述）。⑥伤口渗出液的量、颜色、性状和气味：可用沾湿敷料的程度来描述量；颜色包括黑色、鲜红色、暗红色、浅红色、褐色、浅黄色、暗黄色、黄绿色、绿色等，性状包括血性、脓性、浆液性等；气味包括无味、粪臭味、腐臭味、腥臭味、恶臭味等。⑦伤口周围皮肤或组织状况：观察有无颜色变化（泡白、灰白、粉红色、深红色、紫色、黑色等）和组织形态变化（红斑、水肿、浸润等）；再用干净的手指压伤口周围组织了解弹性、软硬度、温度及有无疼痛。

（3）评估的时机：①首次发现压疮时，进行全身及伤口情况首次评估。②每次进行伤口换药时均评估伤口情况。③在压疮未愈合期间至少每周重新评估一次；如果压疮在2周内（或根据患者一般情况和愈合能力预期的愈合时间内）没有显示出愈合进展的迹象，应重新全面评估患者情况，以修订干预计划。

2. 压疮的分期

（1）1期压疮：局部皮肤完整，有指压不变白的红肿。在可见的变化之前，皮肤可能会出现压之

变白的红斑，或出现感觉、温度或硬度的改变。颜色变化不包括紫色或褐红色改变，这些改变可能提示深部组织压疮。

（2）2期压疮：真皮层部分缺损，表现为有光泽或干的浅表、开放的溃疡，伤口床呈粉红色，没有腐肉或瘀肿。也可表现为一个完整或破溃的水疱。脂肪组织和更深层的组织不可见，无肉芽组织、腐肉和焦痂。

（3）3期压疮：全皮层缺损，溃疡处可见皮下脂肪，但没有骨骼、肌腱或肌肉暴露，常见肉芽组织及伤口卷边，可能有腐肉，但未涉及深部组织，可有潜行和窦道，筋膜、肌肉、肌腱、韧带、软骨或骨骼均不可见。

（4）4期压疮：全皮层缺损，伴有骨骼、肌腱和肌肉的暴露，伤口床可能会部分覆盖腐肉或焦痂，常常会有潜行和窦道，可能深及肌肉和（或）支撑组织（如筋膜、肌腱或关节囊）。

（5）深部组织损伤期压疮：全皮层缺损，伤口床被腐肉（黄色、棕褐色、灰色、或褐色）和（或）焦痂（棕褐色、褐色或黑色）覆盖。皮肤颜色变化之前，会出现疼痛和皮温的改变。这种损伤是由于骨-肌交界面受到强烈和（或）长时间的压力和剪切力造成的。伤口可能会迅速发展并暴露组织损伤的实际程度，也可能在不伴有组织损伤的情况下愈合。只有彻底清创后才能测量伤口真正的深度，否则无法分期。

（6）难以分期压疮：全层皮肤和组织缺失，由于被腐肉或焦痂覆盖，无法确定溃疡处组织损伤的程度。如果清除腐肉或焦痂，就会显示出3期或4期压疮。在缺血的肢体或足跟部稳定的焦痂（干燥、黏附牢固、完整且无发红或波动）不应被软化或清除。

（四）预防患者发生压疮的措施

1. 皮肤评估

（1）尽早完成全身皮肤评估；根据首次皮肤评估结果及患者病情，可每48h到每周评估1次。

（2）皮肤评估应关注压疮好发的骨隆突部位：平卧位评估枕部、肩胛、肘部、骶尾、足跟等，侧卧位评估耳廓、肩峰、肋骨、大转子、内外踝、内外踝等，俯卧位评估面部、肩峰突、乳房、外生殖

器、膝、趾等。

（3）对于使用医疗器械（如护颈圈、腹带、梯度压力袜、吸氧导管、经鼻导管、桡动脉导管、气管插管及其固定支架、血氧饱和度监测指夹、无创面罩、便失禁控制设备、连续加压装置、夹板、支架、尿管等）患者，每天至少2次评估医疗器械与皮肤接触的部位及周围皮肤，查看周围组织有无压力相关损伤的迹象；对于容易发生体液转移和（或）表现出局限性或全身性水肿的患者，对皮肤-器械交界处进行更为频繁（大于每天2次）的皮肤评估。

2. 局部减压

（1）鼓励患者在不影响病情变化的情况下进行活动。

（2）协助不能自行活动的患者定时变换体位，至少每2h一次；受压部位的皮肤在解除压力30 min后，压红不消退者禁忌按摩，应缩短变换体位间隔时间。

（3）可使用充气管直径≥10 cm的交替压力充气床垫、翻身床、软枕、水床或者记忆性泡沫床垫局部减压，避免使用橡胶气圈。

3. 体位

（1）平卧位：使用软枕或足跟托起装置尽可能沿小腿全长将足跟抬起，膝关节应呈轻度（5°～10°）屈曲，完全解除足跟部压力，且不可将压力作用在跟腱上。

（2）侧卧位：将患者侧倾30°，用一个软枕支撑背部，另一个软枕垫在两个膝盖之间。

（3）半卧位：床头抬高不超过30°，用膝枕和挡脚枕使患者保持在稳定的位置（减少摩擦力和剪切力）。

（4）坐位：为患者选择合适座高。若患者脚无法直接放在地上，应调整踏板高度，通过将大腿放置在略低于水平位的位置，使骨盆前倾；减少患者持续坐在椅子上的时间以缓解压力，至少每小时变换一次体位。

（5）所选择的体位摆放器械和失禁垫、衣物和床垫均应与支撑面相匹配。

（6）摆放患者体位时，不得使现有压疮部位成为着力点。若不能避开现有压疮部位，应提高体位变换频次，采用预防性措施，进行局部伤口护理。

4. 保护皮肤

（1）为卧床患者温水擦浴每 2 ～ 3 日 1 次，保持皮肤清洁及适宜温湿度。

（2）保持床单清洁干燥、平整、无碎屑，不可让患者直接卧于橡胶单或塑料布上。

（3）骨隆突处、医疗或其他器械处可使用预防性敷料对皮肤进行保护。使用预防性敷料时，至少每天评估一次皮肤有无压疮形成迹象。

（4）及时为大小便失禁患者清理局部并保持清洁干燥；大便失禁患者肛周皮肤涂保护膜，减少粪便的刺激。

（5）床上使用便器时，协助患者抬高臀部，不可硬塞、硬拉，可在便盆边缘垫软纸或布垫，防止擦伤皮肤，避免患者久留于便盆上。

（6）协助卧床患者翻身、更衣、换床单时，抬起其身体，避免拖拉。

（7）保持器械下皮肤清洁及适宜温湿度。勿将患者直接放在医疗器械上，除非这样做不可避免。为患者调整体位，使医疗器械所致压力和剪切力得到再分布。若可能，交替使用或重新摆放医疗器械。按需要为医疗器械提供支撑，以降低压力和剪切力。

5. 加强营养

遵医嘱为患者补充营养物质。

6. 健康教育

（1）告知患者及家属压疮发生的危险因素和预防措施。

（2）指导患者加强营养，增加皮肤抵抗力。

参考文献

［1］陈丽娟，孙林利，刘丽红，等. 2019 版《压疮 / 压力性损伤的预防和治疗：临床实践指南》解读. 护理学杂志，2020，35（13）：41-43，51.

（王燕妮　著　贾春玲　胡亦新　审校）

第四节　以老年人和家庭为中心的资源协调整合

在老年健康服务体系中，"以人为本"的理念包括以老年人和家庭为中心，也包括对参与老年人医疗照护的专业人员给予尊重和支持。只有各方保持通畅的沟通、拥有协调一致的信息、统一对目标的认识和行动方向，并将这种理念贯穿于医疗健康服务的计划制订、方案实施、效果评价等全过程，才能在服务提供方、患者和家庭之间建立起融洽互信的伙伴关系，达成照护的目标和价值。

一、指导原则

（1）充分尊重患者意愿。

（2）协调整合相关服务。

（3）提供信息教育患者。

（4）鼓励亲友全程参与。

（5）连续医疗双向转诊。

（6）身心功能健康导向。

二、资源协调整合的路径

资源协调整合的路径如图 9-4-1 所示。

三、医养整合照护模式

世界卫生组织提出的老年人整合照护（ICOPE）是以人为本、将医疗和养老等全社会资源协调整合起来的一种工作思路和体系建设方法，已经在全球范围内得到共识。2020 ～ 2021 年在北京开展的医养整合照护服务试点项目在此方面进行了探索，针对存在失能风险的社区老年居民提供医养整合照护服务，围绕每个老年人的健康情况进行全面综合评估，制订个性化的医养整合照护方案，结合老年人和家庭的需求，提供了专业化、系统化的医疗、养老、康复、护理等服务资源的整合和落实。

基于这一试点，我国已经初步完成了路径指南的本土化，探索了跨部门沟通、跨机构整合资源、

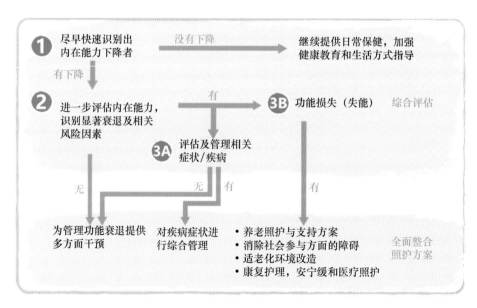

图 9-4-1　资源协调整合的路径

多学科协同配合的中国特色实践。通过系统化的评估区分，因人而异提供针对性、个性化的服务，以整合连续的服务来赋能老年人、家庭和照护者，尽可能找到老年人尚存的身心功能，提供从失能预防、合适的康复、必要的护理、生活照料以及安宁缓和善终服务，就是建立在我国国情基础上的资源整合模式。这种模式有利于还在发展中的国家和地区，把各类资源整合起来，结合主动健康的理念，形成具有价值导向的高效服务体系，为推动居家和长期照护体系建设提供抓手。

四、整合照护人才

我国老年健康工作当前面临最主要的挑战之一就是老年健康服务供给严重不足，特别是人员及服务能力严重不足，伴随着对高龄或者失能老年人上门健康服务严重不足，以及对失能老年人的长期照护服务严重不足。与此同时，我国当前还存在长期照护机构床位"忙闲不均"、过半空置，造成大量资源浪费的现状。当前照护模式对人才的吸引力有限，没有价值创新的机会就留不住优秀人才，缺乏优秀人才又阻碍了模式升级，导致产业陷入低水平恶性循环。

经济更发达、比我国更早进入老龄化社会的国家基于多年来的研究和实践，已经在扭转被动替代型的长期照护模式，普遍推崇功能康复优先、整合型的居家和长期照护模式，将机构床位留给最迫切需要机构护理的高龄、重度失能失智人群。而新模式带来的大量创新研究和实践机会，也为吸引更多优秀人才、共同推动产业发展奠定了基础。

参考文献

［1］黄人健，李秀华. 护理学高级教程. 北京：中华医学电子音像出版社，2021.

［2］王燕妮，宋晰. 医养整合照护国际进展. 中国护理管理，2019，19（2）：161-164.

［3］World Health Organization. Integrated care for older people：guidelines on community-levle interventions to manage declines in intrinsic capacity(2017).［2017-1-1］. www.who.int/publications/i/item/9789241550109.

（王燕妮　著　贾春玲　胡亦新　审校）

第十章　老年人疾病筛查与预防

老年人的健康状态包含疾病和功能状态两大方面，针对老年人所进行的体格检查，其最终目的是维持老年人的功能状态，改善其生活质量，降低疾病负担。针对老年人的体格检查与预防需要个体化，既要考虑老年人的预期寿命、功能和意愿，也要考虑所筛查疾病是否存在有效的治疗手段、老年人能否耐受后续的干预措施、能否有足够的预期寿命从筛查或预防中获益。对于筛查结果的解读，也应考虑相应检查手段的局限性，如假阳性、假阴性的情况，筛查阳性后是否有有效的后续处理手段等。

根据老年人的功能状态，体格检查原则如下：①对于功能状态较好的老年人，其筛查内容应侧重于疾病的预防和早发现；②对于健康情况一般，有较多老年病、老年问题或老年综合征者，其筛查内容应侧重在功能维持上，通过预防和干预措施来改善功能状态、降低死亡率、减少住院次数；③对于患有严重疾病，特别是邻近生命终末期者，内在功能严重受损且没有恢复余地，慢性疾病筛查和功能评估很少获益，应以筛查不适症状和了解患者需求为主，缓解身、心、社、灵痛苦。

第一节　老年人疾病的筛查

一、常见恶性肿瘤筛查

老年人的肿瘤筛查要考虑到预期寿命，即是否有足够的生存期来获益；如果老年人的预期寿命不够长，或者患多种慢性病、衰弱，不足以耐受肿瘤治疗，那么肿瘤筛查则没有必要。

（一）肺癌

在我国发病率、死亡率均位居第一位。建议对40～80岁的高危人群每年进行胸部低剂量计算机体层摄影（LDCT）筛查。高危人群定义为具有以下任一危险因素者：①吸烟≥400年支（或20包年），或曾经吸烟≥400年支（或20包年），戒烟时间＜15年；②有环境或高危职业暴露史（如石棉、铍、铀、氡等接触者）；③合并慢性阻塞性肺疾病、弥漫性肺纤维化或既往有肺结核病史者；④既往罹患恶性肿瘤或有肺癌家族史者，尤其一级亲属家族史。此外，还需考虑被动吸烟、烹饪油烟以及空气污染等因素。

（二）结直肠癌

推荐一般人群40岁开始接受结直肠癌风险评估，对于评估为高风险的人群建议在40岁起接受结直肠癌筛查，对于评估为中低风险的人群建议在50岁起接受结直肠癌筛查。考虑到筛查获益以及预期寿命，暂不推荐对75岁以上人群进行筛查。结直肠癌筛查和早期诊断工具中结肠镜是金标准，推荐每5～10年进行一次高质量结肠镜检查；推荐每年进行一次粪便免疫化学检测（fecal immunochemical testing，FIT）检查；推荐每3～5年进行一次乙状结肠镜检查；推荐每5年进行一次结肠CT检查；推荐每3年进行一次多靶点粪便FIT-DNA联合检测。

（三）乳腺癌

我国建议针对一般风险人群乳腺癌筛查的起始年龄为 40 岁，对于 75 岁以上的女性可根据个人身体健康状况、预期寿命及各种合并症进行机会性筛查。筛查措施包括进行乳腺癌防治知识宣教、每年一次临床体格检查和每 1 ～ 2 年进行 1 次乳腺 X 线检查。乳腺 X 线检查每侧乳房常规应摄 2 个体位，即头足轴位和内外侧斜位。对致密型乳腺，乳腺超声检查可推荐作为乳腺 X 线筛查的有效补充。目前尚无证据显示乳腺临床体检单独作为乳腺癌筛查的方法可以提高乳腺癌早期诊断率和降低死亡率。

（四）宫颈癌

结合我国目前子宫颈癌发病年龄特点，根据 2017 年《中国子宫颈癌综合防控指南》推荐，筛查起始年龄在 25 ～ 30 岁。在 30 ～ 64 岁年龄组女性中采用 HPV 检测、HPV 和细胞学联合筛查或醋酸和复方碘液染色肉眼观察（VIA/VILI）。65 岁及以上女性若既往 10 年内每 3 年 1 次连续 3 次细胞学检查无异常或每 5 年 1 次连续 2 次 HPV 检测阴性，无宫颈上皮内瘤变病史，则不需要继续筛查。但如果女性有了新的性伴侣、现在或曾经吸烟，且预期寿命 > 10 年，则应继续接受筛查。而对于做过子宫全切术的妇女则停止筛查。

（五）前列腺癌

前列腺特异性抗原（PSA）是首选的前列腺癌筛查手段，PSA 的临界值为 4.0 ng/ml。我国前列腺癌筛查的起始年龄为 60 岁。对于 45 岁及以上有前列腺癌家族史的男性，以及年龄 > 40 岁并携带 *BRCA2* 基因突变的男性，在充分说明筛查可能的风险与获益后结合个人情况来抉择是否进行早期筛查。两次血清 PSA > 4.0 ng/ml，排除影响 PSA 检测水平其他因素干扰后，推荐由泌尿专科医师引导进一步临床检查和干预。血清 PSA ≤ 4.0 ng/ml 时，建议定期（每 2 年）监测 1 次。对于 PSA 检测水平 < 1.0 ng/ml 的 60 岁及以上男性可停止筛查，年龄 ≥ 75 岁的男性结合个人健康状况选择是否停止筛查，预期寿命 < 10 年者停止筛查。

（六）子宫内膜癌

现有证据不支持在普通人群中常规筛查子宫内膜癌。没有证据表明通过经阴道超声检查或血清 CA125、人附睾蛋白 4（HE4）等肿瘤标志物检测进行子宫内膜癌筛查能降低死亡率。对发病风险增加人群，如肥胖、多囊卵巢综合征、无孕激素拮抗的雌激素使用史、晚绝经（> 55 岁）、终身未育或原发不孕、他莫昔芬长期治疗、年龄 ≥ 45 岁且合并糖尿病人群，建议每年进行经阴道超声检查以监测子宫内膜厚度。但对于极高风险人群（林奇综合征、三级亲属中有林奇综合征患者但本人未行相关基因检测者、有子宫内膜癌或结肠癌家族史者），则应从 35 岁开始筛查，标准方法仍为子宫内膜活检。此外，美国癌症协会（American Cancer Society，ACS）建议对绝经后妇女，应当告知子宫内膜癌的风险和症状，一旦出现阴道出血等异常症状应及时就诊。

其他肿瘤如皮肤癌多见于老年人，通过全身皮肤检查可能发现黑色素瘤、基底细胞癌以及鳞状细胞癌。目前的证据尚不足以评估其益处，但考虑到这些检查方式安全、易行，美国预防医学工作组（US preventive service task force，USPSTF）和美国老年医学会（American Geriatrics Society，AGS）并不反对筛查。USPSTF 并不建议对无症状的普通人群进行甲状腺癌、卵巢癌、胰腺癌、睾丸癌筛查，因为目前没有证据表明血清标志物、超声、体格检查等筛查方法可以降低疾病死亡率。

二、非肿瘤性疾病筛查

有些非肿瘤性疾病筛查的益处可能短时间内能体现出来，但有些疾病筛查并不像肿瘤筛查一样以提高生存率为目的，而是以改善生活质量和防止功能衰退为目标，这些筛查都值得提倡，包括：高血压、高血脂、高血糖、骨质疏松，以及视力、听力、情绪、认知等问题的筛查。

（一）代谢因素

心血管疾病（cardiovascular disease，CVD）具有高死亡率和致残率，而老年人是 CVD 患病及死亡的主体人群。加强对血压、血糖、血脂等代谢危险因素的筛查，并予强化行为咨询干预，以促进健康的饮食和身体活动。

1. 血糖

增龄是糖尿病的高危因素之一，老年人群是糖尿病的易患人群。推荐对 40 ～ 70 岁超重或肥胖（BMI ≥ 25 kg/m²）的成年人；合并高血压或血脂代谢异常的个体筛查糖尿病。可通过测量空腹血浆葡萄糖，或采集空腹标本不便时测量糖化血红蛋白进行筛查，若结果异常则需重复检测以确诊。筛查最佳间隔时间尚不确定，基于有限的证据，USPSTF 建议每 3 年筛查 1 次。目前没有具体证据支持对 70 岁以上个体进行糖尿病筛查，应根据个体风险和期望寿命，并综合考虑过度治疗等筛查所带来的潜在危害再做决策。此外，临床医生应在老年人群中开展健康教育，通过传递健康知识、改进生活方式（如合理膳食、强度适宜的运动等）以降低罹患糖尿病的风险。

2. 高血压

在老年人中患病率高（60% ～ 80%），是缺血性心脏病和脑卒中的主要危险因素。对于无高血压既往史的患者，USPSTF 2021 年指南、美国心脏病学会 / 美国心脏协会（ACC/AHA）2017 年指南和欧洲心脏病学会 / 欧洲高血压协会（ESC/ESH）2018 年指南提出，所有 ≥ 18 岁个体都应在诊室或其他临床环境中，采用恰当的技术充分评估有无血压升高。对血压正常者应每年监测血压；如果成人有高血压危险因素（如肥胖），或者既往测得的收缩压为 120 ～ 129 mmHg，则应至少每半年评估 1 次。

3. 血脂异常

老年人的冠心病年度总体风险较高，如果预期寿命允许，老年人可受益于降脂治疗。目前还没有发现高于某个年龄不应进行脂质异常的初始筛查。USPSTF 建议定期筛查所有成年人的血脂水平（男性从 35 岁开始，女性从 45 岁开始），以确定血液中胆固醇水平是否使其罹患心脏病的风险增加。针对已接受血脂筛查，但因 CVD 风险低于某个阈值而不开始预防性治疗的个体，建议评估 CVD 风险，每 5 年复查 1 次。如果患者接近治疗阈值，无论该阈值是根据总体 CVD 风险还是 LDL-C 目标确定

的，都建议每 3 年复查 1 次。尚无研究可帮助确定停止血脂筛查的适宜年龄。无明确 CVD 且总体健康状况良好的患者可继续筛查至 79 岁，但如果不止 1 次血脂检查结果正常，指南建议在 65 岁时停止筛查。

（二）腹主动脉瘤

有吸烟史、腹主动脉瘤家族史的 65 ～ 75 岁男性是其高风险人群。USPSTF 建议在该人群中用超声筛查 1 次腹主动脉瘤，其敏感性为 95%，特异性近 100%。有证据表明 < 65 岁、不吸烟人群，其腹主动脉瘤风险很低，可能不会从筛查中获益。对于动脉炎，如颞动脉炎的患者也考虑筛查。

（三）甲状腺功能

老年人的甲状腺功能异常发生率也较高；其中亚临床型甲亢可与房颤、痴呆有关，并且可能与骨质疏松有关。USPSTF 没有常规推荐甲状腺疾病筛查，但对于怀疑有甲状腺疾病的人群，可以考虑筛查甲状腺功能，通过 TSH 检测来诊断甲状腺疾病，敏感性 98%，特异性 92%。

（四）骨质疏松

骨质疏松筛查最终目的是早期发现并治疗骨质疏松患者以预防骨质疏松骨折发生。对于 ≥ 65 岁女性和 ≥ 70 岁男性，推荐直接进行双能 X 射线吸收法（dual energy x-ray absorptiometry，DXA）进行骨密度检测；对于 < 65 岁绝经后女性和 < 70 岁老年男性，且伴有脆性骨折家族史或具有骨质疏松危险因素的人群，建议采用国际骨质疏松基金会骨质疏松风险 1 min 测试题、亚洲人骨质疏松自我评估工具和（或）筛查设备（定量超声或指骨放射吸收法）进行骨质疏松风险初筛。根据初筛结果选择高风险人群行 DXA 或定量 CT 检查明确诊断。

三、老年人特殊筛查

（一）内在能力

2017 年 WHO 提出支持全民健康老龄化的关键是建立以社区医疗服务体系为依托的老年人整合照护（integrated care for older people，ICOPE），该

模式可以早期发现、干预以及逆转或延迟老年人内在能力的下降，促进老年人内在能力与环境相互适应，使老年人的功能发挥处于最佳阶段。该指南建议筛查老年人内在能力，以便于进一步为老年人提供保持功能的综合照护服务。老年人内在能力下降的筛查包括：活动能力、营养、视力、听力、认知能力、抑郁、尿失禁、跌倒风险筛查。此外，指南推荐有条件应对老年人的照护人员的需求进行评估，为照护者提供支持及减压。

（二）不良生活方式

与慢性疾病的患病风险、不良健康后果相关。吸烟、药品滥用、饮酒、违禁药物、处方药物滥用、增加受伤风险的行为（如头部损伤、紫外线照射、过度噪声、驾车时使用移动电话、肥胖等）在老年体格检查中应得以重视。

（三）五个愿望

利用社区卫生服务中心服务模式的优势，在基层卫生保健中将临终关怀的讨论重点更多地放在预防和规划上而不是针对特定的疾病。在健康状态相对良好时做出预立医疗安排，可登录选择与尊严网站（www.lwpa.org.cn）填写或与家人说出自己的五个愿望。

参考文献

［1］中国肺癌防治联盟，中华医学会呼吸病学分会肺癌学组，中国医师协会呼吸医师分会肺癌工作委员会.肺癌筛查与管理中国专家共识.国际呼吸杂志，2019，39（21）：1604-1615.

［2］国家癌症中心中国结直肠癌筛查与早诊早治指南制定专家组.中国结直肠癌筛查与早诊早治指南（2020，北京）.中华肿瘤杂志，2021，43（1）：16-38.

［3］中国研究型医院学会乳腺专业委员会中国女性乳腺癌筛查指南制定专家组.中国女性乳腺癌筛查指南（2022年版）.中国研究型医院，2022，09（2）：6-13.

［4］中华预防医学会妇女保健分会.子宫颈癌综合防控指南.北京：人民卫生出版社，2017.

［5］中国抗癌协会泌尿男生殖系统肿瘤专业委员会前列腺癌学组.前列腺癌筛查专家共识.中华外科杂志，2017，55（5）：340-342.

［6］俞梅，向阳，马晓欣，等.子宫内膜癌筛查规范建议.中华妇产科杂志，2020，55（5）：307-311.

［7］马远征，王以朋，刘强，等.中国老年骨质疏松诊疗指南（2018）.中国老年学杂志，2019，39（11）：2561-2579.

（罗佳　著　王晶桐　胡亦新　审校）

第二节 老年人疾病筛查后的干预与预防

一、合理的生活方式

成功的老年预防医学结果，即通过健康生活方式（healthy lifestyle），提倡平衡营养、体育锻炼、社会交往以及预防卫生保健，使老年人在晚年仍能获得并保持健康状态及身体功能。

（一）合理膳食

健康饮食有可能降低血压和血脂，降低冠心病、糖尿病、肥胖和某些癌症的发病风险，增加平均期望寿命并获得更好的健康状况。建议老年人遵循并坚持健康的膳食模式、保证充足的蛋白质摄入、关注维生素 B_{12} 摄入、科学适量饮水，并积极进行运动强化身体功能，促进健康老龄化。平衡膳食包括食物多样，多吃蔬果、奶类、大豆；适量吃鱼、蛋、禽、瘦肉；少盐少油、控糖限酒。吃动平衡，保持健康体重。中国营养学会组织专家在2016修订发布了《中国居民膳食指南》，而《中国老年人膳食指南》则是在一般人群膳食指南的基础上增加了以下核心推荐：①少量多餐细软，预防营养缺乏；②主动适量饮水，积极户外活动；③延缓肌肉衰减，维持适宜体重；④摄入充足食物，鼓励陪伴进餐。以橄榄油、蔬菜、坚果和水果为主的地中海传统饮食，符合健康饮食标准，已得到直接证据支持。

在具体实施过程中可参考：

（1）高龄老人、身体虚弱者以及体重明显下降的老年人要少量多餐。进餐次数可采用三餐两点制或三点制。每次正餐占全天总能量的20% ～ 25%，每次加餐的能量占5% ～ 10%。

（2）老年人每天应至少摄入 12 种及以上的食物。采用多种方法增加食欲和进食量，吃好三餐。饭菜应色香味美、温度适宜。食量小的老年人，餐前和餐时少喝汤水，少吃汤泡饭。

（3）有咀嚼吞咽困难的老年人可选择软食、半流质、糊状食物和介护食品，进食中要细嚼慢咽，液体食物应适当增稠，预防呛咳和误吸。

（4）合理补充营养，必要时可考虑选用强化食品、营养素补充剂或特殊医学用途食品。

（二）体力活动

运动可使各年龄层的人群获益，并可减少全因发病率并增加寿命。美国心脏协会（American Heart Association，AHA）和美国运动医学会（American College of Sport Medicine，ACSM）为65 岁以上成人提供了多种类型的活动的推荐，以及实施这些项目的指南。具体运动分为 4 类：有氧运动、肌肉强化训练、柔韧性运动和平衡性运动。具体推荐：

（1）有氧运动：建议每日至少进行 30 min 的中等强度锻炼，每周 5 日；或每日至少 20 min 的高强度锻炼，每周 3 日；或两种相结合。

（2）肌肉强化训练：保持和增加肌肉力量的训练包括举重训练、负重健美操或抗阻力训练。

（3）柔韧性运动：可以在有氧运动或肌肉强化训练后静态拉伸主要肌群 10 min，以维持关节活动度。

（4）平衡性运动：推荐采用平衡训练以提高稳定性并防止跌倒和因跌倒导致的损伤。静态平衡训练包括学习在一个倾斜的平衡平台上保持平衡。不需要特殊设备的动态平衡训练（例如太极拳）可能较容易进行而无需正式监管环境。

AHA/ACSM 指南强调了渐进或分步地引入体力活动以提高安全性和依从性。个体化的"运动计划"应该就体力活动水平给出推荐并明确个人如何达到该水平。制订一个锻炼计划，特别是对有慢性疾病的老年人，可能需要理疗师 / 运动生理学家的参与或参加专门项目（如心肺功能康复）。

（三）社会交往

经常参加社交活动可以加强人际交往，获得社会支持，增加社会影响力，并获得身体健康和自我幸福感。因为社会交往使人们有能力和责任充分参与团体活动从而融入社会，这些可以使人们感到生活更有意义。有证据显示社会活动的参与程度或人际交往的活跃程度能有效预测死亡率。

（四）烟草

USPSTF 推荐对所有使用烟草制品者建议戒烟，并提供定期持续性咨询服务。有证据表明戒烟可以显著减低冠心病、各种癌症和 COPD 的风险。

（五）酒精

老年人饮酒会增加跌倒风险，并可能对躯体功能和认知功能以及总体健康状态造成负面影响。AGS 指南建议具体询问老年人饮酒的量和频率，而后询问 CAGE 问题，即减少饮酒的意识（cut down）、因别人的劝阻而烦扰（annoyed）、对饮酒的负罪感（guilty）以及是否需要晨起饮酒（eye-opener），以识别存在酒精相关问题的患者。老年人酗酒的危险因素包括：丧亲、抑郁、焦虑、疼痛、失能和既往饮酒史。老年人健康管理中应记录老年人饮酒情况，并注意筛查滥用酒精情况。

二、免疫接种

接种相关疫苗来预防疾病的发生，对于老年人也同样适用。适合老年人的免疫接种包括流感疫苗、肺炎链球菌疫苗、带状疱疹疫苗、破伤风疫苗或百日咳-破伤风联合疫苗。

（一）流感疫苗

WHO 建议老年人群季节性流感疫苗的接种率应在 75% 以上，2011 ～ 2012 年流感季我国部分城市居民流感疫苗接种率为 4.3%，而北京等城市实施特定人群免费接种政策后，2011 ～ 2015 年老年人流感疫苗的接种率约为 50%，较之前明显升高。接种流感疫苗能有效减少老年人流感相关门急诊、住院和死亡人数。

1. 接种建议

根据 2018 年《老年人流感和肺炎链球菌疫苗接种中国专家建议》，建议 60 岁及以上老年人每年流感流行季节前接种三价流感灭活疫苗（TIV）。

2. 接种方法

每次接种 1 剂，每剂 0.5 ml。首选上臂三角肌肌内注射，血小板减少症或其他出血性疾病患者在肌内注射时可能发生出血危险，可采用深度皮下注射。

3. 接种禁忌

对流感疫苗中的活性成分、任何辅料或微量存在的成分如鸡蛋（卵清蛋白或鸡源蛋白）、新霉素、甲醛或 Triton X-100 过敏者。

4. 安全性

灭活流感疫苗在成年人中接种总体上是安全的。常见不良反应为一过性的局部反应，如注射部位疼痛、红斑、肿胀。既往无流感疫苗抗原暴露史的接种人群可出现发热、全身不适、肌痛及其他全身性不良事件，但此类不良事件较少在成年人中发生。TIV 接种一般不会引起哮喘的发作。既往接种 TIV 后发生严重过敏反应者应避免再次接种。

（二）肺炎链球菌疫苗

老年人接种肺炎链球菌疫苗可以减少因肺炎链球菌感染而发生侵袭性疾病的风险。现有 23 价肺炎球菌多糖疫苗（PPSV23）和 13 价肺炎球菌结合疫苗（PCV13）。我国目前批准用于老年人的肺炎链球菌疫苗为 PPSV23，PCV13 虽在我国已上市，但尚未被批准应用于老年人。

1. 接种建议

建议 60 岁及以上老年人接种 PPSV23，基础接种为 1 剂，不推荐免疫功能正常者再次接种。然而，存在严重肺炎链球菌感染高危因素且首次接种已超过 5 年者，建议再接种 1 次。5 年内未接种疫苗的 65 岁及以上者（包括前次接种时不到 65 岁者），可再接种 1 次。由于接种 3 次或更多次 PPSV23 的安全性数据不充分，一般不建议在第二次接种后再接种。

2. 接种方法

每次接种 1 剂，每剂 0.5 ml。建议采用皮下或肌内注射，因为肌内注射导致注射部位不良反应较低，故首选上臂三角肌注射。

3. 接种禁忌

对 PPSV23 疫苗任何成分过敏者。

4. 安全性

部分 PPSV 接种者有注射部位疼痛、肿胀和红斑等轻度的局部反应，一般持续时间在 48 h 以内，如采用皮下注射的接种方式或第二次接种，则上述这些局部反应会相对常见。很少有加重的局部反应如局部硬结和中度全身反应如发热、肌痛的发生，也很少发生严重的全身不良反应如过敏反应。

（三）带状疱疹疫苗

带状疱疹是由潜伏的水痘-带状疱疹病毒被再次激活而引起的，会导致疼痛性的局部皮疹。带状疱疹后遗症（后遗神经痛、脑炎、脊髓炎及颅神经和外周神经麻痹）在老年患者中更常见。国外研究显示，接种带状疱疹疫苗可以使带状疱疹的发生率减少 50% 以上、疱疹后神经痛的发生率减少 60% 以上。现有带状疱疹减毒活疫苗（zoster vaccine live，ZVL）和重组带状疱疹疫苗（recombinant zoster vaccine，RZV）。目前为止 ZVL 未在中国上市，RZV 于 2020 年 6 月在中国正式上市。

1. 接种建议

推荐年龄在 50 岁及以上且免疫功能正常的人群（无论个体是否有水痘感染史或接种水痘疫苗）接种带状疱疹疫苗。由于带状疱疹存在复发的可能性，有带状疱疹及带状疱疹后神经痛病史的成人可接种两剂次 RZV。鉴于常见慢性基础疾病是带状疱疹发病的危险因素，接种两剂次 RZV 可显著降低带状疱疹的发病率，因此对年龄 ≥ 18 岁的患者，下列情况在知情同意、权衡利弊下可接种 RZV：①慢性疾病如慢性阻塞性肺疾病、慢性肾衰竭、糖尿病等患者；②自身免疫性疾病如类风湿关节炎、系统性红斑狼疮、炎症性肠病等患者；③其他免疫低下人群如肿瘤患者、移植受者、HIV 感染者等；④正在系统应用糖皮质激素（如泼尼松 < 20 mg/d 或同等剂量或使用吸入 / 局部类固醇等）的患者；⑤正在接受生物制剂治疗的患者；⑥接受免疫抑制剂的患者建议在治疗前至少 14 天或化疗后 ≥ 3 个月接种第 1 剂疫苗。

2. 接种方法

每次接种 1 剂，每剂 0.5 ml。RZV 完整免疫程序为两剂，接种第 1 剂次后间隔 2 ～ 6 个月接种第 2 剂次。若第 1 剂次接种后间隔超过 6 个月，无需重新开始接种，在第 1 剂接种后 12 个月内完成第 2 剂接种即可。

3. 接种禁忌

既往有疫苗接种后发生过敏反应者，对疫苗或容器的任何成分过敏者。ZVL 不能用于免疫缺陷或免疫抑制疾病患者。带状疱疹疫苗接种不适用于治疗带状疱疹或带状疱疹后神经痛，若带状疱疹处于急性发作期，则应延迟接种直到疾病症状完全消失。

4. 安全性

两种带状疱疹疫苗均具有良好的安全性，免疫功能正常个体中报告的严重不良反应事件极为罕见，常见的局部不良反应包括注射部位疼痛（78.0%）、发红（38.1%）和肿胀（25.9%），轻者无需特殊治疗，注意局部清洁和预防感染即可，重者可给予冷敷；最常见的全身反应是肌痛（44.7%）和疲乏（44.5%），其次是头痛（37.7%）、寒战（26.8%）、发热（20.5%）和胃肠道症状（17.3%）。局部和全身反应大多为轻中度，持续时间短暂（中位持续时间为 ≤ 3 天），对症处理即可。

（四）破伤风疫苗或百日咳-破伤风联合疫苗

临床破伤风主要发生于未接受疫苗接种或未充分免疫的老年人。

1. 接种建议

USPSTF 推荐每 10 年进行 1 次成人型破伤风和白喉类毒素（tetanus and diphtheria toxoid，Td）联合疫苗的加强接种。对于 65 岁及以上且未接种过破伤风-白喉-无细胞百日咳（tetanus，diphtheria，acellular pertussis，Tdap）三联疫苗的成人，ACIP 推荐 1 剂 Tdap 三联疫苗可取代单次 Td 联合疫苗接种。

2. 接种方法

每次接种 1 剂，每剂 0.5 ml 肌内注射。

3. 接种禁忌

既往接种后或对某种疫苗成分有重度过敏反应。若既往接种了含百日咳组分的疫苗后 7 日内发生脑病（如昏迷、意识水平降低或长时间抽搐），而无其他明确原因，则为 Tdap 独有的绝对禁忌证。

4.安全性

该疫苗具有良好的安全性，局部反应包括疼痛、发红、肿胀。全身性反应可能出现发热、头痛、乏力、晕厥、局部反应伴皮肤出血和坏死（Arthus 反应）。在部分个体接种 Td 疫苗后可出现全身性过敏反应、荨麻疹、血管性水肿及神经系统并发症。

三、药物预防

（一）阿司匹林

有证据支持阿司匹林预防心肌梗死和脑卒中的发生，但相应研究所选取人群为 80 岁以下人群。USPSTF 建议对于 60～69 岁老年人，个体化决定是否建议将阿司匹林用于一级预防，并且将个体的健康风险和个人价值观考虑在内，与其讨论每日低剂量阿司匹林的潜在益处和危害，预期寿命至少 10 年、出血风险没有增加且 10 年心血管风险至少为 10% 的患者更可能获益。证据不足以评估 70 岁以上人群的获益与风险的平衡。

（二）他汀类药物

用于成人心血管疾病的一级预防，USPSTF 建议没有心血管疾病病史（即有症状的冠状动脉疾病或缺血性卒中）的成年人，在满足以下所有标准时，使用低-中等剂量的他汀类预防 CVD：①年龄 40～75 岁；②有 ≥1 个 CVD 危险因素（如血脂异常、糖尿病、高血压或吸烟）；③评估 CVD 的 10 年风险 ≥10%。在没有心脏病发作或卒中史的 76 岁及以上人群中，启动他汀类药物用于心血管事件的一级预防和死亡率的利弊平衡，目前尚缺乏证据。

四、预防跌倒

USPSTF 建议通过运动干预以预防 ≥65 岁的社区老年人的跌倒风险，而为这类居民提供多因素干预措施以防止跌倒，应该有选择性地进行；因为现有证据表明，常规提供这项服务的总体净效益很小，在决定这项服务是否适合时，患者和医生应根据既往跌倒史、是否存在 MCC、医疗条件以及患者偏好，平衡利弊。同时，USPSTF 并不推荐 65 岁以上社区老年人通过补充维生素 D 来预防跌倒。

五、展望

老年医学将以治疗为本转向以预防为重点，将治疗疾病为主转向呵护生命、提高生活质量为主。定期的健康筛查与评估，维护健康的宣教与实施，是预防医学的重要组成部分。通过建立个体化的、目标性的体格检查体系，做到有的放矢，使老年人不仅能够延年益寿，同时最大限度地提高生活质量、防止病残。

我国老年人群目前正呈现出高龄化、慢性病化、失智化、失能化和空巢化的特征，给老年人自身和家庭以及社会和经济发展带来了巨大的影响。加强老年医疗服务体系的建设及健全医保管理政策，利用有限的卫生资源为老年人群提供高效的健康服务，是我国公共卫生体系面临的严峻挑战。

参考文献

[1] 中国营养学会.中国居民膳食指南 2016.北京：人民卫生出版社，2016.

[2] 中国医疗保健国际交流促进会皮肤科分会、中华医学会皮肤性病学分会老年性皮肤病研究中心.带状疱疹疫苗预防接种专家共识.中华医学杂志，2022，102（8）：538-543.

（罗佳 著 王晶桐 胡亦新 审校）

附录 常用量表

巴塞尔（Barthel）指数评定量表

项目	评分	标准	得分
大便	0	失禁或昏迷	
	5	偶有失禁（每周＜1次）	
	10	能控制	
小便	0	失禁或昏迷或需由他人导尿	
	5	偶有失禁（每24 h＜1次）	
	10	能控制	
修饰	0	需要帮助	
	5	独立洗脸、梳头、刷牙、剃须	
如厕	0	依赖他人	
	5	需部分帮助	
	10	自理（进出厕所、使用厕纸、穿脱裤子）	
进食	0	较大或完全依赖	
	5	需部分帮助（切面包、夹菜、盛饭）	
	10	全面自理（能进食各种食物，但不包括做饭）	
移动	0	完全依赖他人，无坐位平衡	
	5	需大量帮助（2人），能坐	
	10	需少量帮助（1人）或指导	
	15	自理	
活动	0	不能步行	
	5	在轮椅上能独立行动	
	10	需1人帮助步行（言语或身体帮助）	
	15	独立步行（可用辅助器）	
穿衣	0	依赖他人	
	5	需部分帮助	
	10	自理（自己系纽扣、拉链和穿鞋）	
上下楼梯	0	不能	
	5	需帮助（言语、身体、手杖帮助）	
	10	独立上下楼梯	
洗澡	0	依赖	
	5	自理（无指导能进出浴室并自理洗澡）	

注：满分100分。＜20分为极严重功能缺陷；25～45分为严重功能缺陷；50～70分为中度功能缺陷；75～95分为轻度功能缺陷；100分为ADL自理。

来源：Mahoney F I，Barthel D W. Functional evaluation：The Barthel Index. Md State Med J，1965，14：61-65.

Katz 日常生活功能指数评定量表

A. 如厕

状态	评分
无需帮助，或能借助辅助器具进出厕所	2
需帮助进出厕所、便后清洁或整理衣裤	1
不能自行进出厕所完成排泄过程	0

B. 进食

状态	评分
用餐不需要帮助	2
需帮助备餐，能自己进餐	1
需帮助进食或胃管、静脉给营养	0

C. 更衣（取衣、穿衣、扣扣、系带）

状态	评分
能穿衣、脱衣、自己从衣橱里选衣服	2
仅需要帮助系鞋带	1
取衣穿衣需要帮助	0

D. 控制大小便

状态	评分
能完全控制	2
偶尔大小便失控	1
排尿、排便需要别人帮助，需要导尿管或大小便失禁	0

E. 移动（起床、卧床、从椅子上站立或坐下）

状态	评分
自如（可以使用手杖等辅助器具）	2
需要帮助	1
不能起床	0

F. 沐浴（擦浴、盆浴或淋浴）

状态	评分
独立完成	2
近期需要部分帮助	1
需要帮助（不能自行沐浴）	0

总分

评分标准：总分值范围 0～12 分，分值越高，则提示被评估者的功能性日常生活能力越高。

来源：Katz S，Downs T D，Cash H R，et al. Progress in development of the index of ADL. Gerontologist，1970，10（1）：20-30.

功能独立性评定量表
（Functional Independence Measure，FIM）

	项目		得分
运动功能	自理能力	进食	
		梳洗修饰	
		洗澡	
		穿裤子	
		穿上衣	
		上厕所	

215

续表

项目		得分
	括约肌控制	膀胱管理
		直肠管理
	转移	床、椅、轮椅间
		如厕
		盆浴或淋浴
	行走	步行、轮椅
		上下楼梯
		运动功能评分
认知功能	交流	理解
		表达
	社会认知	社会交往
		解决问题
		记忆
		认知功能评分
		FIM 总分

独立：活动中不需他人帮助。

7分：完全独立，构成活动的所有作业均能规范、完全地完成，不需修改和辅助设备或用品，并在合理的时间内完成。

6分：有条件的独立，具有下列一项或几项：活动中需要辅助设备；活动需要比正常长的时间；有安全方面的考虑。

依赖：为了进行活动，患者需要另一个人予以监护或身体的接触性帮助，或者不进行活动。有条件的依赖——患者付出 50% 或更多的努力，其所需的辅助水平如下。

5分：监护和准备，患者所需的帮助只限于备用、提示或劝告，帮助者和患者之间没有身体的接触或帮助者仅需要帮助准备必需用品；或帮助戴上矫形器。

4分：少量身体接触的帮助，患者所需的帮助只限于轻轻接触，自己能付出 75% 或以上的努力。

3分：患者需要中度的帮助，自己能付出 50% ~ 75% 的努力。

完全依赖：患者需要一半以上的帮助或完全依赖他人，否则活动就不能进行。

2分：大量身体接触的帮助，患者付出的努力小于 50%，但大于 25%。

1分：完全依赖——患者付出的努力小于 25%。

来源：Granger C V，Hamilton B B，Keith R A，et al. Advances in functional assessment for medical rehabilitation. Top Geriatr Rehabil，1986，1（3）：59-74.

Lawton Brody 工具性日常生活活动（IADL）能力评估量表

项目		得分
您购物的情况是怎样的	3＝能独立完成所有购物需求	
	2＝能独立完成小额购买（如日常生活用品）	
	1＝每一次上街购物都需要有人陪伴	
	0＝完全不上街购物	
您做家务的情况是怎样的	4＝能独立做所有家务，或在做繁重家务的时候偶尔需要协助	
	3＝能做日常的家务，如洗碗、整理床铺等	
	2＝能做日常的家务，但不能达到可被接受的整洁程度	
	1＝所有家务都需要协助	
	0＝完全不能做家务	
您处理财务的情况是怎样的	2＝能独立处理财务，如制订计划，支付租金、账单，去银行，接收并查询收入	
	1＝能完成日常购买，但与银行往来或大宗买卖需要协助	
	0＝不能独立处理财务	

续表

项目		得分
您做饭的情况是怎样的	3＝能独立筹划、烹煮并摆好一顿饭菜	
	2＝如果准备好原材料，能做好一顿饭菜	
	1＝能加热饭菜，或虽做好饭菜但不能保证饭菜的质和量	
	0＝完全不能做	
您外出和使用交通工具的情况是怎样的	4＝能独自搭乘公共交通工具，或自己开车、骑车	
	3＝能独自搭乘出租车，但不能搭乘其他公共交通工具	
	2＝能在别人的陪同下乘公共交通工具	
	1＝在别人的陪同下只能乘出租车或汽车	
	0＝不会搭乘交通工具	
您能使用电话吗	3＝能独立使用电话，包括查电话簿、拨号等	
	2＝仅能拨打熟悉的电话号码	
	1＝仅能接听电话，不能拨打电话	
	0＝完全不能使用电话	
您能自己洗衣服吗	2＝能洗所有衣服	
	1＝只能洗小件衣服，如袜子	
	0＝完全依赖他人	
您能自己服药吗	3＝能自己服药，即能在正确的时间，服用正确剂量的药物	
	2＝需要提醒或少量协助	
	1＝如果预先准备好需服用的药物，可自行服用	
	0＝完全依赖	
总分		

结果评价：评分越低，失能程度越大，如购物、交通、食物储备、家务、洗衣五项中有三项以上需要协助即为轻度失能。

来源：Lawton M P，Brody E M. Assessment of older people：Self-maintaining and instrumental activities of daily living. Gerontologist，1969，9（3）：179-186.

Fried 衰弱诊断标准

序号	检测项目	男性	女性
1	体重下降	过去1年中，意外出现体重下降＞10磅（4.5 kg）或＞5%	
2	行走时间（4.57 m）	身高≤173 cm：≥7 s	身高≤159 cm：≥7 s
		身高＞173 cm：≥6 s	身高＞159 cm：≥6 s
3	握力	BMI≤24 kg/m²：≤29 kg	BMI≤23 kg/m²：≤17 kg
		BMI 24.1～26.0 kg/m²：≤30 kg	BMI 23.1～26.0 kg/m²：≤17.3 kg
		BMI 26.1～28.0 kg/m²：≤30 kg	BMI 26.1～29.0 kg/m²：≤18 kg
		BMI＞28 kg/m²：≤32 kg	BMI＞29.0 kg/m²：≤21 kg
4	体力活动（MLTPAQ）	每周＜383 kcal（约散步2.5 h）	每周＜270 kcal（约散步2 h）
5	疲乏	CES-D的任一问题得2～3分	
		您过去的1周内以下现象发生了几天？	
		①我感觉我做每一件事都需要经过努力；②我不能向前行走。	
		0分：＜1天；1分：1～2天；2分：3～4天；3分：＞4天	

注：BMI，体重指数；MLTPAQ（Minnesota Leisure Time Physical Activity Questionnaire），明尼苏达州休闲时间活动问卷；CES-D，流行病学调查用抑郁自评量表。

具备表中5条中≥3条被诊断为衰弱；＜3条为衰弱前期；0条为无衰弱健康老年人。

来源：Fried L P，Tangen C M，Walston J，et al. Frailty in older adults：evidence for a phenotype. J Gerontol A Biol Sci Med Sci，2001，56（3）：M146-M156.

FRAIL 评估量表

序号	条目	询问方式
1	疲乏	过去 4 周内大部分时间或者所有时间感到疲乏
2	阻力增加 / 耐力减退	在不用任何辅助工具及不用他人帮助的情况下，中途不休息爬一层楼梯有困难
3	自由活动能力下降	在不用任何辅助工具及不用他人帮助的情况下，走完 1 个街区（100 m）较困难
4	疾病情况	医生曾经告诉你存在 ≥ 5 种如下疾病：高血压、糖尿病、急性心脏病发作、卒中、恶性肿瘤（微小皮肤癌除外）、充血性心力衰竭、哮喘、关节炎、慢性肺病、肾病、心绞痛等
5	体重下降	一年或更短时间内出现体重下降 ≥ 5%

具备以上 5 条中 ≥ 3 条被诊断为衰弱；< 3 条为衰弱前期；0 条为无衰弱。

来源：Woo J，Yu R，Wong M，et al. Frailty Screening in the Community Using the FRAIL Scale. J Am Med Dir Assoc，2015，16（5）：412-9.

临床衰弱量表

分级	说明
1. 非常健康	精力充沛，规律运动，在同龄者中健康状况最好
2. 健康	无活动性疾病，但健康程度略逊于第 1 类
3. 健康但有需要治疗的疾病	相比第 4 类，疾病症状控制良好
4. 亚健康	无明显依赖，常抱怨"行动变慢"或有疾病症状
5. 轻度衰弱	IADL 部分依赖
6. 中度衰弱	ADL，IADL 均有依赖
7. 重度衰弱	ADL 完全依赖，或疾病终末期

包括 7 级分类（非常健康，健康，维持健康，亚健康，轻度衰弱，中度衰弱，重度衰弱）。此量表主要依据患者运动功能减退及生活能力下降进行分级。

来源：Dalhousie University. Clinical Frailty Scale. Available at：https：//www.dal.ca/sites/gmr/our-tools/clinical-frailty-scale.html（Accessed on October 20，2020）.

Morse 跌倒评估量表

项目	评估内容	评分	得分
跌倒史	无	0	
	有	25	
超过一个医学诊断	无	0	
	有	15	
行走辅助	不需要使用	0	
	卧床休息	0	
	由护士照顾行动	0	
	使用手杖、助行器	15	
	扶靠家具行走	30	
静脉输液治疗	无	0	
	有	20	
步态	正常	0	
	卧床休息	0	
	不能活动	0	
	下肢虚弱无力	10	
	残疾或功能障碍	20	
认知状态	量力而行	0	
	高估自己 / 忘记自己已受限制	15	
合计			

注：< 25 分为低度风险，25 ～ 45 分为中度风险，> 45 分为高度风险。

来源：Morse J M，Black C，Oberle K，et al. A prospective study to identify the fall-prone patient. Soc Sci Med，1989，28（1）：81-86.

简易精神状态检查量表（MMSE）

项目			记录	评分	
I.定向力 （10分）		星期几		0	1
		几号		0	1
		几月		0	1
		什么季节		0	1
		哪一年		0	1
		省市		0	1
		区县		0	1
		街道或乡		0	1
		什么地方		0	1
		第几层楼		0	1
II.记忆力 （3分）		皮球		0	1
		国旗		0	1
		树木		0	1
III.注意力和计算力 （5分）		100－7		0	1
		－7		0	1
		－7		0	1
		－7		0	1
		－7		0	1
IV.回忆能力 （3分）		皮球		0	1
		国旗		0	1
		树木		0	1
V.语言能力 （9分）	命名能力			0	1
				0	1
	复述能力			0	1
	三步命令			0	1
				0	1
				0	1
	阅读能力			0	1
	书写能力			0	1
	结构能力			0	1
总分				0	1

简易精神状态检查量表（MMSE）操作说明：

Ⅰ.定向力（0～10分）

依次提问，每答对一题得1分。

Ⅱ.记忆力（0～3分）

告诉被测试者你将问几个问题来检查其记忆力，然后清楚、缓慢地说出3个相互无关的东西的名称（大约每秒说1个），说完所有的3个名称后，要求被测试者重复。被测试者的得分取决于其首次重复的答案（答对1个得1分，最多得3分）。如果被测试者没能完全记住，你可以重复，但重复的次数不能超过5次。如果5次后被测试者仍然未记住所有的3个名称，那么对于回忆能力的检查就没有意义了。

Ⅲ.注意力和计算力（0～5分）

要求被测试者从100开始减7，之后再减7，一直减5次（即93，86，79，72，65）。每答对一个得1分，如果前次错了，但下一个答案是对的，也得1分。

Ⅳ.回忆能力（0～3分）

如果前次被测试者完全记住了3个名称，现在就让其再重复一遍。每正确重复一个得1分，最高3分。

Ⅴ.语言能力（0～9分）

1.命名能力（0～2分）

拿出你的手表给被测试者看，要求其说出这是什么，之后拿出钢笔问同样的问题。

2.复述能力（0～1分）

要求被测试者注意你说的话并重复一次，注意只允许重复一次。这句话是"四十四只石狮子"，只有正确、咬字清楚才记1分。

3.三步命令（0～3分）

给被测试者一张空白平纸，要求对方按你的命令去做，注意不要重复或示范。只有按正确顺序做的动作才算正确，每个正确动作记1分。

"右手拿纸""两手对折""放在大腿上"

4.阅读能力（0～1分）

在一张白纸上印有一行字"闭上您的眼睛"。要求被测试者读并按要求做。只有被测试者确实闭上了眼睛才能得分。

5.书写能力（0～1分）

给被测试者一张白纸，让其自发地写出一个完整的句子。句子必须有主语、谓语、宾语，并有意义。注意不能给任何提示。

6.复写能力（0～1分）

在一张白纸上画有交叉的两个五边形，要求被测试者照样准确地画出来。评分标准：五边形需画出5个清楚的角和5个边。同时，两个五边形交叉处形成四边形。线条的抖动和图形的旋转可以忽略。

MMSE总分30分，初中以上文化≤24分、小学文化≤20分、文盲≤17分，提示存在认知功能障碍。

来源：Folstein M F，Folstein S E，McHugh P R. "Mini-mental state". A practical method for grading the cognitive state of patients for the clinician. J Psychiatr Res，1975，12（3）：189-198.

蒙特利尔认知评估量表(MoCA)

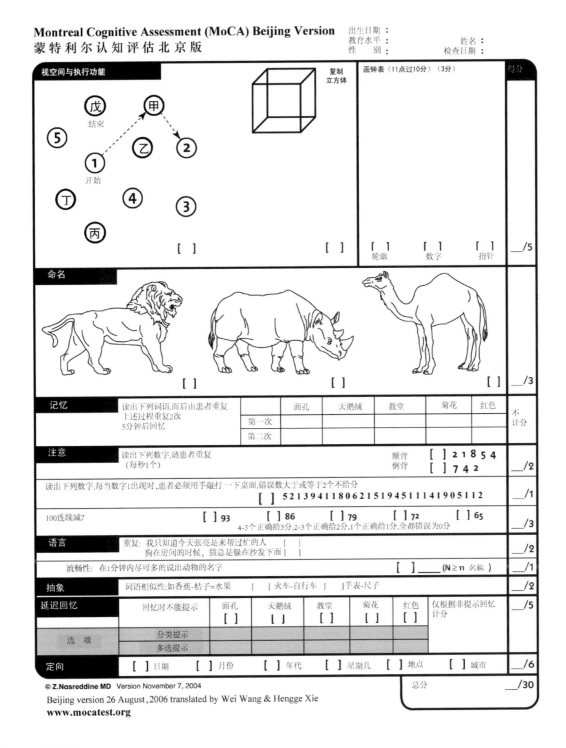

Montreal Cognitive Assessment (MoCA) Beijing Version
蒙 特 利 尔 认 知 评 估 北 京 版

出生日期：
教育水平：   姓名：
性 别：   检查日期：

© Z.Nasreddine MD Version November 7, 2004
Beijing version 26 August, 2006 translated by Wei Wang & Hengge Xie
www.mocatest.org

MoCA 操作说明：

Ⅰ. 视空间 / 执行功能（0 ~ 5 分）

1. 交替连线（0 ~ 1 分）

说明：解释："我们有时会用'123……'或者汉语的'甲乙丙……'来表示顺序。请您按照从数字到汉字并逐渐升高的顺序画一条连线。从这里开始（指向数字①），从 1 连向甲，再连向 2，并一直连下去，到这里结束（指向汉字戊）。"解释完成后无论受试者有没有听明白，都要求其开始执行任务。一旦开始测试则不能再提示。

评分标准：①次序正确；②连线之间无交叉。出现错误而没有马上自我纠正不得分。

2. 画立方体（0～1分）

说明：让受试者把这个图案画下来，要尽量画得一模一样。画在这个图案下面空白的地方。

评分标准：①必须画出三维图形；②画出所有的线；③没有额外的线；④线基本平行，长度相似（长方体和棱柱体可给分）。

3. 画钟试验（0～3分）

说明：让受试者画一个时钟，填上所有的数字，时钟上显示的时间是11点10分。

评分标准：①轮廓1分：必须存在圆形表盘，微小缺陷不扣分，有数字无表盘不得分；②数字1分：必须填上所有数字，无多余数字；数字次序、所处象限正确；可以是罗马数字；数字可在时钟之外；③指针1分：必须用时针和分针指出正确时间；时针短于分针；二者交点在表盘中心。

Ⅱ. 命名（0～3分）

说明：从左侧开始，指着每一个图形说："告诉我这种动物的名字。"

评分标准：狮子、犀牛、（单峰）骆驼，各记1分。

Ⅲ. 记忆（暂不评分）

说明：①解释："现在做一个记忆力检查。我会念出几个词，您要记住，请认真听。等我念完后，把您记住的词说出来，说出来的越多越好。不一定要按我念的顺序说。"②读词，受试者每说一个词，打钩标记在"首次测试"一行中。③当受试者示意已经说完所有的词，或不能回忆出更多的词时："现在我会把同样的词再念一遍。努力记住，然后把这些词告诉我。说出来的越多越好，包括上一次您说出来的词。"④再次读词，受试者每说一个词，打钩标记在"再次测试"一行中。⑤第二次测试完成后，告诉受试者："过一会儿，检查快结束的时候，我还会请您再把这些词想出来。"

评分标准：此处不评分。

Ⅳ. 注意（0～6分）

1. 数字广度测试（0～2分）

说明：①正序："我会念出一些数字。当我念完后，请您重复一遍。尽量和我说的一模一样。"②逆序："现在，我会念出另外一些数字。等我念完后，请您按照倒着的顺序重复一遍。"

评分标准：说出2-1-8-5-4和2-4-7各计1分。

2. 警觉性（0～1分）

说明：解释："我会念出一串数字。每次念到1的时候，您就用手敲一下桌子。念其他数字的时候，不用敲。"如果患者没听懂可重复说明至其理解为止。

评分标准：出错≤1次，得1分（出错定义为没读1时敲击或读1时不敲击）。

（3）连续减7（0～3分）

说明：解释："现在，请您做一个计算题。从100减去7，得到的数再减去7，这样一直减下去，直到我说停止。"

评分标准：①5个都错计0分；对1个计1分；对2～3个计2分；对4～5个计3分；②每次计算结果需要单独计分：如果某次的减法结果是一个错误数字，但由此数字再减去7的结果是正确的，则正确的这一次可以计分。

Ⅴ. 语言（0～3分）

1. 复述（0～2分）

说明：①第一句："我会读一句话。等我读完以后，请您把这句话重复一遍。要和我读出来的这句话一模一样，"稍作停顿，"我 | 只知道 | 老张 | 是今天 | 帮过忙的人。"②等受试者重复后说第二句："现在，我会读另一句话。等我读完以后，请您把这句话重复一遍。要和我读出来的话一模一样，"稍作停顿，"狗 | 在房间 | 的时候，猫 | 总是 | 躲在 | 沙发下面。"

评分标准：每句1分。复述必须与原句完全相同。注意下述错误：遗漏（例如漏掉"只""总是"）、替换和增加（例如"老张是那个今天来帮忙的人"）。

2. 词语流畅性（0～1分）

说明：解释："接下来，请告诉我尽可能多的动物的名字。您可以说想起来的任何动物。时间是1分钟。请准备好，"稍作停顿，"现在，请开始，"同时计时1 min，"停。"

评分标准：1 min内说出至少11种动物名称得1分。需记录说出的具体名称。龙、凤、麒麟等神话动物也算对。如患者在1 min之内停下来，可提示"加油，还有时间，要快"。

Ⅵ. 抽象思维（0～2分）

说明：①先举例："橘子和香蕉有什么类似的地方？"如果受试者给出的回答体现的是具体特征（如都有皮，都能吃），则再给一次提示："要换一种说法，它们有什么类似的地方？"如果受试者仍然没有给出正确答案（水果），则说"您说得没错，但也可以说它们都是水果"；如果受试者回答正确，则说"是的，它们都是水果"。不要再做出其他任何介绍和说明。

②提问："火车和自行车有什么类似的地方？"如半分钟内未回答或回答错误，可提醒1次，让其换个说法，不要做出其他解释。③提问："尺子和手表有什么类似的地方？"

评分标准：仅对后两个问题评分，各计1分。

下面的答案是正确的：火车/自行车都是交通运输工具/旅行工具/都能用来旅行；尺子/手表都是测量工具/用来测量的。

下面的答案则是不正确的（只有具体特征，没有抽象概念）：火车/自行车都有轮子；尺子/手表都有数字。

Ⅶ. 延迟回忆（0～5分）

说明：①解释："之前我曾经给您读过几个词，让您记住。现在把您还能想起来的词都告诉我。"注意不要给出任何提示。无提示下答对的词，在"无提示下"打钩。②没有回忆出的词语可按下列线索提示受试者，如能回忆正确则在相应空格处打钩："您觉得这些词里，哪一个是我刚才读过的？"清晰读出："鼻子，手掌，面孔。"

各词的分类提示和（或）多选提示如下

	语义类别提示	多选提示
鼻子	身体的一部分	鼻子，手掌，面孔
丝绸	一种纺织品	尼龙，棉布，丝绸
寺庙	一种建筑	寺庙，学校，医院
菊花	一种花	玫瑰，菊花，郁金香
红色	一种颜色	红色，蓝色，绿色

评分标准：①只有在无提示下回忆出的词语才计分，每个1分；②提示后回忆出的词不能得分。

Ⅷ. 定向（0～6分）

说明：请受试者说出今天的日期。如果受试者没有说出完整的答案，则提示说："告诉我今天是哪年，哪月，几号，星期几。"然后问："现在，告诉我这个地方的名字，和这个城市的名字。"

评分标准：每个正确答案计1分。必须说出正确的日期（当天）和地点（所在的医院/诊所/办公室的名称）。

MoCA满分30分，≥26分正常，18～26分为轻度认知功能障碍（MCI），10～17分为中度认知功能障碍，小于10分为重度认知功能障碍。如果受试者受教育年限≤12年（高中水平），可将结果加1分，但总分不能超过30分。

来源：www.mocatest.org，北京版由解放军总医院王炜、解恒革等于2006年8月翻译并修订。

9条目患者健康问卷（PHQ-9）

序号	在过去的两周内，以下情况烦扰您有多频繁？	评分			
		完全不会	好几天	一半以上的天数	几乎每天
1	做事时提不起劲或没有兴趣	0	1	2	3
2	感到心情低落，沮丧或绝望	0	1	2	3
3	入睡困难，睡不安稳或睡眠过多	0	1	2	3
4	感觉疲倦或没有活力	0	1	2	3
5	食欲不振或吃太多	0	1	2	3
6	觉得自己很糟或觉得自己很失败，或让自己或家人失望	0	1	2	3
7	对事物专注有困难，例如阅读报纸或看电视时	0	1	2	3
8	动作或说话速度缓慢到别人已经察觉，或正好相反——烦躁或坐立不安、动来动去的情况更胜于平常	0	1	2	3
9	有不如死掉或用某种方式伤害自己的念头	0	1	2	3

总分：＿＿＿＿＿＿

注：0～4分，没有抑郁症；5～9分，可能有轻微抑郁症；10～14分，可能有中度抑郁症；15～19分，可能有中重度抑郁症；20～27分，可能有重度抑郁症。

来源：Kroenke K，Spitzer R L，Williams J B. The PHQ-9: validity of a brief depression severity measure. J Gen Inter Med，2001，16（9）：606-613.

老年抑郁量表（GDS-30，GDS-15，GDS-4，GDS-5）

序号	选择最切合您最近一周来的感受的答案 GDS-30	GDS-15	GDS-4 Galaria 版	GDS-5 Hoyl 版	是	否
1	你对生活基本上满意吗？	x	x	x	0	1
2	你是否已经放弃了许多活动和兴趣？	x	x		1	0
3	你是否觉得生活空虚？	x			1	0
4	你是否常感到厌倦？	x		x	1	0
5	你觉得未来有希望吗？				0	1
6	你是否因为脑子里有一些想法摆脱不掉而烦恼？				1	0
7	你是否大部分时间精力充沛？	x			0	1
8	你是否害怕会有不幸的事落到你头上？	x			1	0
9	你是否大部分时间感到幸福？	x	x		0	1
10	你是否常感到孤立无援？	x		x	1	0
11	你是否经常坐立不安，心烦意乱？				1	0
12	你是否希望待在家里而不愿意去做些新鲜事？	x	x	x	1	0
13	你是否常常担心将来？				1	0
14	你是否觉得记忆力比以前差？	x			1	0
15	你觉得现在生活很惬意？	x			0	1
16	你是否常感到心情沉重、郁闷？				1	0
17	你是否觉得像现在这样生活毫无意义？	x		x	1	0
18	你是否常为过去的事忧愁？				1	0
19	你觉得生活很令人兴奋吗？				0	1
20	你开始一件新的工作困难吗？				1	0
21	你觉得生活充满活力吗？				0	1
22	你是否觉得你的处境毫无希望？	x			1	0
23	你是否觉得大多数人比你强得多？	x			1	0
24	你是否常为些小事伤心？				1	0
25	你是否常觉得想哭？				1	0
26	你集中精力困难吗？	x			1	0
27	你早晨起得很快活吗？				0	1
28	你希望避开聚会吗？				1	0
29	你做决定很容易吗？				0	1
30	你的头脑像往常一样清晰吗？				0	1

注：GDS 量表解读：

回答为"否"的被认为是抑郁反映的问题：1、5、7、9、15、19、21、27、29、30；回答为"是"的被认为是抑郁反映的问题：2、3、4、6、8、10、11、12、13、14、16、17、18、20、22、23、24、25、26、28。

GDS-30 最高分 30 分，0 ～ 10 分正常，11 ～ 20 分轻度抑郁，21 ～ 30 分中重度抑郁。

GDS-15 最高分 15 分，1 ～ 4 分正常，5 ～ 8 分轻度抑郁，8 ～ 11 分中度抑郁，12 ～ 15 分重度抑郁。

GDS-4、GDS-5 得分≥ 2 分，提示有抑郁倾向，建议做进一步评估。

来源：Shiekh J I, Yesavage J A. Geriatric depression scale（GDS）: Recent evidence and development of a shorter version. Clin Gerontol，1986，5（1/2）: 165-173.

广泛性焦虑障碍量表（GAD-7）

在过去的两周内，您有多长时间受到以下任何问题困扰?	完全不会	几天	一半以上的日子	几乎每天
1. 感觉紧张，焦虑或急切	0	1	2	3
2. 不能够停止或控制担忧	0	1	2	3
3. 对各种各样的事情担忧过多	0	1	2	3
4. 很难放松下来	0	1	2	3
5. 由于不安而无法静坐	0	1	2	3
6. 变得容易烦恼或急躁	0	1	2	3
7. 感到似乎将有可怕的事情发生而害怕	0	1	2	3

总分：_____

注：0～4分，没有焦虑；5～9分，可能有轻度焦虑；10～14分，可能有中度焦虑；15～21分，可能有重度焦虑。

来源：Spitzer R L，Kroenke K，Wiliams J B，et al. A brief measure for assessing generalized anxiety disorder：the GAD-7. Arch Intern Med，2006，166（10）：1092-1097.

焦虑自评量表（SAS）

评测项目	A：没有或很少时间	B：小部分时间	C：相当多时间	D：绝大部分或全部时间
1. 我觉得比平时容易紧张或着急				
2. 我无缘无故在感到害怕				
3. 我容易心里烦乱或感到惊恐				
4. 我觉得我可能将要发疯				
*5. 我觉得一切都很好				
6. 我手脚发抖打战				
7. 我因为头痛、颈痛和背痛而苦恼				
8. 我觉得容易衰弱和疲乏				
*9. 我觉得心平气和，并且容易安静坐着				
10. 我觉得心跳得很快				
11. 我因为一阵阵头晕而苦恼				
12. 我有头晕发作，或觉得要晕倒似的				
*13. 我呼气吸气都感到很容易				
14. 我的手脚麻木和刺痛				
15. 我因为胃痛和消化不良而苦恼				
16. 我常常要小便				
*17. 我的手脚常常是干燥温暖的				
18. 我脸红发热				
*19. 我容易入睡并且一夜睡得很好				
20. 我做噩梦				

注：正向计分题A、B、C、D按1、2、3、4分计；反向计分题（带*）按4、3、2、1计分。反向计分题号：5、9、13、17、19。总分乘以1.25取整数，即得标准分，分界值为50。其中50～59分提示轻度焦虑，60～69分提示中度焦虑，70分以上提示重度焦虑。

来源：Zung W W. A rating instrument for anxiety disorders. Psychosomatics，1971，12（1）：371-379.

EAT-10 吞咽障碍筛查工具

问题	0	1	2	3	4
1. 我的吞咽问题使我体重减轻					
2. 我吞咽问题影响了我外出就餐					
3. 我吞咽液体费力					
4. 我吞咽固体食物费力					
5. 我吞咽药物费力					
6. 我有吞咽疼痛					
7. 我的吞咽问题影响了进餐的愉悦感					
8. 当我吞咽时感觉到食物"卡"在喉部					
9. 我进餐时咳嗽					
10. 我吞咽时需要用力					

注：0＝无症状，4＝症状严重。40 分为最高分，超过 3 分提示存在吞咽障碍。

来源：Belafsky P C, Mouadeb D A, R ees C J, et al. Validity and reliabilityof the eating assessment tool（EAT-10）. Ann Otol R hinol Laryngol，2008，117（12）：919-924.

洼田饮水试验

分级	饮水经过	呛咳	时间（s）
1	1 次咽下	无	
2	≥2 次咽下	无	
3	1 次咽下	有	
4	≥2 次咽下	有	
5	不能全部咽下	频繁	

注：正常：1 级，5 s 之内；可疑：1 级，5 s 以上或 2 级；异常：3～5 级。

来源：洼田俊夫，三岛博信. 脑血管障害における麻痹性咽下障害. 总合リハ，1982，10（4）：271-276.

微型营养评定简表（MNA-SF）

A	过去 3 个月内，是否因为食欲缺乏、消化问题、咀嚼或吞咽困难而减少食量？ 0＝食量严重减少（＞75%）　1＝食量中度减少　2＝食量没有改变（＜10% 或没有）
B	过去 3 个月体重下降情况 0＝体重下降＞3 kg　1＝不知道　2＝下降 1～3 kg　3＝体重没有下降
C	活动能力 0＝需要长期卧床或坐轮椅　1＝可以下床或离开轮椅，但不能外出　2＝可以外出
D	过去 3 个月内，是否受到心理创伤或患急性疾病？ 0＝是　2＝否
E	精神心理问题？ 0＝严重痴呆或抑郁　1＝轻度痴呆　2＝无精神心理问题
F1	体重指数（BMI）_____ kg/m^2 0＝BMI＜19　1＝19≤BMI＜21　2＝21≤BMI＜23　3＝BMI≥23
F2	若无 BMI，则小腿围（CC）cm？ 0＝CC＜31　3＝CC≥31

注：满分为 14 分，评分小于 7 分视为营养不良；评分 7～12 分，提示存在营养不良风险。

来源：Guigoz Y，Vellas B J，Gamy P J. Assessing the nutritional status ofthe elderly: the Mini-nutritional Assessment as part of the geriatmic evaluation.Nutr Rev，1996，54（1）：54-59.

营养风险筛查 2002（NRS 2002）

1. 疾病对营养的需求	
疾病状态	评分
对营养需求没有过多影响	正常＝0
慢性疾病并发症住院，蛋白质需求略增加，可通过口服补充	轻度增加＝1
需要卧床，蛋白质需求相应增加，多数可通过人工营养恢复	中度增加＝2
蛋白质分解和氮丢失明显减少	明显增加＝3
2. 营养受损程度（体重、进食量、BMI）	
营养状态正常，BMI＞20.5	0
3 个月体重减少＞5%；6 个月体重减少＞10%；近 1 周进食量减少 25%～50%	1
2 个月体重减少＞5%；BMI 18.5～20.5；近 1 周进食量减少 50%～75%	2
1 个月体重减少＞5%；BMI＜18.5；近 1 周进食量减少 75%～100%	3
3. 年龄	
年龄≤70 岁	0
年龄＞70 岁	1

注：营养风险评估大于 3 分，需要及早制订营养干预方案。

来源：Kondrup J，Rasmussen H H，Hamberg 0，et al. Nutritional Risk Screening（NRS 2002）：A New Method Based on an Analysis of Controlled Clinical Trials. Clin Nutr，2003，22（3）：321-336.

匹兹堡睡眠质量指数量表（PSQI）

下面一些问题是关于您最近 1 个月的睡眠状况，请选择或填写与您近 1 个月实际情况的最符合的答案。

请回答下列问题：

1. 近 1 个月，晚上上床睡觉通常是＿＿＿＿＿＿点钟

2. 近 1 个月，从上床到入睡通常需要＿＿＿＿＿＿分钟

3. 近 1 个月，早上通常起床时间＿＿＿＿＿＿点钟

4. 近 1 个月，每夜通常实际睡眠时间＿＿＿＿＿＿小时（不等于卧床时间）

5. 近一个月，您有没有因下列情况而影响睡眠，请从①②③④四项中选一项，在下面画"√"：

a. 入睡困难（30 分钟内不能入睡）　①无　②不足 1 次 / 周　③1—2 次 / 周　④3 次或以上 / 周

b. 夜间易醒或早醒　①无　②不足 1 次 / 周　③1—2 次 / 周　④3 次或以上 / 周

c. 夜间去厕所　①无　②不足 1 次 / 周　③1—2 次 / 周　④3 次或以上 / 周

d. 呼吸不畅　①无　②不足 1 次 / 周　③1—2 次 / 周　④3 次或以上 / 周

e. 大声咳嗽或鼾声高　①无　②不足 1 次 / 周　③1—2 次 / 周　④3 次或以上 / 周

f. 感觉冷　①无　②不足 1 次 / 周　③1—2 次 / 周　④3 次或以上 / 周

g. 感觉热　①无　②不足 1 次 / 周　③1—2 次 / 周　④3 次或以上 / 周

h. 做噩梦　①无　②不足 1 次 / 周　③1—2 次 / 周　④3 次或以上 / 周

i. 疼痛不适　①无　②不足 1 次 / 周　③1—2 次 / 周　④3 次或以上 / 周

j. 其他影响睡眠的事情（请写明）＿＿＿＿＿＿＿＿

　①无　②不足 1 次 / 周　③1—2 次 / 周　④3 次或以上 / 周

6. 近 1 个月您的睡眠质量　①很好　②较好　③较差　④很差

7. 近 1 个月您是否经常使用催眠药物才能入睡

　①无　②不足 1 次 / 周　③1—2 次 / 周　④3 次或以上 / 周

8. 近 1 个月您是否常感到困倦　①无　②不足 1 次 / 周　③1—2 次 / 周　④3 次或以上 / 周

9. 近 1 个月您做事的是否精力不足　①没有　②偶尔有　③有时有　④经常有

评分标准：

每个按 0～3 分计算，"0"指没有困难，"1"指轻度困难，"2"指中度困难，"3"指重度困难。累计各因子成分得分为 PSQI 的总分，总分在 0～21 之间，得分越高，表示睡眠质量越差。"0"分指没有困难，"21"分指在所有方面都非常困难。共以下 7 个因子。

因子 1 主观睡眠质量：问题 6

因子 2 睡眠潜伏期：

（1）查看问题 2，计分如下：

< 15 分钟，计分：0；16 ~ 30 分钟，计分：1 分；31 ~ 60 分钟，计分：2 分；> 60 分钟，计分：3 分。

（2）查看问题 5a，计分

（3）计算因子 2 得分

问题 2 与问题 5a 的计分之和：0，计分 0 分；1 ~ 2，计分 1 分；3 ~ 4，计分 2 分；5 ~ 6，计分 3 分。

因子 3 睡眠持续性：问题 4

> 7 小时，计分：0 分；6 ~ 7 小时，计分：1 分；5 ~ 6 小时，计分：2 分；< 5 小时，计分：3 分。

因子 4 习惯性睡眠效率：

（1）写下问题 4 的实际睡眠时间

（2）计算：实际在床上的时间 = 起床的时间（问题 3）- 上床的时间（问题 1）

（3）计算：习惯性睡眠效率 = 实际睡眠时间 / 实际在床上的时间 ×100%

（4）因子 4 计分

习惯性睡眠效率 > 85%，计分：0 分；75% ~ 84%，计分：1 分；65% ~ 74%，计分：2 分；小于 65%，计分：3 分。

因子 5 睡眠紊乱：

查看问题 5b ~ 5j，将得分相加，得到因子 5 计分。5b ~ 5j 总得分：0，计分：0 分；1 ~ 9，计分 1 分；10 ~ 18，计分 2 分，19 ~ 27，计分 3 分。

因子 6 使用睡眠药物：问题 7

因子 7 白天功能紊乱：

（1）查看问题 8

（2）查看问题 9

问题 8 和问题 9 之和：0，计分 0 分；1 ~ 2，计分 1 分；3 ~ 4，计分 2 分；5 ~ 6，计分 3 分。

计分方法：根据 7 个因子所得分数累加得到总分。总分范围为 0 ~ 21 分，得分越高，表示睡眠质量越差；常用的睡眠紊乱划界分是 PSQI 总分 ≥ 8 分。

来源：Buysse D J，Reynolds C F 3rd，Monk T H. et al. The Pittsburgh sleep quality index：a new instrument for psychiatric practice and research. Psychiatry Res，1989，28（2）：193-213.

意识模糊评估法（CAM）

特征	表现	阳性标准
1. 急性起病和病情波动性变化	（1）与患者基础水平相比存在精神状态的急性变化 （2）在一天当中患者的异常行为是否具有波动性（时有时无，时轻时重）	（1）（2）任何一个问题答案为是
2. 注意受损	患者注意力难以集中，如注意力容易分散或不能跟上正在谈论的话题	是
3. 思维不连贯问	患者思维混乱或不连贯。如谈话主题分散或与谈话内容无关，思维不清晰或不合逻辑，或毫无征兆地从一个话题突然转向另一个话题	是
4. 意识状态变化	是否存在过度警觉（易激惹、对环境过度敏感）、木僵、嗜睡、昏睡或者昏迷	存在任何一项异常

注：特征 1 和 2 "是"，加上特征 3 或 4 阳性则 CAM 阳性。

来源：Inouye S K，van Dyck C H，Alessi C A，et al. Clarifying confusion：the confusion assessment method. A new method for detection of delirium. Ann Intern Med，1990，113（12）：941-948.

CAM- 严重程度量表（CAM-S）短表

症状	0 分	1 分	2 分
1. 急性发作或症状波动	无	有	
2. 注意受损	无	轻度	显著
3. 思维不连贯	无	轻度	显著
4. 意识水平变化	无	轻度	显著

注：0 分为正常，1 分为轻度谵妄，2 分为中度谵妄，3 ~ 7 分为重度谵妄。

来源：Inouye S K，Kosar C M，Tommet D，et al. The CAM-S：development and validation of a new scoring system for delirium severity in 2 cohorts.Ann Intern Med，2014，160（8）：526-533.

欧洲五维健康量表（EuroQoL-5D，EQ-5D）

行动能力

我可以四处走动，没有任何困难 ☐

我四处走动有些不方便 ☐

我不能下床活动 ☐

自理能力

我能自己照顾自己，没有任何困难 ☐

我在洗脸、刷牙、洗澡或穿衣方面有些困难 ☐

我无法自己洗脸、刷牙、洗澡或穿衣 ☐

日常生活能力（如工作、学习、家务或休闲活动）

我能进行日常活动，没有任何困难 ☐

我在进行日常活动时有些困难 ☐

我无法进行日常活动 ☐

疼痛 / 不适

我没有任何疼痛或不适 ☐

我觉得中度疼痛 / 不适 ☐

我觉得极度疼痛 / 不适 ☐

焦虑 / 抑郁

我不觉得焦虑或抑郁 ☐

我觉得中度焦虑或抑郁 ☐

我觉得极度焦虑或抑郁 ☐

- 我们想知道您今天健康状况的好坏
- 这个刻度尺上有 0 到 100 的数字
- 100 代表您想象中最好的健康状况
- 0 代表您想象中最差的健康状况
- 请在刻度尺上打一个 "X"，指出您今天的健康状况如何
- 然后请在下面的空格里写下您在刻度吃上标出的那个数字

您今天的健康状况 = ▢

您想象中最好的健康状况

100
95
90
85
80
75
70
65
60
55
50
45
40
35
30
25
20
15
10
5
0

您想象中最差的健康状况

来源：https：//euroqol.org/eq-5d-instruments/eq-5d-5l-about/valuation-standard-value-sets/

后记
为老年患者，为父母，也为自己
——教材编写感言

随着做老年科医生时间的延长、自己年龄的增长，越来越体会老年患者和家属的不容易。

身为女儿，我自己也是老年患者的家属，照顾父亲的过程，也是不断实践老年医学的过程。每次父亲急性感染病情稳定后离开医院回到家里，即使作为一名医生，对于我来说医疗压力依然很大。老人不能长期住在医院，总是要回归家庭或者养老机构，所以社区全科医生是老年医学连续性的重要环节，是否能够担当维护老年患者疾病稳定期健康管理的重任、维护老人内在能力、延长健康寿命，是基层全科医生面临的严峻挑战。全科医生的岗位胜任力需要老年医学知识体系的支撑，因此，需要建设适合全科医生的老年医学教材，推动老年医学在基层的发展，提升全科医生的服务能力。

父亲疾病诊治和医疗决策的艰难过程让我深深体会了推广老年医学的重要性。老年人，尤其是高龄老人，多种不可治愈慢病的共病状态下，很多治疗措施相互矛盾，现有的指南、共识多不包含老年患者共病情况的循证医学证据，需要为老年患者提供个体化、以人为中心的诊疗服务模式。衰弱、肌少症、吞咽障碍等老年综合征，不仅影响健康结局，更是医疗决策过程中不可忽视的重要因素。可想而知，缺少老年医学的专业知识，会影响全科医生的医疗服务质量、高度。

为老年患者服务、致力于老年医学发展、推广的工作中，我常常想，如何才能实现有质量的晚年生活，也会担忧自己年迈的时候，疾病急性期、慢性期会获得怎样的医疗服务。发展、推广老年医学在社区的实践是为了每一个人的健康晚年，包括我自己。

感谢为这本教材出版做出努力的每一个人，教材凝聚了民政部的重视，北京大学医学部大健康国际研究院的支持，北京医师协会老年医学分会专家、北京大学人民医院老年科医生的奉献。老年医学在基层的实践、发展会助力实现健康中国，实现健康老龄化。

北京大学人民医院老年科

王晶桐